Kulreet Chaudhary

Reprográmate

La doctora Kulreet Chaudhary es una destacada neuróloga, pionera en el campo de la medicina integrativa. Ha participado en más de veinte estudios clínicos sobre esclerosis múltiple, Alzheimer, Parkinson, esclerosis lateral amiotrófica y neuropatía periférica diabética. Además, es cofundadora de la organización Habit Change y directora del área médica en la compañía New Practices, Inc. Con este último proyecto busca transformar clínicas alópatas convencionales en centros curativos que ofrezcan servicios para la salud basados en la compasión, la meditación y la medicina integrativa para prevenir y combatir enfermedades crónicas. Asimismo, la doctora Chaudhary supervisa investigaciones sobre el manejo y la reversión de enfermedades crónicas mediante cambios en el estilo de vida.

Reprográmate

Reprográmate
El (infalible) plan neuroayurvédico para perder peso, desintoxicarte y alcanzar la plenitud

Dra. Kulreet Chaudhary

con Eve Adamson

Traducción:
Una Pérez Ruiz

Vintage Español
Una división de Penguin Random House LLC
Nueva York

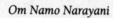

Om Namo Narayani

Índice

Lo que comes se convierte en tu mente.
Como es tu alimentación será tu pensamiento.

PROVERBIO AYURVÉDICO

Nota para el lector

El contenido de este libro tiene fines estrictamente informativos y no pretende sustituir el consejo ni las recetas o indicaciones del médico familiar. Como con cualquier cambio de régimen alimenticio, de salud y acondicionamiento físico, este programa debe seguirse después de una consulta médica para asegurarse de que sea apropiado para tus circunstancias individuales. Las necesidades nutricionales varían de persona a persona, dependiendo de la edad, el género, el estado de salud, la ingesta de medicamentos y la dieta en su conjunto. **En específico, este programa NO debe ser adoptado por mujeres embarazadas o lactantes.** La autora y la casa editorial se deslindan expresamente de toda responsabilidad derivada de cualquier efecto adverso directo o secundario que resulte del uso o la aplicación de la información contenida en esta obra.

PRIMERA PARTE

Metiendo reversa en nuestra alimentación

Introducción

Una neuróloga experimenta una revelación

Mi abuelo era médico en una comunidad bastante grande en una población cercana a Ludhiana, en la India. Yo quería y admiraba a mi abuelo, y desde niña supe que quería ser doctora como él. Después de una entrevista que me hicieron recientemente, tuve una revelación: ahora practico la medicina con un estilo muy parecido al de mi abuelo. Pero no siempre fue así.

El estilo de vida en la India en la década de los setenta era muy distinto del de Estados Unidos en la actualidad. Como médico comunitario, mi abuelo se tomaba su papel de supervisor de la salud comunitaria muy en serio y estableció una asociación con los pobladores de la comunidad para ese fin. Cuando alguien se enfermaba no lo atendía por primera vez, de manera aislada, sin conocer su historial o sus circunstancias de vida. En la mayor parte de los casos también atendía a los padres, hijos y abuelos de la persona enferma. Entendía su manera de vivir. Creaba un vínculo amoroso con su comunidad, y ese vínculo le permitía convertirse en una influencia positiva en la salud de toda la familia al paso de los años. No era simplemente el proveedor de un servicio, sino de una relación curativa.

De pequeña, era la consentida de mi abuelo. Fui su primera nieta y siempre estuvimos muy unidos. Hasta que cumplí cuatro años, él me cuidaba durante el día y solía llevarme a su trabajo. Todavía conservo imágenes muy claras de mi abuelo en su pequeña clínica, atendiendo a la gente que llegaba a consulta. Siempre se sentía una atmósfera de mucho cariño y apoyo. Podía ser bastante estricto cuando hacía falta, por su gran dedicación a la salud de sus pacientes y porque no siempre seguían sus indicaciones, pero sus palabras siempre surgían del amor. A veces la gente podía pagarle, a veces no, pero eso nunca era impedimento para atender a un enfermo. Todo eso influyó en mis ideas sobre lo que debe ser la atención médica, mucho más que lo que aprendí en la escuela de medicina.

Y luego nos fuimos a vivir a Estados Unidos. Me rompió el corazón dejar a mi abuelo, al resto de la familia y a la comunidad en la que me crié, pero mis padres estaban emocionados con las oportunidades que nuestro nuevo hogar nos brindaría. Querían probar en carne propia el sueño americano y pensaban que les esperaba una mejor calidad de vida. La gente en la India piensa que Estados Unidos es un lugar vibrante y lleno de promesas, pero yo todavía recuerdo la sensación de haber perdido mis raíces.

Mis padres, por el contrario, querían adaptarse cuanto antes. Cruzaron el océano con mi hermana y conmigo y comenzaron una nueva vida al sur de California. Mi mamá era fisioterapeuta y mi papá ingeniero electricista. Y si bien abandonaron algunas de nuestras costumbres (por ejemplo, la vida cotidiana con nuestra familia extendida en la India, que incluía a mis abuelos, tíos y tías, y había quedado dividida en dos continentes), seguíamos practicando la medicina ayurvédica. Ni siquiera nos lo cuestionábamos, simplemente era parte de nuestro estilo de vida. Aunque mi abuelo había estudiado la carrera de medicina occidental, nuestra cultura practica una completa integración de las prácticas occidentales con la medicina preventiva entendida como estilo de vida. Si alguien se enfermaba al punto de requerir medicamentos, el doctor se los recetaba, pero normalmente el primer paso era decirle: "Oye, tienes que hacer ciertos cambios en tu estilo de vida". El objetivo nunca era mantener a los pacientes medicados, como suele suceder en nuestros días en Estados Unidos. Y después de la mudanza mantuvimos esas costumbres, incluyendo nuestra manera de comer.

Por supuesto, probamos algunos platos típicos estadounidenses que no conocíamos, pero la base de nuestra alimentación seguía siendo la comida india. Las especias con las que cocinábamos todos los días, que ahora se consideran parte de la medicina ayurvédica, eran simplemente ingredientes de la cocina casera: usábamos mucha cúrcuma, comino, cilantro, hinojo, jengibre y bayas amla (grosella india) encurtidas. A veces todavía me parece extraño "recetarle" a mis pacientes lo que yo acostumbraba comer como condimento a diario en casa. En ese entonces todavía no sabía que al comer esas especias estábamos combatiendo la diabetes, el cáncer y la obesidad.

Los remedios con los que tratábamos los malestares menores también eran ayurvédicos, aunque en esa época no los identificaba como tales. Por ejemplo, si tenía una infección en los oídos, mis padres me aplicaban aceite de ajo, que era aceite de ajonjolí infusionado con dientes de ajo. Para aliviar la bronquitis nos daban una mezcla de cúrcuma y miel. Esos preparados eran nuestra primera línea de defensa, antes de considerar el uso de antibióticos. De niña fue raro que me administraran antibióticos, porque los tratamientos ayurvédicos eran muy efectivos.

Otro concepto ayurvédico que aplicábamos a diario era el orden y tamaño de las comidas. El almuerzo al mediodía era muy abundante y las cenas bastante ligeras, y siempre terminábamos de ingerir la última comida del día antes del atardecer. Esto era simplemente parte de nuestra cultura y de nuestras costumbres.

Noté otras diferencias en materia de alimentación entre la India y Estados Unidos. Una de las que más me costó fue la leche. En la India, las vacas lecheras reciben un buen trato, son parte de la familia y la leche tiene un sabor completamente distinto. En la India, la leche sabe dulce. Allá me encantaban la leche y la mantequilla; en Estados Unidos, en cambio, casi no tomaba leche porque me sabía amarga. Me tomó mucho tiempo acostumbrarme. No sé si eso se debe a lo que comen los animales o a cómo son tratados, pero sí sé que en la India tomamos la leche que dan de manera natural; es decir que no se crían vacas lecheras, sino que aprovechamos su leche solamente cuando acaban de parir. Y la relación entre humanos y animales es amable y compasiva. Crecí rodeada de esa atmósfera y mi relación con la comida era también así, natural y positiva.

Casi nunca comíamos postres. Quizá en tu cumpleaños comías pastel, pero fuera de eso, las frutas eran el único postre que conocía. Siempre se nos antojaba la fruta fresca, recuerdo que mi padre solía llegar con grandes cajas de mangos. Eso nos daban de postre. Cuando tenía unos siete u ocho años nos dejaban comer un dulce cada semana. Siempre en viernes, y solía ser una minibarra de chocolate, como las que se reparten en Halloween. Los viernes también nos dejaban ver televisión durante media hora, ¡yupi! Disfrutábamos los dulces, pero no vivíamos con el antojo porque era algo que consumíamos de manera espaciada, así que no teníamos la expectativa de comerlos cada día, como tantos niños en la actualidad.

Hasta la fecha no tengo antojos dulces tan intensos, y sospecho que se debe a que nunca desarrollé una neuroadaptación al azúcar. Retomaré este tema más adelante, pero el punto es que cuando se libera dopamina, desencadenada por el consumo de azúcar, el placer que se experimenta suele asociarse mentalmente con el deseo de recibir muestras de cariño. Cuando este ciclo se experimenta a temprana edad, la huella bioquímica y psicológica que queda es bastante profunda y se convierte en un gran desafío, difícil de superar en la madurez. No obstante, con este libro contarás con las herramientas para dominar los antojos con gran facilidad.

A los nueve años también aprendí a meditar. La meditación es parte fundamental de la medicina ayurvédica. La falta de apoyo familiar y comunitario que todos experimentamos con la mudanza comenzó a afectarnos. Mi madre pasó de criar dos hijas en una casa donde contaba con la ayuda de otros ocho adultos, a criarnos prácticamente sola. Cuando desarrolló un trastorno de la tiroides conocido como tiroiditis crónica o enfermedad de Hashimoto, consultó a un endocrinólogo, que le dijo que la enfermedad estaba relacionada con el estrés que sufría. Aunque él no meditaba, le recomendó practicar meditación trascendental (MT) y ella así lo hizo. Seis meses más tarde, su trastorno había desaparecido y el funcionamiento de su tiroides era completamente normal. Mi madre concluyó que si la meditación era capaz de equilibrar su tiroides, seguramente haría maravillas por sus hijas.

Nos llevó con un maestro de meditación, alguien a quien recuerdo con mucho cariño y cuya presencia siempre irradiaba amor, y así mi hermana y yo también nos aficionamos a meditar. Desde ese entonces me di cuenta de que era un método muy eficaz para combatir el estrés cotidiano. Hablaré más sobre este tema en el capítulo sobre neuroadaptación, pero lo cierto es que el estrés influye mucho en cómo procesamos los alimentos y qué tan profundamente se graban los cambios neuroquímicos de la comida en nuestro organismo. Creo que, además de las modificaciones en mi manera de comer, la meditación es el hábito que más me ha marcado y me ha llevado a ser quien soy actualmente. Gracias a la meditación sé cómo volver a mi centro y conservar la calma, pase lo que pase a mi alrededor. Por eso sé de primera mano lo mucho que puede ayudar a la mente y al cuerpo.

Pero, con todo y mi gran arraigo en la tradición ayurvédica, el estilo estadounidense de vida y su alimentación acabó por influenciarme, y quizá no sea para sorprenderse que haya sucedido en mi adolescencia. Recuerdo la primera vez que comí una banderilla de salchicha. Tenía 13 años. Después de un rato me dio un terrible dolor de estómago, náusea y una extraña sensación de aturdimiento. A pesar de eso comencé a comer alimentos procesados de manera regular, simplemente porque era lo que mis amigos hacían. No relacioné mis dolores de estómago ni el aturdimiento con lo que comía porque no era más que una adolescente atolondrada. Todos mis amigos iban a restaurantes de comida rápida saliendo de la escuela, y por supuesto yo quería encajar, hacer lo mismo que ellos. Ahora me doy cuenta de que no fue una coincidencia que empezara a enfermarme con más frecuencia.

Durante los tres años de la preparatoria me sentía hinchada y cansada después de comer. Después, ya en la universidad, me diagnosticaron síndrome del intestino irritable (SII) y el médico me recetó Prozac porque pensaba que la causa probablemente era el estrés. Yo sabía que no era eso y sabía que no estaba deprimida, así que nunca lo tomé. El doctor nunca me preguntó nada acerca de mis hábitos alimenticios. Aumenté unos cinco kilos durante la carrera y, aunque seguía siendo delgada, para mí fue un cambio incómodo al que no me acostumbraba, y que coincidía con mi cambio de alimentación, que ahora era la típica de los estudiantes universitarios.

Luego comenzó mi especialización en medicina, y la situación empeoró. Fue entonces cuando realmente comencé a perder las bases del cuidado de la salud que me habían enseñado mis padres. Y sucedió debido a una combinación de factores que todo estudiante de medicina conoce por experiencia propia. Para empezar, pasaba largas horas estudiando y trabajando. No tenía manera de cuidarme. No me daba tiempo de cocinar, ni siquiera de dormir. Era feliz si tenía oportunidad de darme un baño. Seguía meditando, pero de manera irregular. Además, si bien me acerqué a la medicina partiendo de toda esa sabiduría ancestral, en especial la creencia de que lo que comes y cómo lo digieres se relaciona directamente con tu salud y las razones por las que te enfermas, todo lo que aprendía en la facultad de medicina iba en contra de esa noción. Ahí me enseñaron que no te enfermas debido a la mala digestión, sino porque ciertos microorganismos atacan tu organismo. Al principio, solía cuestionar las cosas y comentaba lo que la tradición ayurvédica señala respecto de cada tema, cosas con las que yo había crecido, pero en cada ocasión, sin fallar una, todo lo que decía era desechado, tachado de arcaizante o retrógrado. Poco a poco abandoné esa sabiduría ancestral en favor de lo que consideraba una comprensión superior del cuerpo humano y su funcionamiento.

A mis 20 años pesaba apenas 52 kilos —era bastante delgada, tomando en cuenta mi estatura, 1.72 metros— pero no me sentía bien. Y poco a poco, casi sin darme cuenta, comencé a aumentar de peso. Recuerdo que me sentía más pesada, con menos energía y claridad mental. Siempre he sido buena para hilar pensamientos complejos, y noté que me costaba más trabajo. Y después de comer me sentía soñolienta. Si me hubieran preguntado si tenía mala digestión, habría contestado que no, que era normal. Pero estaba equivocada. No fue sino hasta que comencé a sufrir severas migrañas que supe que algo andaba mal.

Finalmente completé mi residencia en neurología y empecé a trabajar, pero la vida seguía siendo complicada. Me encargué del consultorio de otro doctor, en vez de ser contratada como empleada de un médico ya establecido, como es más común. Así que desde el principio trabajaba 15 horas al día y mi salud se resintió cada vez más. Simplemente no podía dedicarle tiempo, así que trataba de ignorar las jaquecas. Pero siguieron empeorando y también seguí aumentando de peso. En ese entonces no le ponía atención a mi figura, pero las migrañas sí me afectaban. Tuve que empezar a tomar medicamentos con receta. Desde mi niñez, aparte de algún antibiótico de vez en cuando, nunca había necesitado más que remedios caseros y rara vez algún medicamento de venta libre.

Eso sí me abrió los ojos. Era una joven neuróloga, familiarizada con todos los medicamentos que se venden con receta, pero sin ninguna experiencia directa de uso. Y fue horrible. No lo podía creer. Los efectos secundarios eran tan fuertes que apenas podía tolerarlos. ¿Eso era lo que había estado recetándole a mis pacientes? Por primera vez me di cuenta de lo mal que los hacía sentirse. Estudié la lista de efectos secundarios: aumento de peso, vello facial, problemas de memoria, temblores, náusea, diarrea y más. Los dos primeros bastaron para dejarme muy preocupada: ¿cómo que aumento de peso y vello facial? Si un medicamento te hace subir de peso es mala señal, porque significa que incrementa tu toxicidad. Una de las maneras en que el cuerpo combate un incremento de toxinas es ocultarlas y aislarlas en las células grasas para proteger al resto de los órganos. Me di cuenta de que todavía me cerraban los pantalones, pero a duras penas. Cambié al único medicamento para la migraña que no te hace subir de peso, llamado Topamax. Mis pacientes lo apodaban "Dope-amax" y finalmente entendí por qué. Cuando lo tomaba, no podía pensar con claridad. Siempre había sido de las mejores alumnas y ahora tenía que hacer listas de pendientes, porque no me acordaba ni de lo más básico. Tenía pacientes que venían a consulta por padecimientos complicados y les tenía que pedir que me repitieran las cosas. No podía seguir así. Por primera vez en la vida me sentía tonta.

Empecé a sentirme nerviosa y asustada. Estaba en la primera mitad de mis treinta, muy joven para tener problemas de memoria. Pero entonces pude comprender por qué mis pacientes, algunos de ellos de mi edad, se quejaban de lo mismo, de falta de concentración y de memoria, incluso de síntomas de demencia. El medicamento que tomaba para evitar los dolores de cabeza a cambio me provocaba fuertes dolores en el cuello. Me sentía entre la espada y la pared: o seguía soportando las incapacitantes migrañas o las cambiaba por terribles dolores de cuello y perdía mi agudeza mental innata. Ya no sabía qué era peor, pero sospechaba que los dolores de cabeza eran el mal menor. Antes de eso solía atender a mis pacientes y pensar (a veces lo decía): "no te queda más que aguantarte, si tienes un problema médico necesitas tomar tus medicinas". Pero cuando te conviertes en paciente y estás del otro lado del estetoscopio, y ya no sabes qué es peor, si la enfermedad o el medicamento, te das cuenta de que hay algo muy equivocado en la manera en que practicamos la medicina.

Finalmente, le conté a mi madre sobre mi situación. Le dije que tenía fuertes dolores de cabeza, pero que no toleraba los medicamentos. Estaba tan agotada y aturdida que no podía atender mi consultorio adecuadamente. Le pregunté qué debía hacer.

Y claro que tenía una opinión. Había un grupo de médicos ayurvédicos que solían viajar entre la India y Estados Unidos y me puso en

contacto con uno de ellos. Ya me había llevado con doctores ayurvédicos algunas veces, años antes (de hecho, de niña fui la persona más joven en Estados Unidos en recibir un *panchakarma*, una
serie de tratamientos de salud ayurvédicos), y ocasionalmente me
recetaban remedios para dolencias menores, pero nunca había sido
algo crucial en mi vida, porque casi nunca me enfermaba. Ésa sería la primera vez que los consultara por un problema serio. Pedí
cita con uno de ellos y al llegar noté que el doctor lucía un *dhoti*, la
vestimenta tradicional de los hombres al sur de la India, que es una
larga banda de tela blanca con ribetes dorados y anaranjados que
se anuda a la cintura como una falda. Recuerdo que pensé: "nada
más esto me faltaba". Después de estudiar en la facultad de medicina, simplemente lo veía raro. Me contuve para no poner los ojos en
blanco. A pesar de haber nacido en la India y de la manera en que fui
criada, mi entrenamiento en medicina occidental me había dejado
con resquemores y cierto grado de cinismo respecto a esa manera
de practicar la medicina. Si no me hubiera sentido tan desesperada,
adolorida e incapaz de tolerar mis medicamentos, no me habría quedado a la consulta.

Lo primero que hizo fue pedirme que me sentara y preguntarme por mi digestión. Me pareció extraño, dado que la consulta era
por mis jaquecas. Pero ni siquiera me preguntó por mis dolores de
cabeza. Lo primero que pensé fue que el tipo no tenía ni idea de lo
que hacía. Yo no sufría de problemas digestivos, era obvio que sus
preguntas estaban mal enfocadas. Luego me hizo una rápida revisión física ayurvédica: me examinó la lengua y las uñas, me tomó el
pulso. Luego me dio su diagnóstico en un inglés con fuerte acento
del sur de la India:

—Estás muy enferma.

—No lo estoy —contesté—, solamente tengo dolores de cabeza.

Pensé que tal vez necesitaba que se lo recordara.

—No es así —replicó—. Tu digestión es muy deficiente, y ahí comienzan todos los problemas de salud. Puede que solamente te des

cuenta de los dolores de cabeza, pero si sigues así sufrirás muchos malestares más.

Hablaba de mis potenciales enfermedades como si ya las padeciera. Para él, todo estaba conectado, porque ya veía en mí la primera etapa de la enfermedad. Esa primera etapa es un desarreglo digestivo. Siempre.

—¿Sufres de hinchazón? —preguntó.

—Pues sí, pero eso le pasa a todo el mundo. No tiene importancia.

—¿Te sientes cansada después de comer?

—Sí, pero es normal, a todos les sucede.

Finalmente hablamos de las migrañas durante unos minutos. Me dijo que estaba seguro de que tenía una infección parasitaria. Eso me sorprendió. Nunca se me habría ocurrido que mis jaquecas estuvieran relacionadas con la digestión, mucho menos que fueran causadas por parásitos. Y claro está, poco después me descubrieron una infección por giardia, que probablemente contraje al viajar a África a los 19 años. La infección no era de gravedad, por eso no me la habían detectado antes. Eso afectaba mi salud, me dijo el doctor ayurvédico, además de las malas costumbres que había desarrollado durante mis estudios universitarios y la pérdida de los hábitos positivos de mi niñez.

Me recetó unos cuantos remedios herbales. Uno de ellos era triphala, una fórmula herbal que contiene amla o grosella india, uno de los condimentos que recordaba desde la infancia, en forma de bayas encurtidas. También me dio algunas recomendaciones dietéticas básicas. Me pareció que sus indicaciones serían fáciles de seguir, y no tenía nada que perder.

En tres meses, mis migrañas habían desaparecido.

No lo podía creer. En mis estudios de medicina ni una sola vez se mencionó que los problemas neurológicos podían estar relacionados con la digestión. Había consultado a varios doctores y probado todo lo que me recomendaban sin éxito, y la solución había resultado tan sencilla: arreglar mi digestión. No es que hubiera

BREVE HISTORIA DEL AYURVEDA

Ayurveda significa "conocimiento de vida" o "ciencia de vida" y es el sistema de cuidado de la salud más antiguo del mundo. No sabemos con exactitud cómo se originó, pero la leyenda es que fue transmitido por el dios Brahma a la humanidad mediante un linaje de sabios en la antigua India, quienes siguieron desarrollando y puliendo esas prácticas a partir de las revelaciones surgidas durante sesiones de meditación trascendental, hace más de 5 000 años. Esos sabios no eran solamente santos, sino médicos, y el Ayurveda era un completo sistema que abarcaba todos los aspectos de la salud y la espiritualidad, incluyendo métodos para aumentar la longevidad, curar enfermedades, practicar cirugías, purificar el cuerpo, así como resolver dilemas éticos y propiciar el desarrollo espiritual.

Al principio, las prácticas ayurvédicas se transmitían oralmente, pero luego se asentaron por escrito en los Vedas, los cuatro textos originales en los que se basa el hinduismo (y asimismo uno de los textos religiosos más antiguos del mundo, probablemente escrito entre 1500 y 1000 a.C). En sus inicios, la medicina y la cirugía ayurvédicas se practicaban por separado, pero tiempo después se unificaron en un mismo sistema, como se menciona en tres de los principales textos ayurvédicos, el *Charak Samhita*, el *Sushrut Samhita* y el *Ashtanga Hridaya Samhita*, con una antigüedad aproximada de 1 200 años. Dichos documentos abarcan temas de fisiología, anatomía, enfermedades clasificadas con sus causas y síntomas, diagnóstico, tratamiento (herbal y quirúrgico), recetas, medidas preventivas y longevidad. Los subtemas incluyen medicina interna, otorrinolaringología, toxicología, pediatría, cirugía, psiquiatría, rejuvenecimiento, sexualidad y tratamientos para la fertilidad. Es asombroso que sea tan completo.

¿Qué se piensa actualmente del Ayurveda? ¿Que en efecto proviene de fuentes divinas? Es obvio que no podemos comprobar tal cosa en sentido positivo ni negativo, pero no por eso debe creerse que el Ayurveda no tiene bases científicas. De hecho, el conocimiento de los antiguos sabios ha sido probado científicamente al paso del tiempo, a medida que la ciencia occidental revisa este completo sistema de mantenimiento de la salud y prevención y cura de enfermedades, que sigue transformando vidas. El Ayurveda sigue evolucionando sin abandonar su estructura original. Además, uno de los principios más importantes del Ayurveda es no rechazar ninguna práctica médica que pueda ayudar al paciente, así que no niega la posibilidad de utilizar la medicina moderna occidental. Por eso me funciona de maravilla, se alinea con todo lo que incluyo en mis tratamientos, que combinan Ayurveda con elementos de mi educación médica convencional.

En otras palabras, el Ayurveda sigue siendo relevante y compruebo sus profundos efectos cada día con mis pacientes, en mi propia vida y en la de mi familia. Me encanta porque une todos los aspectos del ser —físicos, emocionales, mentales, espirituales— para tratar a las personas de manera integral, con métodos que la ciencia moderna está confirmando progresivamente como efectivos y basados en la verdad científica.

mejorado un poco: *me había librado por completo de las migrañas, sin ningún efecto secundario.*

Y el proceso no se detuvo ahí. Entre seis y nueve meses después de iniciar el tratamiento ayurvédico recobré mi claridad mental al grado de que el trabajo que me tomaba 15 horas diarias —atender pacientes y mejorar el funcionamiento de la clínica— se me hacía cada vez más fácil y rápido. Salía de trabajar más temprano porque las soluciones a los problemas con los que me enfrentaba cada día me resultaban evidentes. Recuperé mi agilidad de pensamiento, mi agudeza y claridad de siempre. Además, me sentía llena de energía. Antes no podía hacer planes con amigos después de las siete de la tarde, porque nunca sabía si iba a aguantar despierta, pero eso ya no me sucedía. Finalmente volvía sentirme yo misma, la versión de mí que no había experimentado desde antes de entrar a la escuela de medicina. Fue muy emocionante.

Mis colegas saben bien que después de terminar tu residencia en un hospital, sientes que sacrificaste parte de tu salud y tu juventud. Todos aprendimos que la única manera de obtener una pizca de energía es consumir cafeína y estimulantes. Es prácticamente lo primero que aprendes al entrar a la facultad de medicina. Pese a todo, yo sí había logrado recuperar esa energía juvenil. Fue impresionante darme cuenta de que no necesité más que unos simples cambios para mejorar mi digestión y dar marcha atrás al reloj. Incluso mi piel se veía mejor, la sentía más elástica y las arrugas que comenzaban a marcarse se fueron desvaneciendo. Así fui recuperando todo lo que pensé que había perdido en aras de mi formación médica.

Lo siguiente que llamó mi atención fue que perdí sin esfuerzo el exceso de peso que había ido acumulando. Mis medidas se redujeron progresivamente y ya no me sentía hinchada. La ropa me quedaba perfecta de nuevo. Por primera vez me di cuenta de que mi aumento en los años anteriores había sido de varias tallas. Estaba tan ocupada con mi formación médica y controlando mis dolores de cabeza, que no había puesto atención en el hecho de que había subido otros cinco kilos durante mi residencia en neurología. Y ahora, sin dificultad alguna, esos kilos de más desaparecieron en la misma medida en que mi digestión fue mejorando.

Por ese entonces entré en una crisis profesional. La manera en la que practicaba medicina me parecía cada vez más equivocada. Me tocaba recetar medicamentos que yo misma no tomaría. No nada más me sentía mal por el lado profesional, sino a nivel humano. Sabía que no me estaba responsabilizando debidamente por mis pacientes. Disminuían los síntomas, pero no desaparecían. No los estaba curando. No pude más que pensar en mi abuelo. ¿Qué haría en mi lugar?

Para mis colegas, las visitas al doctor ayurvédico resultaban un poco extrañas. Me advirtieron que no debía tirar por la borda mi prometedora carrera, pues pensaban que podía ser una pionera en el campo de la neurología, y que mis mentores me estaban preparando para un brillante futuro profesional. Pero yo me daba cuenta de que no quería seguir ese camino. Quería ser una neuróloga normal que ayudara a la gente. Y partiendo de mi experiencia, cuando mis pacientes llegaban con problemas neurológicos, no podía dejar de preguntarme si provenían de desarreglos intestinales.

Para muchos, eso era una herejía. Una de las primeras cosas que te enseñan en neurología es que la barrera sanguínea del cerebro lo mantiene aislado del resto del organismo. Se supone que el cerebro es inmune a los problemas bioquímicos que el cuerpo experimenta. Pero yo lo había visto y experimentado en carne propia: la salud intestinal está directamente relacionada con el sistema nervioso. Hoy, los científicos finalmente descubren que esto es real, a medida que entendemos la conexión cerebro-sistema digestivo, los efectos de la flora intestinal en el sistema nervioso —uno de los más importantes es que ahí se produce la mayor parte de la serotonina del organismo— y la compleja red de neuronas localizada en el tracto gastrointestinal que ha llevado a muchos a llamar al intestino "el segundo cerebro". La cuestión es que cuando yo viví esa crisis profesional todavía no eran ideas aceptadas por la mayoría.

Con todo y eso, cuando los doctores ayurvédicos que yo había consultado venían de la India, comencé a llevar a algunos de mis pacientes más graves a verlos, personas que sufrían de esclerosis múltiple (EM) y mal de Parkinson, y asistía a las consultas para ver cómo los atendían. En ese punto todavía no sabía cómo convertirme en practicante de Ayurveda, pero quería saber qué les decían a mis pacientes. Por supuesto, las sesiones siempre comenzaban con preguntas sobre la digestión y los intestinos, y mejorar los procesos digestivos era el primer paso. Vi cómo mis pacientes con EM tenían menos recaídas y podían dejar los medicamentos que tomaban para los múltiples síntomas asociados con la enfermedad, y los que necesitaban para contrarrestar los efectos secundarios de las otras medicinas: fatiga, estreñimiento, depresión y molestias urinarias. Mis pacientes con Parkinson también podían reducir sus dosis; algunos que tenían dificultades para caminar ahora incluso tomaban clases de baile. Muchos de ellos pudieron volver a sonreír, una función que se va perdiendo en el curso de la enfermedad a medida que su cara se va paralizando, como si fuera una máscara.

Cada vez llevaba más y más de mis pacientes al tratamiento ayurvédico, pero en determinado momento coordinarlo se volvió muy difícil. Quería que todos mis pacientes se beneficiaran de ese conocimiento, pero simplemente no alcanzaba el tiempo para agendar tantas citas. Entonces supe que tenía que comenzar mi formación ayurvédica. Me puse en contacto con un grupo que realizaba diversas investigaciones en medicina de estilo de vida, con patrocinio de los Institutos Nacionales de la Salud (NIH por sus siglas en inglés), pues sabía que tiempo atrás habían entrenado a médicos ayurvédicos, aunque habían suspendido el programa en los pasados 15 años. Les dije que necesitaba esa formación. Me dijeron que estaban muy ocupados con sus investigaciones. Insistí. Les dije que hacían falta médicos que pudieran darme clases. Y sería mejor que ser entrenada en la India, porque ellos también sabían de medicina occidental. Si ellos me formaban, yo podría convertirme en un puente entre el Ayurveda y la medicina occidental. Podría conectar los puntos.

Después de mucho insistir —creo que se hartaron de mis incansables argumentos— aceptaron abrir un curso en San Diego para entrenar a médicos ya establecidos en medicina ayurvédica. Además de mí, otros tres doctores se inscribieron. Al terminar el curso, regresé a mi consultorio con la idea de que me costaría entusiasmar a los pacientes sobre mi nuevo enfoque para los tratamientos. Estaba equivocada. Fue todo lo contrario. Cuatro meses después, manejaba casi la totalidad de mis consultas con un enfoque integrativo que une la neurología convencional con la medicina ayurvédica. Los pacientes anhelaban algo así. Ellos nunca habían sido el obstáculo para esta nueva manera de practicar la medicina. Yo había sido la barrera, la que dudaba de la aceptación de la gente. Descubrí que muchos de mis pacientes habían recurrido desde tiempo antes a tratamientos alternativos por su cuenta, pero temían decírmelo. Y ahora se sentían aliviados de contar con una doctora que realmente quería hacer equipo con ellos para mejorar su salud.

Mis consultas cambiaron. Comenzaba cada cita con un cuestionario detallado de tres páginas y preguntaba a cada paciente no nada más por sus síntomas, sino por sus circunstancias de vida. Poco a poco, a medida que mi práctica médica se transformaba, comencé a atender a otros miembros de la familia de cada paciente. En muchos sentidos me convertí no nada más en una neuróloga y una especialista en Ayurveda, sino en una médica familiar.

Por esa época, fui objeto de una intervención. Un grupo de doctores con los que trabajaba me invitaron a cenar y comenzaron la retahíla: "Nos parece que estás echando a perder tu carrera, tirándola por el excusado". "Eres una joven y brillante neuróloga, y te pones a practicar vudú." "Considéralo desde el punto de vista financiero: incluso si logras que los enfermos se curen, vas a acabar en bancarrota, porque al sanarlos te vas a quedar sin pacientes."

Recuerdo que traté de no perder la calma al escucharlos. ¿En serio hablaban de no curar a los pacientes? A la vez, me reía por dentro. ¡Pensaban que ser una doctora que realmente curara a los pacientes merecía una intervención! Ahí percibí, de un modo que antes no había podido ver, el mal camino que ha tomado la medicina moderna. Para empezar, porque ayudar a la gente a cambiar hábitos que afectan su salud se considera irrelevante en la práctica médica profesional. Para seguir, se estima que curar a los pacientes no es buen negocio. Y eso que estaba entre mis amigos y colegas, buenos médicos, buenas personas. Pero a eso hemos llegado con la cultura médica contemporánea. Por supuesto, no necesitaba ese tipo de consejos y advertencias.

Ahora agradezco haber sufrido esas severas migrañas. Si no hubiera sabido lo duro que es ser paciente, si no hubiera tenido que tomar esos medicamentos cuyos efectos se volvieron insoportables, quizá nunca habría encontrado la motivación para hacer lo que ahora hago. De niña adquirí buenos hábitos, pero mi historia muestra lo rápido que cualquiera —incluso los más saludables— puede descarrilarse. La salud puede verse afectada fácilmente por las costumbres modernas.

¿Y mis estudios de medicina occidental? Ahora sé qué tratamientos van en sentido contrario al deseable. La enseñanza médica es una especie de lavado de cerebro. Te la pasas con falta de sueño y eres constantemente presionado para no pensar como individuo. Te desaniman a preguntar los porqués. Ni siquiera puedes preguntar por qué alguien se enferma. En la facultad de medicina te enseñan a describir la enfermedad y las anormalidades bioquímicas asociadas, y qué agentes farmacéuticos usar para corregir esas anormalidades, pero preguntar por qué alguien cae enfermo en primer lugar se considera ingenuo y fuera de lugar. ¿No se supone que ése es nuestro trabajo como médicos? Preguntar los porqués y llegar hasta el fondo de las causas. Al fin supe que la razón por la que no quieren que preguntemos por qué es que nuestros profesores y médicos tratantes simplemente no tienen las respuestas. Es mucho más fácil ordenar "no preguntes" que decir "no sé".

Me fue bien en la escuela de medicina. Me gradué con altas calificaciones, formé parte del grupo de graduados con las mejores notas del país (de acuerdo con la Sociedad Médica con Honores Alpha Omega Alpha, la crema y nata de los estudiantes de medicina), pero una parte de mí casi murió en ese proceso. Ya no podía ser inquisitiva, curiosa, creativa, y por primera vez en la vida dejé de cuidar mi salud. Todos a mi alrededor terminaban sus estudios médicos en peor estado de salud que cuando habían comenzado la carrera, así que no parecía una situación inusual, hasta que la analicé en retrospectiva. Todos mis colegas sentían que envejecían con mayor rapidez, todos subimos de peso, nadie se sentía muy a gusto después de comer. Pero ésa era la vida de un estudiante de medicina. Y eso es la vida para muchos en nuestro acelerado mundo moderno.

Pero no es vida. No una buena vida.

Yo tomé otro camino, y pasé la siguiente década formulando una nueva manera de practicar la medicina. Desarrollé un programa, inicialmente con el propósito de mejorar condiciones neurológicas, que no es pura neurología tradicional y tampoco es Ayurveda tradicional, sino una combinación de lo mejor de ambos mundos. Comencé con protocolos para desintoxicar el cuerpo y reducir la inflamación en todo el organismo, incluso antes de pedirles a mis pacientes que hicieran cualquier cambio en su alimentación. Lo hice porque observé lo difícil que es cambiar. Fui testigo de cómo la bioquímica de mis pacientes les dictaba qué comer, incluso qué pensar. Controlaba sus elecciones, la dirección que tomaba su vida. Hasta que lograra liberarlos de esa prisión bioquímica, no serían capaces de tomar las decisiones correctas. A medida que su organismo se limpiaba y desinflamaba, y su mente se aclaraba, ellos mismos comenzaban a tomar las decisiones que yo les habría pedido. Con frecuencia me decían cosas como "¡no sé qué pasó con mis antojos de cosas dulces!", y "ya no puedo ni quiero comer las enormes porciones a las que estaba acostumbrado", o "la comida chatarra que me encantaba ya no se me antoja, ¡es muy raro!"

Y comenzaron a perder peso. Al principio no le prestaba mucha atención a ese aspecto. Estaba tan concentrada en mejorar la salud de su cerebro, en detener la progresión de su deterioro neurológico o de la enfermedad que sufrieran, que la pérdida de peso no se me hacía relevante. Claro que me parecía positiva, beneficiosa para los pacientes, pero no era el objetivo. Estaba más preocupada por luchar contra los procesos que amenazaban su vida. Pero pronto me di cuenta de que después de unas cuantas semanas de tratamiento para su trastorno neurológico, muchos de mis pacientes con sobrepeso me comentaban que además de sentirse mejor estaban adelgazando. De hecho, prácticamente todos los que tenían kilos de más me lo decían y se notaba: "¡doctora Chaudhary, tengo que darle las gracias! Ya bajé 10 kilos", o "¡perdí 15 kilos y ni siquiera tuve que esforzarme!"

No podía ser una coincidencia. Esa curiosa pérdida de peso espontánea tenía que estar conectada con mi régimen de desintoxicación neurológica. Comencé a registrar los kilos que perdían de modo más sistemático y, por supuesto, entre los que necesitaban adelgazar, algunos perdían un poco y otros mucho peso. Unos cuantos bajaron cerca de 50 kilos, incluso más en casos excepcionales, pero la pérdida de peso promedio quedaba entre 10 y 15 kilos en el curso de un tratamiento de tres meses. Innumerables pacientes que llevaban décadas luchando con su peso lograban por fin un índice de masa corporal calificado como normal. En muchos casos se trataba de personas que por años habían tratado de rebajar esos kilos adicionales.

La pérdida de peso nunca fue parte de la expectativa que tenía para mis pacientes. Soy neuróloga, no especialista en adelgazamiento. No me interesan las calorías, jamás le he pedido a ningún paciente que las cuente. Nunca se me ocurrió que la manera en que estaba tratando a mis pacientes para aliviar sus trastornos neurológicos pudiera estar relacionada con el tratamiento para la obesidad, hasta que lo vi en mí y en ellos. Era innegable. Había una pérdida de peso excesivo, significativa y espontánea, además de una mejoría en los niveles de colesterol, de presión sanguínea, glucosa en sangre y, por supuesto, en sus síntomas neurológicos. Mis pacientes se veían más esbeltos, tenían más energía, menos dolores, y me decían que también había aumentado su claridad mental. Además disminuían sus síntomas asociados, como problemas de memoria, aturdimiento, dolor en las articulaciones e insomnio. En resumen, se veían y estaban más sanos.

No fue sino hasta que el productor del programa de televisión *The Dr. Oz Show* me preguntó si tenía algún método efectivo para adelgazar, que me di cuenta de que sí lo tenía. Mi método es lo que le receto a cada paciente, pero no por esa razón. Es un programa para que el cuerpo se desintoxique y desinflame, pero en ese proceso, además de que la mente se aclara, los kilos se desvanecen.

Es curioso cómo 10 años después veo que todas esas cosas por las que fui tan criticada por la comunidad médica se han ido comprobando y ahora son ampliamente difundidas, a medida que las pruebas clínicas por fin revelan las bases científicas para los principios que la medicina ayurvédica ha planteado desde hace 5000 años. Incluso las especias que mi madre usaba para cocinar en la India, mis sabores de la infancia, muestran avances prometedores para desinflamar, aumentar las defensas y reducir el exceso de grasa corporal. Estamos en pleno descubrimiento de las conexiones entre el cerebro y el resto del cuerpo. Y del poder de los cambios en el estilo de vida. Finalmente estamos completando el círculo.

Sin embargo, no les voy a restregar en la cara un "te lo dije" a mis antiguos colegas. Simplemente seguiré practicando mi estilo único de medicina integrativa. Los médicos ayurvédicos saben que es más efectivo implementar varios tipos de intervenciones a la vez, en lugar de atacar síntomas aislados, y así es como diseñé mi programa. Ahora, médicos convencionales acuden a mí como pacientes o me refieren a sus pacientes, y aunque no siempre entienden cómo funciona lo que hago, admiten que funciona. Algunos neurocirujanos me han dicho que no saben cómo le hago, pero que mis pacientes se recuperan de las operaciones mucho más rápido que los demás.

Nunca busqué el tipo de promoción que recibí por ser invitada frecuente en *The Dr. Oz Show*, o por ser seleccionada como una de las mejores doctoras en San Diego. Con toda honestidad, no lo necesito. Lo que me da gusto es que así puedo ayudar a más personas. En mi clínica en California ahora recibo pacientes de Texas, Nueva York, Oklahoma, Massachusetts, México, incluso de Inglaterra, porque no consiguen el tipo de servicio que yo ofrezco en ninguna otra parte. No me alcanza el tiempo para atender a todos, así que espero que este libro sea una buena introducción a mi trabajo para toda la gente a la que no puedo dar consulta en persona. El programa que se incluye en este libro es el mismo que aplico prácticamente con todos mis pacientes. Es un gran comienzo para cualquiera que lo adopte.

Mi distanciamiento voluntario de la medicina convencional fue lo que me reconectó con mis raíces y me trajo un grado de reconocimiento más allá de lo que hubiera imaginado. Con frecuencia me entrevistan médicos y periodistas que me preguntan "¿cómo podemos cambiar la medicina?" Y ahora sé lo simple que podría ser, aunque va a tomar tiempo. Cambiar la medicina es cambiar la percepción. Es cuidar de tu pequeña aldea en tu consultorio, y examinar no una parte de un organismo, sino una vida. Si cada doctor le indicara a cada uno de sus pacientes que debe: 1) disminuir el nivel de estrés en su vida (eso se aplica también a los propios médicos), 2) beber más agua simple y menos refrescos, y 3) defecar una vez al día, creo que sería suficiente para observar profundos efectos en el mundo. Convertirme en este nuevo tipo de doctora me ha vuelto una mejor persona. Soy más amable, compasiva, comprensiva y amorosa. Creo que una de las grandes pérdidas de la medicina moderna ha sido el corazón sanador de los doctores. La gente ni siquiera se da cuenta de que los propios médicos son sacrificados en la práctica de la medicina contemporánea. Yo no morí en el intento. Tuve la valiosa oportunidad de encontrarme a mí misma.

Mi travesía nunca fue esotérica ni etérea, no involucró conversaciones con ángeles ni nada sobrenatural. Comenzó con mi digestión: qué cosa más simple y aterrizada puede haber. Lo que más agradezco es que finalmente me estoy haciendo responsable por mis pacientes de un modo muy cercano a como mi abuelo lo hacía. Y ahora también te puedo incluir a ti.

Mi abuelo murió a los 104 años y formó parte de la comunidad toda su vida. Cada día de su existencia en Ludhiana fue profundamente enriquecedor. Trato de seguir sus pasos en mi vida actual y en la manera en que practico la medicina. Estoy recreando la aldea que perdí. Finalmente me siento en casa.

Capítulo 1

Lo estás haciendo al revés

En efecto: lo estás haciendo al revés. Si eres como la mayor parte de las personas que han tratado de perder peso, lo lograste (o lo intentaste) haciendo dieta o más ejercicio, o ambas cosas. Es lo que se supone que debes hacer si quieres adelgazar, ¿no es cierto? Es lo que los doctores te dicen que hagas. Es lo que los nutriólogos te dicen que hagas. Es lo que la mayor parte de los libros de dietas indican.

Si trataste de perder peso de esa manera, tal vez te funcionó, tal vez no. Quizá bajaste algunos kilos, pero luego los recuperaste. No importa cómo haya sido, la experiencia que probablemente tienes en común con casi todos los que lo han intentado es que *fue extremadamente difícil*.

Adelgazar es difícil. O más bien es difícil de la manera en que la gente suele hacerlo. Incluso las dietas que se anuncian como fáciles suelen resultar bastante complicadas en la práctica. A veces, la promesa que te hace una nueva dieta es suficiente para motivarte por un tiempo. Al principio te emociona la novedad del plan y estás bien durante una semana o dos, pero llega el día en que esa novedad se agota, la rutina se vuelve tediosa y tu cuerpo protesta contra las restricciones y el agotamiento. Las dietas suelen privarte de las cosas que más te gustan y, mientras más te dices que no puedes comerlas, más se te antojan. Ya sea que la dieta te prohíba comer azúcar, grasa, pan, carne, postres u otro alimento, es duro eliminarlos de tus comidas. Y si requiere conteo de calorías, gramos de grasa o de carbohidratos, no nada más dejas de comer lo que quieres, sino que tienes que concentrarte en medir constantemente tu consumo de cosas que realmente no se te antojan. También es duro comer menos de lo que acostumbras: ¡quieres más comida! Y no es fácil hacer ejercicio si no tienes la energía necesaria, no estás acostumbrado y no lo disfrutas. Puede que lo hayas intentado, pero probablemente lo abandones si es poco agradable, te quita mucho tiempo, te agota o incluso te causa lesiones.

En la mayoría de los casos, las ganas de comer los alimentos que te han dicho que te hacen daño son abrumadoras. La tentación de saltarte un día de ejercicio, luego otro y otro, es casi irresistible. Y antes de que el sujeto sepa lo que pasa, de manera casi involuntaria, retoma sus viejos hábitos. Poco después los kilos de más regresan, los niveles de energía descienden y otra vez hay dificultad para concentrarse.

Quizá crees que sabes cuál es la causa de esta situación: es que eres débil. Te falta fuerza de voluntad. No tienes suficiente motivación. Estás genéticamente destinado a ser gordo y perezoso. Pero no es así, yo puedo decirte categóricamente que ninguno de esos argumentos es cierto. Si te culpas por tu fracaso en las dietas, estás errando el tiro.

Nadie quiere cargar con kilos de más. Nadie quiere sentirse desanimado, sin energía. A nadie le gusta sentirse aturdido ni quiere aumentar su riesgo de sufrir enfermedades. Y sin embargo estás justo así. ¿Cómo es posible? No es porque seas débil ni te falte motivación. La razón es simple: es porque no calculaste correctamente el poder que tus elecciones de estilo de vida iniciales, muchas veces azarosas, tendrían sobre tu futura capacidad para tomar mejores decisiones. No te diste cuenta de lo que los alimentos que escogías le hacían a tu cerebro.

Hay una razón científica y específica por la cual las dietas y el ejercicio te parecen tan difíciles, incluso imposibles: que has estado atrapado. A pesar de tus buenas intenciones, vives dentro de una cárcel bioquímica. Sin darte cuenta, te has vuelto adicto a los alimentos que te encierran en esa prisión, y ahora son tus carceleros. Te mantienen encadenado y te hacen comportarte de acuerdo con sus fines, no con los tuyos.

Solamente hay una manera de combatir la bioquímica: con bioquímica. Éste es el primer y más importante concepto que quisiera que toda persona con exceso de peso entendiera: el sobrepeso es una cuestión de bioquímica, no un defecto de la personalidad. Mis pacientes se flagelan con eso, se sienten mal consigo mismos, muchas veces durante años, incluso décadas, porque se consideran muy débiles para adelgazar. Sin embargo, los pacientes que vienen a mi clínica me impresionan con la manera en que han manejado otras áreas de su vida. Muchos de ellos son extremadamente brillantes, talentosos, organizados y ambiciosos. Algunos tienen licenciaturas en carreras como leyes, administración de empresas y medicina. Tienen empleos complicados o han fundado exitosas empresas y destacan en sus respectivas áreas. Trabajan duro, son creativos. Son magos multitareas capaces de mantener a sus familias, se han enfrentado con éxito a múltiples desafíos, están motivados, se autoprograman para cumplir metas. Entonces, ¿por qué les resulta tan difícil perder peso? Ciertamente no es porque sean flojos. Y es claro que no les falta fuerza de voluntad en otros aspectos de su vida. Lo que les falta es nada más una cosa: entender cómo su bioquímica está en su contra.

Y ésa es una excelente noticia: no importa cuánto tiempo lleves con sobrepeso, si tienes las herramientas bioquímicas adecuadas a tu disposición, lograrás combatir el sobrepeso. No es ningún misterio. Es ciencia, pura y dura. No tienes que modificar tu personalidad ni adquirir disciplina sobrehumana. Ni siquiera tienes que forzarte para dejar de comer galletas.

Todo lo que tienes que hacer es comenzar a reajustar tu bioquímica, y llevarla, poco a poco, en la dirección correcta.

Imagina que quieres convertirte en abogado. No te levantarías un buen día y decidirías que con suficiente fuerza de voluntad puedes salir a practicar leyes. No, tienes que ir a la preparatoria y luego a la facultad de leyes. Debes aprender a manejar las herramientas necesarias, prepararte a fondo. Solamente así tendrás éxito.

Adelgazar es exactamente lo mismo. Debes tener las herramientas adecuadas para hacerlo. No lo vas a lograr únicamente con fuerza de voluntad. Pensar que los kilos de más son una falta de voluntad es como decir que deberías ser capaz de detener un balazo con fuerza de voluntad. Es imposible. Una bala es un fenómeno físico, igual que el sobrepeso. No detienes balas con la mente, debes esquivar su trayectoria. La comida, en esencia, se ha vuelto tu balazo bioquímico, pero con las estrategias correctas puedes esquivarlo, sin tener que dejar de comer.

La estrategia de la industria alimenticia

¿Cuál es la causa de esta prisión bioquímica? Estamos hechos para alimentarnos varias veces al día, lo necesitamos para sobrevivir. ¿Cómo es que esas sustancias que nos dan vida se convierten en jaulas? Desgraciadamente, buena parte del problema se debe a la mala calidad de los alimentos que comemos. No es un accidente. La industria alimenticia sabe mejor que nadie de los fuertes lazos entre la bioquímica, la elección de nuestros alimentos y el consumo excesivo de comida; les conviene estudiarlo. Mediante una combinación de astuta mercadotecnia y exhaustivas investigaciones sobre el "punto de euforia", el nivel exacto de sal, azúcar, aditivos y/o grasa que provoca las sensaciones de mayor placer en un producto dado, los fabricantes crean productos que la gente no puede resistir, una vez que se enganchan. Seguirán comiéndolos sin parar, comprando más y más.

Las estadísticas corroboran el éxito de los alimentos industrializados. De acuerdo con el Departamento de Agricultura de los Estados

Unidos (USDA), cada año el ciudadano promedio ingiere 70 kilos de azúcar y otros endulzantes, así como 34 kilos de grasas y aceites añadidos, tales como aderezos de ensalada, mantequilla, aceite para cocinar y freír, mantecas sólidas de origen vegetal y animal. De hecho, consumimos más de todo: 19% más calorías desde 1983, 25 kilogramos más de carne desde los años sesenta (y un tercio menos de huevos de gallina), más queso y menos leche, y 66% más de grasa en comparación con la década de los cincuenta. Comemos más frutas y verduras, lo cual es positivo —20% más desde los años setenta—, y 45% más granos en contraste con esa misma década, así como 39% más azúcares desde los años cincuenta.[1] ¿Y sabes cuánto de cada dólar gastado les toca a los agricultores y granjeros? Sólo 19 centavos, en contraste con los 81 centavos que se dedican al empaque, transporte, consumo de energía, ganancias, publicidad, salarios de obreros y otros gastos de la industria de los alimentos.

La conclusión es que nuestro creciente consumo, en especial de comida chatarra barata y adictiva, llena de azúcares y grasas altamente procesadas, es muy rentable para la industria alimenticia, pero no para nosotros. Un estudio reciente en el *Journal of the American Medical Association*[2] relaciona el aumento en la ingesta de azúcares en la última década con mayores tasas de mortalidad por enfermedades cardiovasculares. Otros estudios vincularon el aumento en el consumo de azúcar con la epidemia de obesidad[3] y correlacionan el aumento desmedido en el consumo de azúcar con el aumento desmedido en las tasas de obesidad.[4] Hay más investigaciones que han demostrado la conexión entre la ingesta habitual de comida rápida y el aumento de peso (sumado a otros problemas de salud, en especial los relacionados con los niveles de glucosa en la sangre y la insulina).[5] Y eso es solamente la punta del iceberg. Podría citar estudios todo el día, múltiples investigaciones que demuestran los vínculos entre la manera en que nuestros alimentos son procesados para volverlos adictivos, el aumento de peso y numerosos problemas de salud.

El punto *no* es que tomes malas decisiones porque te guste ser poco saludable y tener sobrepeso. El punto es que tu aumento de peso tiene todo que ver con la manipulación de los ingredientes en alimentos hecha a propósito para crear productos que la mayoría de la gente no es capaz de resistir bioquímicamente por mucho tiempo. La comida que es más fácil de conseguir y más barata para la población del mundo occidental moderno ha sido manipulada con el fin de que te enganches y comas mayores cantidades cada vez. Los ingenieros en alimentos que trabajan para las grandes compañías saben exactamente cómo engancharte. La industria alimenticia posee más información que los consumidores, y usan ese conocimiento para hacerte comprar y comer lo que ellos venden, no importa si tiene algún valor nutricional o si puede hacerte aumentar de peso. Ciertos productos de comida procesada y platillos servidos en restaurantes de cadena y de comida rápida contienen una irresistible mezcla de sabores y aditivos que estimulan las mismas partes del cerebro que las drogas más adictivas. Al caer hechizado por los estímulos de esos sabrosos productos, comienzas a comerlos más seguido y en mayor cantidad.

Estos alimentos procesados se afianzan en tu organismo a medida que van modificando tu bioquímica y te vuelven dependiente de las sensaciones placenteras que te producen esos chocolates o papas fritas o hamburguesas, incluso las supuestamente saludables hamburguesas vegetarianas en grandes y esponjosos bollos, con aguacate extra y una orden de papas a la francesa y un panquecito vegano de postre. Es un exceso, así de simple, pero no puedes evitarlo. Es esa mezcla perfecta de sabores y texturas que tiene la pizza, los macarrones gratinados, incluso esas gigantescas ensaladas del chef con aderezo cremoso. Ese tipo de platillos, especialmente cuando son industriales y altamente procesados, comidos en ciertas combinaciones, pueden aumentar la carga tóxica en tu organismo, desatar la inflamación generalizada y alterar tu bioquímica de manera que se vuelve extremadamente difícil tomar decisiones conscientes y objetivas sobre tu siguiente comida. Aunque reduzcas la ingesta porque estás a dieta, tu cuerpo clama por más y más: ¡más azúcar!, ¡más grasa!, ¡más sal!, ¡échale más!, ¡sólo se vive una vez!

Quiero aclarar que el azúcar natural, las grasas naturales, incluso la sal en su estado natural no tienen nada de malo, *per se*. La fruta tiene azúcar, pero también fibra, vitaminas y otros nutrientes. Los aguacates tienen grasa beneficiosa y son muy nutritivos. La sal del Himalaya no procesada contiene microminerales. A lo que me refiero en los párrafos anteriores es a la adición de azúcar refinada, grasa hidrogenada, sal y aditivos a ingredientes que pueden ser de origen natural, pero que así se convierten en una sobrecarga para tu cuerpo. Eso tiene efectos específicos en el cerebro, que explicaré más adelante en este libro. Por ahora, lo que debes tener presente es que cuando te acostumbras a alimentos tan dulces que empalagan, o a productos hechos con endulzantes refinados como el azúcar blanca y el jarabe de maíz de alta fructuosa, la fruta ya no te parece tan atractiva. Cuando sueles comer platillos altos en grasa, frituras o alimentos cocinados con grasas hidrogenadas y procesadas, anhelas seguirlos comiendo y no te parece demasiado freír galletas de chocolate con relleno cremoso (eso existe, lo he visto en varios restaurantes). Y así, la costumbre de comer frituras y botanas tan saladas impide que disfrutes en la misma medida de alimentos sanos y naturales sazonados con un poco de sal de mar.

El problema es que todos esos falsos alimentos altamente procesados no te nutren ni te dan el tipo de energía que necesitas, sobre todo en relación con su alto contenido calórico. Lo que sí te dan son sustancias indeseables: además de sus dosis y formulaciones adictivas de azúcar, sal y grasas, te hacen consumir dosis perjudiciales de sustancias tóxicas, como conservadores, colorantes y aromas artificiales que causan inflamación en tu organismo. Ahí es donde las cosas comienzan a torcerse, y lo que tú crees que es una cena congelada saludable y baja en calorías, o una botana divertida, o una rica y práctica comida para llevar que pides desde el auto, en realidad no te alimenta y desencadena procesos biológicos dañinos en tu cuerpo, cuando tú lo único que querías era comer algo sabroso y sin complicaciones. Antes de que te des cuenta, desde muy corta edad, ya estás enganchado, eres adicto a sabores dulces, grasosos y salados en exceso, y lo que no sea así no te va a dejar satisfecho. Los alimentos frescos y naturales te aburren porque no te "ponen". No sorprende que no hayas podido seguir esa dieta que te tenía tan emocionado hace un mes. Y hace dos era otra. Y es que el motor de tu cuerpo ha sido puesto en marcha, pero va en dirección incorrecta.

La mayor parte de los métodos para bajar de peso requieren de cambios drásticos en un organismo que no está preparado para hacerlos. Cuando tu cuerpo está en un estado inflamatorio tóxico, la instrucción "solamente debes comer menos y hacer más ejercicio" es imposible de ejecutar. Esos planes suelen pedirte que saltes obstáculos inmensos de adicción a ciertos alimentos y de inflamación tóxica únicamente con fuerza de voluntad. Por eso es que la gran mayoría de las dietas fallan a largo plazo. Tratas de dar el salto, pero es demasiado difícil. Luego te sientes avergonzado, fracasado, con la autoestima bajísima. Y te das por vencido.

Siento una gran empatía por quienes hacen dieta y viven esta situación. He visto a mis pacientes luchar sin éxito contra un enemigo que es más grande y fuerte que ellos. Hay muchos prejuicios en nuestra cultura contra la gente con sobrepeso, y la idea de que son de voluntad débil, avorazados, glotones, incapaces de contenerse. Y eso es completamente falso e injusto. Pedirle a alguien en un estado tóxico inflamatorio que simplemente "coma menos y haga más ejercicio" es como pedirle a alguien con la pierna fracturada que entre a un concurso de baile. O pedirle a un drogadicto que deje las drogas, así como así, o decirle a una persona con depresión clínica que ya se anime, que le eche ganas. No nada más estás resistiendo tu deseo de comerte una galleta, estás peleando contra poderosas fuerzas bioquímicas. Tu cuerpo no quiere dejar de consumir calorías en exceso. Las células grasas, también conocidas como adipocitos o lipocitos, encapsulan las toxinas para protegerte de ellas, por eso un cuerpo intoxicado sube de peso con mayor rapidez. La inflamación hace que el ejercicio duela más. Tu cuerpo está en estado de pánico, en un precario equilibrio para resistir los ataques externos. Y de pronto lo sometes a una dieta estricta y las demandas son demasiado altas. ¿Qué pasa si necesita producir más células grasas para protegerte? ¿Qué sucede si quemar esos adipocitos vuelve a liberar las toxinas en un organismo que no está preparado para deshacerse de ellas? ¿Y si no comes los alimentos que las bacterias en tu tracto digestivo reclaman? Tu cuerpo conserva energía para lidiar con esas amenazas, y eso te deja con menos fuerzas para vivir. Incluso si logras ganar esta batalla y perder algo de peso, desafortunadamente es muy probable que pierdas la guerra y acabes recuperándolo.

Escapando de la báscula

¿Cuál es tu ruta de escape? ¿Cómo librarte de esta prisión bioquímica? Yo conozco un pasaje secreto para liberarte, una puerta oculta, y tus carceleros no podrán hacer nada contra ella. Este pasaje secreto te da una ventaja bioquímica y psicológica. Esta ruta de escape funciona porque *enciende tu fuego digestivo y pone en marcha tu organismo*, prende sus propios mecanismos para que logres hacer cambios en tu estilo de vida al romper el ciclo de adicción, incluso antes de que trates de hacer cualquier ajuste adicional en tus demás hábitos, antes de que tengas que hacer planes y registros de tus comidas diarias o contar las calorías que ingieres. Si preparas tu cuerpo para el éxito removiendo suavemente los bloqueos en los canales que eliminan los desechos, limpiando la acumulación de toxinas, alterando lentamente la comunidad bacteriana de tus intestinos para que cada vez se te antojen alimentos más beneficiosos, descubrirás que los cambios necesarios en tu estilo de vida se te facilitarán mucho. Comenzarás a perder peso, a sentirte con más energía y claridad mental, y eso te sucederá de una manera natural, en vez de que tú luches y hagas esfuerzos para lograrlo. Lo vivirás como algo fácil y espontáneo. No tendrás que depender de una fuerza de voluntad sobrehumana para empezar a cambiar tu vida.

Antes de que yo sugiera que debes comer tal cosa o no debes comer tal otra, tú vas a preparar tu cuerpo para adelantarte a mis consejos. Y vas a ir cambiando, te vas a volver más activo, comenzarás a preferir alimentos que son benéficos para tu organismo y que promueven un peso saludable. No tendrás que sentirte culpable y presionarte para no comerte esa galleta o esa pizza. No se te van a antojar tan seguido, y tampoco sentirás el impulso de comer esas cosas hasta hartarte. Y todos esos cambios sucederán porque tú así lo quieres, no porque yo te diga qué tienes que hacer. Será así porque a medida que te desintoxicas y disminuye la inflamación general, tu cuerpo llegará a un nuevo punto de equilibrio, mucho más estable, en el que podrás sentir con claridad lo que el cuerpo te pide para sentirse bien. No solamente pesarás menos, sino que descubrirás una nueva versión de ti mismo vigorosa, rebosante de energía y claridad mental, llena de vida.

Ése es el propósito de *Reprográmate*: preparar tu cuerpo y tu cerebro para que funcionen en un estado óptimo de salud y bienestar. Llevar una vida saludable será una experiencia maravillosa, no un sacrificio continuo, porque tu cuerpo estará programado para ello. Todo lo que necesitas es hacer unos cuantos ajustes muy sencillos, siguiendo el tipo de programa que corresponda a tu nivel actual de salud e intoxicación (en el capítulo 6 responderás el cuestionario para determinar la intensidad y velocidad de esos ajustes). No tendrás que forzarte a cumplir con restricciones dietéticas ni abandonar nada de lo que amas comer, ni dejar de cenar, ni de comer postre, ni habrá grupos de alimentos prohibidos. Ni siquiera tendrás que cambiar tu estilo de vida sedentario, porque en unas cuantas semanas tu cuerpo será otro: más saludable, ágil y lleno de energía. Y también más delgado. Sin derroches de fuerza de voluntad.

Este libro es el comienzo de este proceso educativo. Es tu defensa, la que evitará que sucumbas a cualquier intento de volver a manipular tus elecciones. Quiero que estés en igualdad de condiciones, porque si lo que comes ahora controla tu libre albedrío (y si tienes sobrepeso es lo más probable), puede que no estés tomando decisiones independientes y bien pensadas en cuanto a tu alimentación. Sin embargo, una vez que recobres el control de tu propia bioquímica, también recobrarás el dominio de tu conducta. Recuperarás el poder.

Cuando empecemos a proclamar ese libre albedrío bioquímico, las compañías que en buena parte dependen de nuestra demanda (que ellos mismos ayudan a crear) tendrán que cambiar sus productos. Esto ya está sucediendo. Multinacionales como PepsiCo compran compañías que hacen alimentos saludables y emporios como Walmart venden productos orgánicos. Ahora puedes encontrar alimentos saludables en supermercados, cosas que antes solamente se vendían en pequeñas tiendas alternativas.

Pero ninguna de esas tendencias positivas te sirve, hasta que te liberas. Tu bioquímica debe estar bajo tu control, y no ser manipulada por corporaciones transnacionales que estudian cómo volverte adicto a sus productos. Ya es hora de recobrar tu vida, tu apetito, tu mente y tu cuerpo.

En este libro explicaré por qué comemos como comemos, desde la perspectiva bioquímica, neurológica y ayurvédica. Te ayudaré a determinar si tomas decisiones basadas en la razón, el conocimiento y el sentido común, o en reacciones adictivas. Luego te enseñaré exactamente cómo salir de esa relación de codependencia de la comida.

¿Y qué pasa con la industria alimenticia? Es un modelo de negocios muy astuto, no se puede negar. Incluso podría decirse que es el sueño americano: alguien funda una compañía y utiliza la ciencia para aumentar las ganancias astronómicamente, hasta que todos los socios y accionistas se vuelven millonarios. Nuestra cultura aprueba ese tipo de conducta… Hasta que nos damos cuenta de que somos víctimas de ese sistema, sin siquiera saberlo. Todo lo que los fabricantes de alimentos procesados descubren sobre cómo funcionan los alimentos en nuestro organismo es utilizado para aumentar sus ganancias al máximo. Y sí, en Estados Unidos se valoran las ganancias. Pero también se valora otra cosa: la libertad. Y el libre albedrío alimenticio es lo que millones de personas en nuestros días han perdido.

Entiendo que las compañías quieran ser rentables, pero no permitiré que para eso me manipulen y me despojen de mi libre albedrío. Afortunadamente, ahora podrás recuperar una relación sana con la comida y combatirás bioquímica con bioquímica. Una vez que rompas el ciclo de adicción, escogerás comida que beneficie tu salud y te haga sentir bien, no "puesto". Esto incluso podría tener un efecto de cascada positivo para el mundo entero: cuando suficientes individuos y comunidades comiencen a hacer otro tipo de elecciones alimenticias, benéficas, saludables, será un claro mensaje para que la industria alimenticia mundial cambie y deje de manipularnos para servir a sus propósitos monetarios. Cuando reclamemos nuestro libre albedrío nutricional, también seremos capaces de votar con nuestro dinero por el tipo de alimentos que queremos tener disponibles.

¿Estás listo para empezar a cambiar, y no partir con desventaja, con todo en contra? Adopta mi programa, de manera progresiva y natural, sin dificultades, y perder peso, aumentar tu agilidad mental y sentirte lleno de energía será algo que tu cuerpo logrará casi sin esfuerzo. Solamente tienes que ponerte en marcha con *Reprográmate*.

¿Qué es *Reprográmate*?

Si este libro no te dice qué comer, ¿qué es lo que hace? Permíteme explicarlo con una analogía: los médicos suelen usar medicamentos para tratar padecimientos para los que dicha medicina no está indicada; a esto se le llama uso fuera de prescripción (*off-label use*). Es común encontrar beneficios inesperados de ciertas sustancias después de años de tratar pacientes con ellas y observar los resultados. Por ejemplo, un anticonvulsivo puede también ayudar a aliviar el dolor de espalda, o un antidepresivo ayudar a tratar la adicción a la nicotina. O un medicamento para la presión puede, como efecto secundario, aminorar el temblor de las manos.

Eso es exactamente lo que estoy haciendo con *Reprográmate*. Me di cuenta de que el programa que desde hace años les indico a mis pacientes para reducir la inflamación y la carga tóxica en su organismo, y así poder comenzar a tratar sus problemas neurológicos, tiene el efecto secundario inesperado de causar una pérdida de peso espontánea y significativa, a veces incluso dramática. En esencia, estoy usando mi tratamiento holístico de restauración neurológica "fuera de prescripción" para ayudarte a perder peso, aunque no tengas ningún padecimiento neurológico. Y si lo tienes, podrás matar dos pájaros de un tiro. Esto funciona porque los mecanismos que causan perturbaciones neurológicas también pueden provocar aumento de peso. Al corregir esos mecanismos, tanto los problemas neurológicos como el exceso de peso se corrigen por sí mismos.

Es por eso que este programa no es realmente una dieta. Y tampoco es tan simple como una desintoxicación. Es encontrar o recuperar el equilibrio de todo el organismo de una manera sutil pero intensiva, para reducir la inflamación, depurar los desechos bioquímicos, restaurar o conseguir una flora bacteriana intestinal sana, corregir la digestión y reparar los procesos bioquímicos que mantienen tu cuerpo sano y libre de enfermedades. Después de esta depuración bioquímica tu cuerpo quedará preparado para una vida más sana, porque el desequilibrio en el que ahora te encuentras te impide practicar hábitos más saludables. Al corregir esos errores bioquímicos, no nada más se te facilitará adoptar hábitos saludables, sino que sentirás el impulso de adoptarlos. Es por eso que la pérdida de peso se vuelve espontánea y no requiere de mayores esfuerzos.

Pero bajar de peso no será el único beneficio que obtendrás con el programa de *Reprográmate*: también te sentirás mejor en general, tendrás más energía. Y como quizá esperabas desde que viste mi título de neuróloga en la portada, es posible que también notes mejoras significativas en molestias neurológicas como dolores de cabeza, aturdimiento, problemas de concentración y de memoria. Y eso sucederá porque el plan de *Reprográmate* no solamente promueve la pérdida de peso, sino redirige tu organismo hacia un estado saludable enfocándose en los sistemas digestivo y neurológico, y en la interesante y compleja interacción entre ambos.

Reprográmate te da una mayor conciencia corporal con la que notarás los cambios sutiles y no tan sutiles en la manera en que sientes, piensas y funcionas de acuerdo con lo que comes. Cuando esto empiece a suceder, es probable que finalmente reconozcas que ya no quieres comer como comías, hacer lo que hacías y pensar lo que pensabas antes. Querrás algo muy diferente, mucho más saludable.

Mis pacientes experimentan esto de una manera muy profunda. A medida que avanzan en el programa, lo primero que los emociona es que la ropa les queda mejor y comienzan a sentirse más atractivos físicamente, pero esa fase es sólo el principio. Pronto, lo que les emociona es que su memoria mejora, que el aturdimiento se desvanece, que tomar decisiones se les facilita y que pierden la tolerancia hacia las cosas y relaciones negativas que solían soportar. Ya no nada más se ven y se sienten mejor, sino que disfrutan de una claridad mental sin precedentes y entonces comienzan a hacer cambios reales. Derriban los límites que antes se autoimponían y ésa es la etapa que más me emociona a mí: ver a mis pacientes vivir en su estado óptimo.

En otras palabras, si bien adelgazarás, el resto de los beneficios del programa pueden ser mucho más valiosos a la larga: mayor agudeza mental, más creatividad, más energía, más bienestar, incluso alegría. Por supuesto que da gusto que te quede la ropa que no te entraba desde hacía años, pero sinceramente lo que más me interesa es optimizar el potencial humano. Quiero que vuelva a ser disfrutable y divertido vivir cada día. Quiero que se sientan bien, satisfechos consigo mismos. Para muchas personas, la vida y el trabajo y la comida se han vuelto opresivos, pero la vida se vuelve una carga porque estás hundido en aguas negras bioquímicas. Y ya es tiempo de tirar la basura.

¿Cómo lo lograremos? Haciendo dieta en reversa.

Volvamos a esos primeros días en la clínica, cuando descubrí que mi régimen desinflamatorio y de desintoxicación neurológica tenía como efecto secundario la pérdida de peso, para poder explicarte exactamente cómo funciona. La respuesta tiene un pie en la moderna medicina occidental y el otro en la antigua sabiduría del Ayurveda.

Como leíste en la introducción, tengo formación tanto de neurología convencional como de medicina ayurvédica, y utilizo diversos aspectos de ambos sistemas para tratar a mis pacientes neurológicos. La digestión es el punto focal del Ayurveda y un aspecto crucial de mi tratamiento, pero a diferencia de muchas otras dietas, yo no comienzo a mejorar la digestión cambiando lo que comes. De hecho, rara vez menciono cambios en la dieta de los pacientes recién llegados a mi consultorio. En lugar de eso, empiezo por determinar su nivel de inflamación e intoxicación. Eso determina la velocidad e intensidad de su tratamiento. Soy partidaria del ritmo más lento porque creo que los cambios lentos y graduales tienen efectos más profundos y duraderos. Sin embargo, hay pacientes que no necesitan desinflamarse tanto y pueden avanzar a mayor velocidad. En el capítulo 6 responderás un cuestionario que te ayudará a determinar qué ritmo seguirás para proceder a las distintas etapas del programa:

- Alta velocidad: cambio de etapa cada dos semanas.
- Velocidad moderada: tres semanas por etapa.
- Baja velocidad: cuatro semanas por etapa, para lograr cambios profundos y duraderos en tu peso y funcionamiento neurológico.

A continuación desglosamos las cuatro etapas.

Etapa Uno: Reactiva tus circuitos bioquímicos

La Etapa Uno añade solamente cuatro cosas a tu rutina diaria para comenzar a reactivar tus circuitos bioquímicos. No tienes que eliminar nada de tu dieta.

1. Cada mañana prepara un té de semillas de comino, cilantro e hinojo, y bébelo a lo largo del día. Estos tres simples ingredientes tienen un profundo efecto desintoxicante.

2. Toma una cucharadita de semillas de linaza molidas en frío y otra de polvo de cáscaras de psyllium, llantén de la India o ispágula (*Plantago ovata*), cada tercer día, mezcladas en un vaso grande de agua al tiempo. La fibra que contienen no solamente ayuda a la digestión suavizando y moviendo los desechos, sino que con esa acción arrastra muchas toxinas y tiene efectos desinflamatorios comprobados.

3. Toma triphala cada noche. No te preocupes, no es nada extraño, es sencillamente una mezcla de tres bayas deshidratadas y molidas: amlaki (*Emblica officinalis*), bibhitaki (*Terminalia bellerica*) y haritaki (*Terminalia chebula*). Se trata de ingredientes comunes en la cocina en la India, todo el mundo las come.

4. Cepilla en seco tu piel todos los días, de preferencia usando guantes especiales de seda cruda. En el capítulo 6 te explicaré exactamente cómo hacerlo.

Etapa Dos: Acaba con los antojos (no se requiere fuerza de voluntad)

En la Etapa Dos seguirás con los hábitos que adoptaste en la Etapa Uno, y te daré estrategias adicionales para combatir los antojos que te hacen comer cosas que no te benefician. También favoreceremos una flora intestinal saludable y le brindaremos a tu cuerpo la nutrición necesaria para apoyar su desintoxicación.

1. Comienza a consumir ashwagandha (*Withania somnifera*, conocida popularmente como beleño macho, bufera, oroval o ginseng indio), una planta suave y a la vez poderosa, que combate los antojos dulces y reduce la respuesta de estrés de tu organismo.

2. Añade otra gran hierba llamada brahmi (*Bacopa monnieri*), un poderoso tónico cerebral que ayuda a revertir tu neuroadaptación a los productos industriales adictivos. Hablaremos más sobre neuroadaptación en el capítulo 3.

3. Prepara y disfruta el Jugo Reprográmate y el Caldo Reprográmate, no para remplazar tus comidas regulares, sino como ayuda cuando tienes antojos.

4. Comienza un diario de antojos. Es fácil y no te tomará mucho tiempo, te lo prometo, pero sí te ayudará a entender lo que hasta ahora crees que siempre quieres comer.

Etapa Tres: Enciende tu energía y quema la grasa

En esta etapa del plan vamos a añadir tres preparaciones adicionales que ayudarán a tu cuerpo a quemar la grasa y llenarte de energía.

1. Prueba el guggul (*Comiphora mukul*), un remedio ayurvédico hecho a partir de la resina del árbol de mirra de mukul, un poderoso desintoxicante que hará que tu digestión mejore sustancialmente.

2. Aprende a hacer un condimento de curry en polvo que ayuda a quemar la grasa y que puedes añadir a muchos alimentos.

3. Prepara una sencilla mezcla de jengibre, jugo de limón y sal de mar para estimular tu digestión antes de las comidas (ofrezco otras dos opciones, menos intensas). Te diré para quiénes resulta recomendable este Purgante de Jengibre y con qué frecuencia debes usarlo.

Etapa Cuatro: Bioajusta tus hábitos de estilo de vida

Seguiré sin decirte qué cosas debes dejar de comer, pero en este punto del tratamiento es probable que ya sientas menos antojos de los alimentos que hasta ahora te mantenían cautivo, especialmente ahora que cortaste las ataduras bioquímicas con esas sustancias. En este capítulo lo que haremos será cambiar tus horarios de comidas y usar ciertas estrategias que pueden hacer una gran diferencia en cómo te sientes y cómo quieres vivir a partir de ahora.

1. Que tu comida más pesada sea a mediodía, nunca en la noche. La cena debe ser lo más ligero que ingieras en el día. Pronto te acostumbrarás a este cambio y ya me darás las gracias por sus efectos.

2. No comas vegetales crudos por ahora. Puede sonar contrario al sentido común, pero confía en mí, es una de las mejores cosas que puedes hacer por tu digestión, que está en un proceso curativo. Más adelante especificaré por cuánto tiempo es adecuado hacerlo de acuerdo con tus circunstancias. También debes abandonar las bebidas frías, olvídate de los refrescos, incluso de la limonada con hielos o el agua helada. Tienen que estar al tiempo o calientes. Fácil, ¿no crees?

3. Aprende a meditar, con el método que mejor te funcione. Los efectos de la meditación en la disminución de la ansiedad, para combatir los antojos y atracones y mejorar tu vida en general, son profundos y están bien documentados.

4. Finalmente, duérmete a las 10:00 p.m. Quizá te parezca imposible si estás acostumbrado a desvelarte, pero puedes hacerlo poco a poco hasta llegar a la meta. Acostarte temprano es la mejor manera de aprovechar las fases naturales del cuerpo para la reparación y el rejuvenecimiento.

Esto es *Reprográmate* en resumen. Luego de completar las cuatro etapas, te sentirás como una persona distinta, más ágil, brillante, llena de energía y delgada. Y solamente al completar estas cuatro fases te daré algunos consejos para ayudarte a cambiar tus viejos hábitos por otros mejores, como tips para cocinar, comer y ejercitarte de acuerdo con tu tipo de cuerpo y metabolismo, si es que eso te interesa. Siempre puedes ir más allá si eso quieres. Lo mejor de *Reprográmate* es que te da una gran conciencia de tu cuerpo. Te vas a dar cuenta cuando algo no te caiga bien, y también sabrás lo que te resulta beneficioso. Tendrás claro lo que tu cuerpo realmente quiere y necesita, lo que te da mayor bienestar y lo que te afecta. Ésa es la verdadera libertad que *Reprográmate* te ofrece, y es una maravillosa manera de vivir la vida.

Capítulo 2

Una detox distinta

Una de las preguntas que más me plantean es si *Reprográmate* es un tipo de "detox". Para responderla, es importante explicar ciertos puntos sobre la manera en que yo percibo la desintoxicación, *versus* la manera en la que suele abordarse el tema en los medios de comunicación. A lo largo de este libro menciono con frecuencia que las disfunciones digestivas y los trastornos neurológicos que de ellas se derivan son resultado de un organismo en estado de intoxicación inflamatoria, pero ¿qué significa eso exactamente?

Probablemente ya tengas claro qué es la inflamación, sabes cómo se ve un golpe o una herida, con la piel hinchada y enrojecida. Eso mismo sucede en el interior de tu cuerpo cuando te expones a sustancias dañinas o sufres un traumatismo. Pero *toxina* es una palabra más vaga. Sabes que no es equivalente a veneno, no del que se usa contra ratas (aunque en ciertos casos sí nos referimos a los pesticidas); entonces, ¿qué es una *toxina* y que es una *detox*?

Cuando hablamos de toxinas en medicina ayurvédica, realmente nos referimos al *ama*.

Todo sobre el *ama*

Eliminar el *ama* es el verdadero objetivo de *Reprográmate*. *Ama* es una palabra en sánscrito que designa algo similar a *toxina*, pero tiene un significado más amplio. Es el término ayurvédico para las sustancias en el interior del cuerpo y la mente que no son bien digeridas y/o están almacenadas en donde no deberían o en una forma inadecuada en los tejidos, o que en su forma actual resultan dañinas; por ejemplo, proteínas sin digerir que se filtran a través del recubrimiento del tracto gastrointestinal (GI) o desechos acumulados en el sistema linfático o en el colon. Cosas que pueden ser perfectamente inocuas en otra parte del cuerpo —como proteínas en el estómago o el intestino delgado— se vuelven tóxicas en el lugar incorrecto. Por su parte, una sustancia que puede parecer tóxica *per se*, como un pesticida o una droga, puede resultar inocua al ingerirla si tu organismo es capaz de neutralizarla o eliminarla de modo seguro. Asimismo, *ama* también pueden ser emociones que no han sido procesadas y se estancan en ti, como traumas de tu pasado, o asuntos sin resolver que no te puedes sacar de la cabeza o del corazón. Todo eso es *ama*.

AMA MENTAL

La noción de que una "toxina" pueda ser una sustancia física, un pensamiento o una emoción es difícil de captar para la medicina moderna occidental. Tenemos doctores en medicina y psicólogos, y no necesariamente coinciden o ven los trastornos de la misma manera. Son áreas del conocimiento que se consideran por separado. Sin embargo, en la medicina ayurvédica, esos dos campos del conocimiento están mucho más unificados. La perspectiva ayurvédica no distingue entre toxinas corporales y mentales. El Ayurveda se preocupa por las toxinas que no han sido correctamente procesadas o almacenadas en el cuerpo o en la mente, porque causarán daño a todo el organismo, cuyas partes están interconectadas. A la larga, este *ama* debilita el cuerpo y la mente, y provoca enfermedades.

La detox: purgar el *ama*

El objetivo de una "detox" debe ser, en mi opinión, deshacerte de todo el *ama* de tu organismo. Algunos planes de limpieza y desintoxicación que puedes encontrar fácilmente ayudan a esto, aunque no utilicen esta terminología, pero otros no ayudan en nada, incluso empeoran la situación. Desafortunadamente, palabras como *detox* suelen llamar la atención en medios masivos, pero con frecuencia son mal utilizadas, hay mucha confusión e información incorrecta sobre el concepto de la desintoxicación.

Algunos profesionales de la salud, incluyendo a muchos doctores, te dirán que es completamente innecesario hacer "detox" o depuraciones profundas, porque el tracto digestivo se desprende de su recubrimiento y lo regenera por completo en un plazo de entre tres y cinco días,[1] y porque el cuerpo tiene poderosos sistemas de desintoxicación naturales que resuelven la mayor parte de los problemas. Otros profesionales de la salud son partidarios de hacer "detox" o depuraciones profundas, incluso en sus versiones más extremas, en las que no hay consumo calórico ni de ningún tipo de nutrientes. Pero ya sea que seas un aficionado a las detox y depuraciones o el tipo de persona que considera que subsistir a base de jugos verdes por tres días sería toda una tortura, quiero que entiendas que la verdad está en un punto medio. Las depuraciones extremas, especialmente cuando no se hace una preparación física y mental, pueden no solamente ser desagradables sino dañinas, pues las toxinas se liberan demasiado rápido, sin que haya suficiente nutrición, lo cual deja al organismo sin energía. Esa privación de nutrientes puede causar pérdida de masa muscular y desatar antojos incontrolables y atracones que acaban con cualquier beneficio que pueda haberse logrado previamente.

La idea de que no necesitamos ningún tipo de desintoxicación o depuración para mantenernos saludables simplemente no es cierta. Es verdad que nuestro cuerpo cuenta con sistemas de desintoxicación naturales y muy eficaces que trabajan duro y actúan continuamente. Cuando el organismo se enfrenta a elementos tóxicos en el aire que respira, en el agua que bebe, en los alimentos que come o por exposición a virus y bacterias, incluso por los desechos de nuestro propio metabolismo, tiene que hacer algo para evitar ser dañado, tiene que protegerse. Esto sucede de varias maneras que influyen en (y en ocasiones interfieren con) la digestión:

- Eliminando toxinas a través del sistema digestivo, mediante el hígado, el colon, los riñones y la vejiga.
- Eliminando toxinas mediante las glándulas sudoríparas y los pulmones. Esto sucede continuamente.
- Almacenando las toxinas en células grasas (lipocitos, adipocitos), donde quedan aisladas, hasta que esa grasa es quemada. Ésta es una de las grandes razones por las que la intoxicación suele contribuir directamente al exceso de grasa corporal. Si el organismo no puede deshacerse de las toxinas antes de que puedan dañarte, la solución más segura es almacenarla en tus lipocitos. El cuerpo seguirá llenando esos adipocitos, hasta que la carga tóxica llegue a su máxima capacidad.
- Almacenando toxinas en diversos órganos, lo cual provoca inflamación por irritación y también puede desatar una respuesta autoinmune. Cuando las toxinas que circulan o se acumulan en nuestro sistema se parecen a ciertos tejidos del cuerpo (a esto se le llama *mimetismo molecular*), el cuerpo puede tratar de eliminar el patógeno atacando no sólo la sustancia extraña, sino las células del cuerpo que se le parecen. En determinado momento, esto puede provocar enfermedades autoinmunes, pues nuestro sistema inmune destruye agresivamente partes del cuerpo en su afán de acabar con la toxina detectada. Diversas nuevas áreas de estudio investigan cómo las toxinas pueden afectar la bioquímica normal cuando se almacenan en nuestros órganos. En la medicina funcional y la endobiogenia (una teoría que se basa en el funcionamiento endocrino personalizado, que creo tomará la delantera en la medicina en la próxima década) estamos descubriendo nuevos métodos para la detección temprana de problemas de autoinmunidad. Éste es otro ejemplo de cómo la ciencia sigue explorando y se adelanta

a la educación médica. Es un área de investigación muy prometedora y emocionante.

- Finalmente, tu cuerpo elimina las toxinas mentales y emocionales mediante diversos procesos de pensamiento, especialmente cuando de manera deliberada buscas trabajar en tus conflictos y enfrentar problemas personales, pero también de maneras menos evidentes, como cuando los traumas se entierran en el subconsciente (de manera parecida a cuando el cuerpo almacena toxinas en los adipocitos, para impedir que te hagan daño). En *Reprográmate*, la meditación es una actividad crucial para facilitar la eliminación de productos de desecho mental y emocional.

TOXINAS AMBIENTALES EN EL MUNDO MODERNO

Nuestro planeta está contaminado con más toxinas ambientales que nunca en su historia. Cuando un organismo, como un ser humano, absorbe una sustancia tóxica, como un pesticida, una droga u otros químicos, se da una *biotransformación*. En dicho proceso el cuerpo modifica una sustancia, ya sea un nutriente, una droga o un químico para darle una forma distinta, con el fin de absorberlo o eliminarlo de manera segura. Si el cuerpo no puede manejar la carga tóxica, y absorbes los contaminantes más rápido de lo que puedes procesarlos y eliminarlos, comienza la *bioacumulación*. Así es como el mercurio se acumula en los peces y mariscos, y los metales pesados, pesticidas, dioxinas, bifenilos policlorados y otros químicos se acumulan en tu organismo. Tu cuerpo tiene que almacenarlos cuando no es posible procesarlos.

A continuación enlistamos algunas de las toxinas a las que nos enfrentamos en nuestros días:

- La humanidad ha creado (o aislado) y liberado más de 100 000 sustancias químicas tóxicas[2] en el medio ambiente, en el aire, el agua y los alimentos. Apenas se han comenzado a estudiar sus efectos en humanos. ¡Menos de 5% del total se han estudiado para comprobar si son seguros para uso en humanos!
- Una investigación del Environmental Working Group encontró un promedio de 200 químicos industriales y contaminantes en la sangre del cordón umbilical de bebés recién nacidos en Estados

Unidos. Entre las toxinas encontradas había pesticidas, compuestos perfluorados que se usan como repelentes de manchas y de grasas en envases de comida rápida, ropa y textiles; teflón y otros recubrimientos; retardantes del fuego; subproductos de combustión de carbón y gasolina, y numerosas toxinas presentes en productos de consumo masivo.[3]

- Cada día, cerca de 15 000 nuevos químicos son registrados en la lista de la American Chemical Society, de acuerdo con un artículo del boletín de Ciencia y Tecnología de la UC Santa Barbara.[4]
- Cada año, la industria libera aproximadamente 10 millones de toneladas de químicos tóxicos en el medio ambiente.[5]
- Los endulzantes artificiales han demostrado ser carcinogénicos y neurotóxicos.
- El jarabe de maíz de alta fructosa aumenta el tipo de colesterol que eleva el riesgo de enfermedades cardiacas y diabetes.
- Las grasas trans han sido relacionadas con el aumento de colesterol LDL dañino y la reducción del colesterol HDL beneficioso.
- El glutamato monosódico y otros saborizantes pueden provocar dolores de cabeza y otras afecciones neurológicas.
- Los conservadores tales como sulfitos, nitratos y nitritos, butilhidroxianisol (BHA) y butilhidroxitolueno (BHT) tienen una serie de efectos secundarios negativos para la salud ampliamente conocidos.
- Las toxinas químicas pueden encontrarse en la mayoría de los productos de uso cotidiano, no solamente en alimentos, sino en productos de cuidado personal, de limpieza, de jardinería, cosméticos, utensilios, agua envasada, biberones, popotes y platos desechables, alfombras, pinturas y barnices, muebles, automóviles y otros transportes, y en las casas, oficinas y otras edificaciones donde pasamos la mayor parte del tiempo. Por ejemplo, un estudio demostró que las bolsas de plástico para rostizar pollos o pavos contaminan la carne con disruptores endocrinos.[6]

Como puedes ver, las toxinas causan más problemas que pantalones que no cierran o bajos niveles de energía: pueden provocar enfermedades. Estos sistemas son fundamentales para nuestra supervivencia, incluyendo los de desintoxicación mental y emocional. Sin embargo, vivimos en un ambiente de alta toxicidad y nuestro cuerpo necesita un poco de ayuda. Cuando la carga tóxica de la vida moderna sobrepasa la capacidad de los sistemas de desintoxicación del cuerpo, que no están preparados para enfrentar amenazas como la contaminación ambiental, la comida procesada y un estilo de vida sedentario, es necesario intervenir para prevenir el desarrollo de enfermedades crónicas y disfunciones cerebrales.

Señales de *ama*

El *ama* todavía no es algo que la ciencia occidental reconozca o pueda identificar o medir, pero el Ayurveda enseña que es algo que puede reconocerse por sus efectos, pues se manifiesta en el cuerpo mediante síntomas y características físicas evidentes. A continuación enlisto algunas:

- **El *ama* tiene mal olor.** El *ama* no huele mal dentro del cuerpo, pero al mezclarse con secreciones como el sudor, la orina y las heces que salen del organismo, desarrolla un olor intenso y desagradable. Debido a esto, la gente que pasa por una detox suele quejarse de su mal olor corporal. Cuando yo hago depuraciones, el sudor de mi axila derecha se vuelve maloliente. También es posible que con el programa de *Reprográmate* tu orina y excremento tengan un olor más acentuado y desagradable. Si eso te sucede de por sí, antes de comenzar el plan, se debe justo a que el *ama* desborda tu cuerpo y definitivamente necesitas depurarlo. Puede que esto te sorprenda, pero en una persona saludable, con un nivel bajo de *ama*, el sudor y la orina, incluso las heces, no tienen un olor repelente. En mi caso, cuando no estoy haciendo una detox, no necesito usar desodorante.
- **El *ama* es pegajoso.** El *ama* es espeso y viscoso, así que cuando lo excretas en gran cantidad a través de las heces puede que sufras de estreñimiento. Los desechos no quieren moverse, quieren quedarse pegados a tu tracto intestinal, por eso también es que al comienzo de una detox suele experimentarse

constipación. Eso puede hacer que la persona crea que la depuración no está funcionando, porque se siente constipada, pero es al contrario, significa que está funcionando y que el *ama* se está acumulando para salir de tu organismo, solamente necesita un poco de ayuda. La fibra es la respuesta, pues arrastra el *ama* hacia afuera y lo suaviza: por eso es un elemento importante en el programa de *Reprográmate*. La viscosidad del *ama* también contribuye a los brotes en la piel durante una detox, porque tapa los poros. Si sufres de estreñimiento y acné adulto antes de comenzar una depuración, puedes estar prácticamente seguro de que el *ama* es el culpable.

- El *ama* produce cansancio. El *ama* causa letargia, puede hacerte sentir como si vadearas con el agua hasta el cuello todo el tiempo. La gente que comienza una detox suele sentirse agotada, a medida que las toxinas comienzan a salir del organismo. Si luchas contra la fatiga y la letargia actualmente, es probable que tengas un exceso de *ama*.

- El *ama* conduce al aumento de peso y a enfermedades crónicas. Esto me parece un campo de investigación muy interesante: el exceso de peso que provoca enfermedades crónicas no tiene tanto que ver con el exceso de calorías, como con el exceso de calorías tóxicas. Un estudio reciente trató de demostrar que la obesidad causa diabetes, y si bien los investigadores encontraron que ambos estados están relacionados, no pudieron probar la causalidad directa: que estar obeso provoca diabetes. Pese a esto, sí pudieron medir una enzima hepática en sangre, la gamma-glutamil transpeptidasa (GGT), que está directamente relacionada con la diabetes. Para simplificar, el nivel de GGT es una medida indirecta del nivel de exposición a sustancias tóxicas de un individuo. El estudio concluyó que cuando la GGT es elevada y el individuo tiene sobrepeso, hay una fuerte correlación con la diabetes.[7] El nivel de intoxicación combinado con el exceso de peso está relacionado con la prevalencia de diabetes. No es solamente el excesivo consumo calórico el que provoca problemas. Algunas personas tienen sobrepeso y no sufren de diabetes porque no están en estado inflamatorio tóxico. No tienen antecedentes de *ama*. Consideremos los endulzantes artificiales, tóxicos, pero sin calorías. Han sido vinculados con la obesidad[8] y también con la diabetes.[9] Son un ejemplo del *ama* causando daños.

Tu médico puede pensar que no necesitas desintoxicarte

Esto nos lleva a otro gran problema: quizá tú estás muy dispuesto a emprender esta depuración para sacar el *ama* de tu cuerpo, y eso está muy bien, hasta que lo comentas con tu médico. Puede que algunos doctores conozcan este tipo de programas y los apoyen, especialmente si practican la medicina integrativa o simpatizan con ella. Los médicos integrativos trabajan con métodos curativos de distintas tradiciones, no solamente la occidental, como el Ayurveda, la medicina tradicional china, medicina funcional, endobiogenia, quiropráctica y medicina naturista. Es posible que algunos ya hayan recibido entrenamiento sobre la acumulación del *ama* y la necesidad de actuar para eliminarlo. Pero la gran mayoría, especialmente los que sólo han recibido una formación convencional, pueden no apoyarte en esto, incluso oponerse. Lo sé porque yo fui uno de ellos.

La razón por la que muchos médicos occidentales no entienden el propósito de una desintoxicación es en buena parte cuestión de terminología. En la medicina occidental, la palabra *intoxicación* tiene un significado específico. Es un estado crítico debido a la exposición o acumulación peligrosa de sustancias tóxicas, desde el consumo de medicamentos (como el paracetamol), una sustancia intoxicante o droga (como el alcohol o la heroína), o una infección (como en el síndrome del shock tóxico). En la medicina occidental estamos entrenados para ver esto no como parte de una enfermedad crónica en progreso, sino como un estado agudo. Estar intoxicado significa que tienes que ir al hospital de inmediato.

Por todo esto, cuando vas al consultorio y te quejas de estar intoxicado y afirmas necesitar una desintoxicación, el doctor oye algo distinto de lo que tú quieres decir. Tú y tu médico familiar hablan de cosas completamente diferentes; aunque utilicen el mismo término, *intoxicación*, para describir dos problemas que no tienen que ver entre sí. Y si bien el *ama* no representa una emergencia médica, sus consecuencias en el organismo pueden convertirse en una tragedia médica si no se elimina o atiende. Estás en lo correcto al querer hacer algo para enfrentarlo.

El problema radica en el vacío informativo entre la medicina occidental convencional y la medicina integrativa. Quienes practicamos medicina de ambas maneras queremos pensar que la ciencia pronto se pondrá al corriente en relación con estos sistemas de salud más progresivos. Pero la medicina occidental no parece estar lista para hacerlo todavía. Cuando los científicos occidentales exigen pruebas cuantitativas de la causa directa de una condición médica (como el estado inflamatorio tóxico) antes de determinar el tratamiento a seguir, necesitan enfocarse en un síntoma o conjunto de síntomas o en cierta condición, en vez de contemplar el organismo como un todo, con sistemas que interactúan todo el tiempo. Esa manera de ver las cosas aisladamente es limitada y sus resultados son lentos.

Incluso cuando ya se sabe que algo es cierto y está respaldado por investigaciones científicas rigurosas, toma décadas que pase a formar parte de los planes de estudios para la carrera de medicina. De hecho, los científicos contemporáneos saben muchísimo, bastante más de lo que se lleva a la práctica en la mayoría de los consultorios médicos. La información médica se duplica cada tres años, y he visto estimaciones que calculan que en 2020 el volumen de datos médicos se duplicará ¡cada tres días! Pero hay un proceso muy largo y complicado para llevar el conocimiento de la etapa de investigación a la academia y luego a la práctica médica, y esto crea un enorme desfase informativo en el campo de la medicina como nunca antes se ha visto. Por esta razón, lo que un estudiante aprende en nuestros días en la facultad será información caduca o incompleta cuando ese estudiante comience a practicar la medicina. ¡Nunca hemos sabido tanto y llevado a la práctica tan poco!

Creo que este fenómeno es responsable del supuesto conflicto entre la manera en que la medicina occidental suele enseñarse y los enfoques integrativos que han decidido dar un salto adelante, analizar la creciente montaña de información sobre medicina de estilo de vida y comenzar a integrar parte de esa información en los tratamientos que se ofrecen ahora mismo. Por ejemplo, el Instituto de Medicina Funcional tiene entre sus prioridades revisar la información reciente que proviene de investigaciones científicas y encontrar maneras de utilizarla de inmediato, sin que haya que esperar decenas de años a que recorra toda la cadena convencional del conocimiento hasta llegar a formar parte de los protocolos de atención médica en clínicas, institutos y hospitales.

Otro desafortunado efecto de esta situación es que ambos bandos se la pasan acusando al contrario. Los médicos convencionales creen que son los que practican medicina basada en evidencias porque la información que manejan ha sido sometida a escrutinio en el curso de varias décadas. Su argumento es: "Estoy en lo correcto porque practico lo que aprendí en la facultad de medicina y son conocimientos comprobados". Por su parte, los médicos integrativos creen ser quienes practican medicina basada en evidencias porque trabajan con información proveniente de estudios de biología molecular, genética y medicina nutricional, con datos actualizados, de vanguardia, que se aplican con la mayor rapidez posible a partir de que se difunden. Y ellos argumentan: "Estoy en lo correcto porque practico medicina actualizada, no parto de conocimiento viejo y caduco". Ahí tenemos un estira y afloja en el que el paciente queda atrapado, sin estar seguro de qué lado debe colocarse y preguntándose quién realmente tendrá la razón. Y el problema es que ambos bandos la tienen.

Si partimos de la información que cada quien utiliza, hay argumentos a favor de lo que ha sido corroborado a lo largo de los años, e igualmente los hay en pro de lo más actual. Un médico familiar puede basar su práctica en la información y las técnicas más efectivas que aprendió en la facultad de medicina 25 años atrás, mientras que otro (yo me considero parte de este grupo) se basa en información que llegará a las escuelas de medicina dentro de 25 años. Ambos estamos en lo correcto, pero en distintos puntos de la historia.

Normalmente, el conocimiento que no se actualiza es rebasado después de algunos cientos de años, pero en el mundo moderno la información nos llega a un ritmo tan frenético que dos puntos de vista "correctos" pueden coexistir al mismo tiempo. Esto no había sucedido nunca antes en la historia.

¿Qué significa esto para ti? Hoy en día los pacientes viven una especie de realidad médica dual, y los médicos también. Quién tiene la razón depende de la pregunta que se plantee.

Pero permíteme ofrecerte esta sencilla guía:

1. Si la pregunta es: "¿Qué medicamentos pueden aliviar mis síntomas actuales?" Entonces la respuesta de un médico convencional es probablemente la más adecuada.
2. Si la pregunta es: "¿Cómo puedo dejar de consumir medicamentos y revertir el proceso de esta enfermedad?" Entonces la respuesta de un médico integrativo es probablemente la más adecuada.

Lo interesante es que a medida que parte de esta información sobre medicina de estilo de vida se difunde de manera masiva, por ejemplo el papel del gluten en las enfermedades autoinmunes, o el del azúcar en las enfermedades coronarias, o el efecto positivo de la meditación en el tratamiento de los trastornos cardiovasculares, algunos de mis colegas que en un momento dado pensaron que yo estaba practicando una especie de vudú se acercan a mí para decirme que quizá no andaba tan errada, que con lo que se sabe *ahora* se dan cuenta de que tenía razón. Como si no la hubiera tenido desde el principio. No obstante, están en lo correcto al enfatizar que finalmente es algo corroborado por distintas investigaciones y apoyado por suficientes profesionales del área médica como para que *ahora* ellos se sientan cómodos aceptándolo como una verdad. Lo que pasó es que yo ya no podía soportar seguir esperando cuando me convertí en paciente y vi el problema desde el otro lado del estetoscopio.

Quiero que tengas claro el panorama de la medicina moderna porque espero que esto te ayude a dilucidar mucha de la confusión y frustración que tanto pacientes como doctores experimentan en nuestros días. A veces mis pacientes me preguntan por qué su médico familiar nunca les dijo nada de estos temas o por qué su doctor no parece estar de su lado. Los médicos convencionales no están en tu contra, simplemente ejercen la medicina como ellos saben, como la aprendieron. Yo, por mi parte, ejerzo lo que sé; irónicamente, mucho de este conocimiento tiene 5 000 años de antigüedad, pero hasta ahora, poco a poco, está siendo comprobado de acuerdo con los parámetros científicos occidentales.

Entiendo que la situación es frustrante para todos. Muchos doctores se sienten incómodos recomendando algo que no aprendieron en la escuela de medicina o en posgrados y actualizaciones académicas. Muchos pacientes no quieren admitir cuánta incertidumbre hay en la ciencia en la que se basan las decisiones médicas. Pero esa incertidumbre es real. Seguimos aprendiendo todo el tiempo y todavía hay tanto por conocer. Si esa incertidumbre no te agobia, te sentirás mucho más libre y a la vez tendrás una mayor responsabilidad personal, pues eso es poner tu salud de nuevo en tus manos. Es cambiar el enfoque de lo que el doctor escribe en una receta a lo que tú pones en tu plato.

En resumen: si no te desintoxicas (y con eso me refiero a que si no haces algo para eliminar el exceso de *ama* acumulado en tu mente y tu cuerpo) te resultará mucho más difícil perder peso, resolver tus molestias neurológicas y recobrar la energía, la claridad mental y la salud en general. En cambio, si depuras el *ama* regularmente, fortalecerás las vías naturales de desintoxicación de tu organismo y le darás los micronutrientes necesarios para utilizarlos a su máxima capacidad. Eso te facilitará grandemente bajar de peso y mantener la claridad mental y la salud.

AMA: CLAVES EN LA MEDICINA OCCIDENTAL

Aunque no hay un equivalente directo del *ama* en la cultura occidental, creo que está por llegar. Me emocionan mucho los recientes descubrimientos en el campo de la toxicología molecular, que es el estudio de los efectos de las sustancias químicas en organismos vivientes. Mi predicción es que en la próxima década tendremos una perspectiva científica más clara sobre qué es el *ama* y cómo funciona en el cuerpo, en distintos niveles. Los estudios en este campo demuestran que incluso dosis muy pequeñas de sustancias tóxicas pueden provocar disfunciones celulares crónicas. Esas dosis pueden medirse en nanogramos (un nanogramo es la milmillonésima parte de un gramo, una cantidad inconcebiblemente pequeña). Eso es toxicidad a nivel celular, y es completamente distinta del tipo de toxinas que aprendí a identificar en la escuela de medicina (como intoxicación aguda por consumo excesivo de alcohol, o por sobredosis de medicamentos). Creo que esta línea de investigación "descubrirá" el *ama* con una definición molecular que finalmente ayudará a todos los profesionales de la salud a entender su importancia. Incluso podría permitir que la medicina occidental refinara el concepto ayurvédico de *ama* al descubrir subcategorías moleculares de *ama*, o distintas maneras en que se manifiesta en el cuerpo bioquímicamente. Eso también ayudará a la ciencia establecida a comprender mejor cómo combatirlo, dándole respaldo y especificidad científica al antiguo conocimiento del Ayurveda sobre un fenómeno que afecta a tanta gente en el mundo moderno.

Entonces, *¿Reprográmate* es una detox? La respuesta es sí, y no. Tendrá un profundo efecto desintoxicante en tu organismo, pero seguramente es distinta de todas las detox que hiciste antes. La diferencia estriba en que realmente limpia el *ama* que lleva tiempo profundamente incrustado en tu cuerpo y tu mente: ése es el objetivo principal de este libro.

Pero lo que el *ama* provoca en el cuerpo es bastante complejo y tiene distintas ramificaciones en tu vida. Para entenderlas cabalmente y darte la motivación que necesitas para adoptar el programa y cambiar tu cuerpo, quiero que entiendas lo que sucede en tu cerebro, en tu sistema digestivo y todo tu cuerpo. Quiero que entiendas la parte científica y por qué *Reprográmate* es mucho más que una detox: es un cambio de paradigma bioquímico respaldado por investigaciones sólidas y con resultados tangibles. Quiero que veas por qué *Reprográmate* realmente te va a cambiar a nivel celular.

SEGUNDA PARTE

La ciencia
del encendido

Capítulo 3

Neuroadaptación, adicción a los alimentos y tu cerebro

El cerebro se adapta al medio ambiente. Esta capacidad es una de sus características más impresionantes, y en buena parte es lo que lo mantiene con vida. Al cambiar el medio ambiente que lo rodea, el cerebro cambia en respuesta. Este proceso se llama *neuroadaptación*, y como neuróloga me parece uno de sus rasgos más fascinantes, pero también es algo frustrante. Si estás luchando contra la adicción a los alimentos, si tienes sobrepeso, o si sientes que tu cerebro no está funcionando a su máxima capacidad, una de las principales razones es la neuroadaptación.

La neuroadaptación es una función cerebral compleja y muy útil, pero también causa una serie de problemas en nuestra época, y es la razón principal por la que no has sido capaz de seguir una dieta en el pasado. Cuando digo que estás haciendo dieta al revés, me refiero a que estás luchando cuesta arriba contra la neuroadaptación, y mientras no corrijas el medio ambiente interno de tu cerebro te será muy difícil, si no es que imposible, cambiar cualquier otra cosa externa y hacer ajustes en tu estilo de vida, como dietas y ejercicio. Quiero que *Reprográmate* trabaje para ti, y para que eso suceda tienes que entender por qué lo que has hecho hasta ahora no funciona, y por qué mi programa sí funcionará.

¿Qué es la neuroadaptación?

La neuroadaptación es la asombrosa capacidad del cerebro de adaptarse a lo que sea que le hagas a tu cuerpo. ¿Comiste demasiada azúcar? El cerebro se adapta y encuentra un nuevo equilibrio que permite procesar el dulce. ¿Tomas café sin parar? Tu cerebro se adapta. ¿Consumes drogas? Tu cerebro se adapta a ellas. ¿Haces ejercicio todos los días? El cerebro se adapta. ¿Vives con estrés crónico? El cerebro se adapta. Esa adaptación puede ser precaria —un equilibrio incómodo, relativamente inestable, llamado *allostasis*— pero tu cerebro sabe que puede funcionar para mantenerte con vida si sigues cambiando las reglas del juego.

Pero la neuroadaptación puede trabajar a nuestro favor o en contra nuestra. Puedes ver cómo trabaja en nuestra contra en el caso de la drogadicción. Muchas drogas ilegales, así como el alcohol y el tabaco provocan que el cerebro libere dopamina, que induce sensaciones de placer. Hay muchas cosas placenteras que provocan la liberación de dopamina, pero las drogas y el alcohol desencadenan una respuesta muchísimo mayor de dopamina, por lo que el placer que se experimenta es más intenso que el que te da, por ejemplo, comer un racimo de uvas o caminar por un parque en un día soleado. Para el cerebro, ese gran flujo de dopamina no es normal, por lo que percibe la situación como estresante, aunque la experiencia de consumo sea disfrutable para el sujeto. Si ese placer extremo se repite con suficiente frecuencia (como sucede con el uso habitual de drogas, cuando se fuma a diario o se consumen bebidas alcohólicas asiduamente), el cerebro se ajusta para volver a crear un medio ambiente más normal y estable para sí mismo, desconectando algunos de tus receptores de dopamina. Cuando esto sucede, ya no puedes usar o percibir toda esa dopamina liberada, porque hay menos receptores para captarla. Tu cerebro se adapta para rebajar esa respuesta placentera que percibe como una situación anormal y estresante. Ésa es la razón por la cual la misma cantidad de droga o alcohol, después de consumirla por cierto tiempo, te da menos placer que al principio. Y eso es lo que el cerebro busca, pero no es una estrategia efectiva a largo plazo, porque usualmente no conduce a que la persona deje de usar la droga o beber alcohol; al contrario, la hace usar más, y así se siguen desconectando más receptores de dopamina. Para entonces, el consumidor no experimenta placer con nada, e incluso si deja de usar la droga o de beber, se siente peor, al menos por un tiempo. Incluso esas uvas o ese agradable paseo por el parque no le dan el placer que le daban antes del uso de drogas o alcohol, porque hay menos receptores de dopamina operando. De ahí vienen los malestares del síndrome de abstinencia.

Los médicos ven esto todo el tiempo, con los analgésicos. Les recetamos a los pacientes cierta cantidad y su necesidad aumenta con el tiempo por la regulación a la baja de los receptores de dopamina del cerebro, de modo que la misma cantidad de medicamento deja de brindar el mismo nivel de alivio del dolor. Eso sucede porque la liberación de neurotransmisores que da el medicamento es demasiado extrema, y el cuerpo reacciona al estrés de ese cambio brusco mediante la química cerebral, disminuyendo algunos receptores. También lo vemos con los medicamentos para el mal de Parkinson que estimulan los receptores de dopamina. Cuando el paciente ha tomado esas medicinas por largos periodos, la sustancia activa se vuelve cada vez menos efectiva y los neurólogos tienen que aumentar la dosis gradualmente.

Éste no es un libro sobre drogadicción, pero seguramente ya habrás extrapolado el hecho de que las drogas y el alcohol no son las únicas sustancias que tienen este efecto adictivo. Lo tienen también el tabaco y la cafeína, así como ciertos alimentos. Si alguna vez te has preguntado si eres adicto al azúcar, la grasa, los quesos o la comida chatarra, estabas en lo correcto. Resulta que muchos alimentos, especialmente los más alejados de su estado natural en tipo y cantidad (es decir, los más industrializados), tienen un impacto neurológico bastante similar al de una droga, pues desatan una reacción de placer extremo —mucho mayor que la que deberías obtener al alimentarte

EL EJE HHA

El estrés afecta el cuerpo mediante un proceso que involucra al eje hipotalámico-hipofisiario-adrenal (HHA). Las siglas se refieren a los vínculos entre las tres glándulas más importantes para el manejo del estrés en nuestro cuerpo: el hipotálamo, la glándula pituitaria y la glándula doble adrenal o suprarrenal. Cuando el cerebro percibe estrés, le indica al hipotálamo que haga circular hormona liberadora de corticotropina (CRH), que se acopla a ciertos receptores en la glándula pituitaria. Esto es la señal para que la pituitaria segregue hormona adenocorticotropa o corticotropina (ACTH), que se acopla a determinados receptores en las glándulas suprarrenales, las cuales reaccionan a ese estímulo segregando cortisol, una hormona esteroide que provoca múltiples efectos físicos en respuesta al estrés en todo el cuerpo. Combinados, te permiten correr más rápido, saltar más alto y reaccionar con mayor rapidez, pero también interfieren con la digestión (porque nadie disfruta de una rica comida durante una emergencia), envían un mayor flujo de sangre a los músculos y agudizan tus sentidos.

Para el organismo, esta situación no debe ser duradera. En cuanto el cortisol llega a determinada concentración en la sangre (con lo que te da tiempo suficiente para reaccionar de manera apropiada ante el factor estresante; por ejemplo, saltar hacia la banqueta para esquivar un auto que rebasa los límites de velocidad y se pasa el semáforo en rojo, o simplemente permitirte terminar tu presentación ante la junta directiva), las suprarrenales envían una señal de peligro superado hacia el hipotálamo y la pituitaria, para que dejen de liberar CRH y ACTH. Un rato después el cortisol por fin sale del torrente sanguíneo, tú te tranquilizas y el organismo vuelve a la normalidad, a su estado libre de estrés y en equilibrio, llamado *homeostasis*. Sin embargo, cuando el cuerpo se mantiene estresado durante demasiado tiempo o con mucha frecuencia (lo cual sucede con las adicciones), vas perdiendo la sensibilidad a las señales del cortisol. Tu hipotálamo y pituitaria siguen señalándole a las suprarrenales que produzcan cortisol, hasta que quedan exhaustas, y terminas con un flujo constante de cortisol en el torrente sanguíneo, a un nivel más alto que el normal. Te sientes tenso y tu cuerpo, que siempre tiene activa la neuroadaptación, intenta mejorar una mala circunstancia, así que busca un nuevo balance alterando la química cerebral (e incluso tu conducta), pero es un balance en detrimento tuyo, que puede desembocar en diversos problemas de salud. A este mecanismo de protección se le conoce como *alostasis*, un estado en el que el organismo realiza cambios físicos y químicos para adaptarse ante un factor de estrés crónico. Sí se consigue cierta estabilidad, pero no del nivel de la *homeostasis*. Yo incluso lo llamaría un estadio previo a la enfermedad declarada.

normalmente— y el cerebro responde ajustándose para disminuir lo que percibe como estrés, causado por el exceso de dopaminas.

Para tu cerebro, un atascón de dulces o de papas fritas no es muy distinto de una inyección de morfina o un pasón de cocaína. Incluso se ven similares en una tomografía (tecnología que usa la emisión de positrones y trazadores radiactivos para obtener imágenes muy precisas de órganos y tejidos), en la que encienden o activan las mismas áreas del cerebro. En personas con sobrepeso grave esas similitudes cerebrales son todavía mayores. Eso se explica porque en los individuos obesos la neuroadaptación al azúcar ya sucedió, de manera muy parecida a como sucede con los cocainómanos. El cerebro adicto se ve igual.

La neuroadaptación no está hecha para la supervivencia en nuestro mundo moderno. Cuando las galletas, las hamburguesas o el alcohol no nos satisfacen como antes, en vez de dejarlos, queremos más, y más, y más. Queremos recuperar ese placer, y las cosas que antes nos lo proporcionaban ya no funcionan, porque nos faltan receptores de dopamina. Entramos en conflicto con nuestro cerebro, porque queremos una cosa (sentirnos bien, experimentar placer) y el cerebro busca otra muy distinta (crear un ambiente estable para poder funcionar correctamente).

Puede parecer increíble que la comida pueda causar todo esto. No son medicamentos para el mal de Parkinson, ni analgésicos, ni heroína o anfetaminas o una botella de whisky y, sin embargo, básicamente provoca el mismo efecto en el organismo. La comida, por la manera en que se procesa en la actualidad, es simplemente demasiado fuerte para el cuerpo y el cerebro. Sus efectos son demasiado intensos, de una manera insana, y cuando digo insana me refiero a algo mucho peor que la falta de nutrientes o el exceso de calorías o de ingredientes artificiales. Me refiero a que la comida procesada altera tus funciones cerebrales. El subidón de placer que provoca esa comida alta en azúcar, grasa, sal y aditivos, ya sea pizza o frituras sabor queso o galletas con chispas de chocolate, hace que tu cerebro vaya apagando sus receptores de dopamina, y entonces ya no disfrutas igual la comida salada, azucarada y grasosa, y necesitas cada vez más. El resultado: adicción. Hay diversos estudios que indican que las personas con sobrepeso extremo, lo mismo que los alcohólicos y drogadictos, tienen una cantidad significativamente menor de receptores de dopamina que los no adictos.[1] Eso es la neuroadaptación en acción, funcionando de la única manera que sabe hacerlo para mantenerte vivo y funcionando.

Y tal como con las drogas y el alcohol, si tratas de dejar la sustancia adictiva —azúcar, grasa, comida chatarra, alcohol, tabaco, drogas, lo que sea— no nada más te quedas sin sustancias inductoras de placer, sino con muchos menos receptores de dopamina. Eso significa que las cosas que le dan placer a personas sanas, no adictas (como pequeñas cantidades de dulces o alimentos grasosos, o una copa de vino o una noche romántica), ya no causan ese mismo efecto. Y adivina qué pasa cuando tratas de ponerte a dieta. Pues que tienes síndrome de abstinencia. Te sientes mal, deprimido, adolorido, de malas, con urgencia de algo que te haga sentir alivio. Quieres que regrese el placer, claro, pero en este punto ya ni siquiera se trata de disfrutar, sino de aliviar el malestar y sentirte más o menos normal. Quieres sentirte como antes de comer o beber o drogarte o lo que sea que te dio ese subidón inicial, pero la única manera que conoces para reconfortarte es consumir más de lo mismo. Eso es lo único que te da cierto alivio, aunque sea pasajero. Por eso es que tantos adictos recaen.

¿QUÉ ES LA ADICCIÓN?

De acuerdo con el *Manual diagnóstico y estadístico de los trastornos mentales* (*DSM-IV*), que establece los criterios para clasificar todo tipo de problemas psicológicos, una persona es adicta si muestra al menos tres de estos siete síntomas. Si bien el manual no cita específicamente la comida como sustancia adictiva, yo añado mis comentarios a cada punto para mostrarte la enorme facilidad con la que la comida entra en el modelo del proceso adictivo. Al leer la lista de síntomas, remplaza la palabra *sustancia* con *comida* en general (o con los alimentos o platillos específicos que no puedes parar de comer) y fíjate qué tanto se aplica a tu caso.

1. La persona es incapaz de disminuir su consumo de la sustancia, aunque lo intente.

   Lo veo con mucha frecuencia. La gente suele acudir a la comida para lidiar con el estrés o con sentimientos desagradables, y la consumen en exceso aunque saben que están dañando su salud e impactando de manera negativa su estilo de vida.

2. La persona acaba por consumir más cantidad de la sustancia de la que pretendía inicialmente.

   Esto es frecuente en quienes suelen darse atracones de comida.

3. La persona pasa mucho tiempo consiguiendo la sustancia, consumiéndola y recuperándose de sus efectos.

   Esto sucede cuando la gente se obsesiona con la comida, se da atracones y luego siente la necesidad de recuperarse.

4. Mientras más tiempo lleva el individuo consumiendo la sustancia, requiere de mayores cantidades para producir el efecto deseado.

   Eso es causado por la disminución de receptores de dopamina antes mencionada. Está comprobado que también sucede en personas con sobrepeso.

5. La persona abandona las actividades que acostumbraba compartir con su familia y amigos en favor de la sustancia.

   Esto suele suceder cuando la persona se avergüenza de sus atracones y excesos. Se controlan en público, piden ensalada y ni siquiera se la terminan, y luego se dan atracones en privado.

6. El individuo experimenta síndrome de abstinencia o sufre efectos fisiológicos o psicológicos al dejar de consumir la sustancia.

   Se trata de síntomas de desintoxicación. Todo el mundo los experimenta al abandonar una sustancia adictiva, incluso el programa de Reprográmate producirá algunos de esos síntomas, pero serán mucho más leves que cuando se deja de consumir de golpe.

7. Las consecuencias negativas no tienen ningún efecto en el patrón de consumo.

   Ésta es una de las situaciones más dramáticas que me toca ver con las adicciones alimenticias. Aunque la gente desarrolle enfermedades crónicas que causan grandes molestias y van a acortar su vida, no pueden parar de comer en exceso o de escoger alimentos que saben que les hacen daño. Se sienten muy mal por ser obesos, pero son incapaces de dejar de comer productos altos en azúcar, sal, grasa y aditivos, sólo para sentirse normales.

Afortunadamente no todo está perdido, incluso si admites ser un adicto irredento a las donas o al tocino o a las cubas libres. Sí es posible volver a activar tus receptores de dopamina y reentrenarlos para que su funcionamiento vuelva a ser normal y tú vuelvas a sentirte como antes. Por supuesto, esto toma tiempo y hay que seguir un proceso con pasos determinados. Si logras seguirlo durante alrededor de un año sin recaídas, tienes altas probabilidades de mantenerte sano porque el cerebro tendrá tiempo suficiente para volver a adaptarse a su estado normal, y ya que para entonces contarás con herramientas para mantenerte sano y delgado sin tanto esfuerzo, podrás lograrlo con mayor facilidad. Si 12 meses te parecen mucho tiempo para tener resultados, no temas, con el plan de *Reprográmate* verás cambios de inmediato, aunque para la mayoría de la gente toma alrededor de 12 meses revertir procesos alimenticios insanos. Si bien siempre queda una huella en la memoria de esa reacción desmedida de dopamina —es la razón por la cual los adictos a drogas, alcohol, azúcar refinada y demás suelen recaer si prueban aunque sea una pequeña cantidad de dicha sustancia—, la atracción por esos alimentos irá disminuyendo poco a poco a medida que recobres tu salud y fortaleza mental. Y entonces te volverás "adicto" (de una manera saludable) a sentirte bien, fuerte y en control de tu conducta. ¿No suena genial?

Neuroadaptación y tu dieta

Comer te debe hacer sentir bien. La única razón por la que puedes estar sintiéndote mal ahora es porque te encuentras en un estado alostático. La alostasis es parecida a la homeostasis, pero más precaria, es el balance que tu cerebro crea bajo circunstancias estresantes. El problema no es la neuroadaptación sino el medio ambiente que hemos creado, que obliga al cerebro a ese tipo de esfuerzos para sobrevivir. Ahora que la mayor parte de nuestra comida es chatarra, alimentos altamente procesados, todo el tiempo estamos rodeados de tentadoras mezclas de azúcar, sal y grasa en cantidades mucho más altas que las que contiene cualquier alimento en su forma natural. En la comida chatarra, esas sustancias, que son necesarias para nuestra supervivencia, ya no están en su proporción o su forma natural. La comida chatarra lleva la sal, el azúcar y la grasa *demasiado lejos*, además de los aditivos que contiene. Es azúcar en esteroides, grasa al máximo, la sal más salada: es comida que pasa por una transformación bioquímica para convertirse en una droga altamente adictiva.

EL LADO POSITIVO DE LA NEUROADAPTACIÓN

La neuroadaptación puede sonar como algo que sería preferible que no existiera, pero en realidad todos deberíamos estar agradecidos por ella. Si bien en ocasiones tiene efectos que pueden ser desagradables para nosotros cuando nos excedemos, su propósito original era alentarnos a hacer cosas que aumentaban nuestras posibilidades de supervivencia. Tener antojos dulces era algo bueno cuando los humanos primitivos debían localizar fruta madura que no estaba disponible todo el año, era cuestión de aprovecharla cuando estaba en temporada. Los antojos de grasa eran importantes dado que el cuerpo la requiere para el buen funcionamiento cerebral y para mantener el calor corporal y había que buscar aguacates maduros o tirar los cocos de las palmeras, o al acercarse el invierno los humanos debían cazar animales de carne rica en nutrientes para sobrevivir. Los antojos salados tienen sentido porque la sal ayuda a mantener el balance de electrolitos en el cuerpo para prevenir la deshidratación ante la escasez de agua. La neuroadaptación fomenta la supervivencia de las especies. Cuando hacemos algo beneficioso para nosotros, como hacer ejercicio, comer un aguacate o una pera o tener actividad sexual, el cerebro nos recompensa produciendo la cantidad adecuada de dopamina, para que nos sintamos bien y queramos repetir esa conducta: más ejercicio, más fruta, más sexo. En los días en que los alimentos naturalmente dulces y grasos, así como los potenciales compañeros sexuales eran escasos, la neuroadaptación nos daba una motivación extra para buscarlos.

Lo peor de la comida chatarra es que está siempre disponible y es barata en cualquier época del año, eso la hace todavía más difícil de evitar o resistir. No hay necesidad de aprovecharla mientras está en temporada. Hoy en día la gente todavía disfruta cosas como la fruta madura, aguacates, cocos, carne y sales saludables como la sal marina sin procesar. Son alimentos que sí encienden los centros de placer del cerebro, pero no al grado en que lo hacen las versiones más extremas de esos sabores, así que las señales que ayudaban a asegurar nuestra supervivencia están fuera de control. Están tan sobreestimuladas que en vez de recibir ese ligero empujón de dopamina que te dice "hey, sería bueno que comieras un poco más de esto, porque se va a terminar la temporada de esta fruta", o "será mejor que te atiborres de esta carne de búfalo, porque no sabemos cuándo puedas obtener tu siguiente dosis de grasas", lo que experimentas son enormes picos de dopamina de manera regular. No te sucederá si te comes unos bocados de chocolate de vez en cuando, una galleta ocasionalmente o un puñado de papas fritas, pero en las cantidades en que mucha gente come estos alimentos (porque su cuerpo exige más y más), esos subidones de dopamina son muy estresantes para el organismo, en particular para tu equilibrio neuroquímico. Se siente bien, de una manera desbocada, inestable, y es tan fácil conseguir ese efecto.

Comer en exceso alimentos reconfortantes estresa tu cuerpo y tu cerebro, pero una vez que quedas atrapado en ese ciclo de estrés, los estresantes externos pueden desencadenar un regreso al producto que te da placer, y así se exacerba el estrés. Hay individuos particularmente vulnerables a este efecto: los traumas de infancia pueden hacer tu eje HHA más susceptible a la estimulación, y cambios o turbulencias emocionales en el presente (bodas, divorcios, embarazos, perder el trabajo o entrar a uno nuevo) también pueden volverte más susceptible a conductas que parecen reducir el estrés temporalmente, pero que en realidad lo incrementan, como beber demasiado alcohol o comer en exceso. Tu estado emocional y las circunstancias de tu vida tienen un impacto directo en tu bioquímica y, aunque no te des cuenta, te costará mucho más trabajo hacer cambios positivos para tu salud si hay inestabilidad en otras áreas de tu vida.

Un interesante artículo publicado en 2002 en *Nature Neuroscience* presentaba un estudio de dominio social en monos que podían autoadministrarse cocaína. Cuando los monos previamente aislados eran alojados en grupo, los monos dominantes aumentaban su número de receptores de dopamina naturalmente y eran menos proclives a autoadministrarse cocaína. Los monos más sumisos no incrementaban sus receptores de dopamina en respuesta al nuevo alojamiento y eran más dados a autoadministrarse cocaína, aparentemente como mecanismo de defensa. El estudio concluía que los cambios en el medio ambiente pueden causar profundas alteraciones bioquímicas que a su vez desencadenan trastornos en la conducta, entre los que se incluye la vulnerabilidad a las adicciones. Dado que el estudio se hizo con animales y la fuerza de voluntad no era un factor, queda claramente demostrado el poder de la bioquímica y el papel del estrés en las conductas adictivas.

Es triste que aunque la adicción a los alimentos es tan real como la drogadicción, los médicos y otros profesionales de la salud no suelen tratarla como tal. En general, su postura es que la persona con sobrepeso debe "simplemente dejar de comer en exceso". Pero si no se toma en cuenta la bioquímica en esta situación, esa instrucción es casi imposible de cumplir y lo único que consigue es hacer sentir peor a la gente, aumentar el estrés y el aislamiento, agravando el problema.

Quizá piensas que ése no es tu caso, que tu vida está bajo control. Te sientes bien. No tienes un sobrepeso tan grave, y por supuesto que no vas a dejar tu copa de vino y tus quesos o galletas o lo que sea que te guste comer y beber. Porque te ayudan a sobrellevar la existencia, o eso crees. Pero lo que sé en los años de experiencia clínica que llevo es muy claro: si no puedes perder el peso deseado o tienes sobrepeso, eres víctima de esta adicción. Si te sientes cansado la mayor parte del tiempo, te cuesta concentrarte y aclarar tus pensamientos, tienes esta adicción. Si no puedes dejar de comer algo porque te hace sentir bien (temporalmente), tienes esta adicción. La comida es la mayor adicción en México y Estados Unidos. Es bastante común, es fácil que te suceda. Y no es para avergonzarse. Podemos arreglarlo.

Seguramente ahora entiendes mejor lo que creías que era tu falta de fuerza de voluntad. Ceder a los antojos y reacciones adictivas es un intento de escapar a la trampa bioquímica que creaste sin querer con el consumo repetido de los productos que te provocan esa respuesta de placer desmesurado. De ahí la frase que muchos de mis pacientes repiten: "No sé por qué como esto. No sé por qué me hago esto a mí mismo". Si observas a un adicto, puedes pensar cosas como "si tu hígado está tan dañado y tienes úlceras gástricas, ¿por qué sigues bebiendo?", o "¿por qué sigues comiendo en exceso si tienes obesidad mórbida con diabetes tipo 2, presión alta y arterioesclerosis?" La respuesta es sencilla: esas personas (tú puedes ser una de ellas) están utilizando la única vía que conocen para escapar del ambiente de alto estrés que las rodea, una situación que posiblemente ellas mismas crearon sin darse cuenta, al usar esa sustancia (comida, bebida, drogas) para escapar del estrés en un primer momento. Ahora ya no buscan ese placer inicial, sino recuperar la sensación de normalidad y equilibrio. La sustancia se ha vuelto una fuente de alivio mínima, temporal, ineficaz, pero es la única disponible, la que el organismo demanda. No es de sorprenderse que los alcohólicos, drogadictos y adictos a la comida no puedan "simplemente dejar de hacerlo".

MÉDICOS: TOMEN NOTA

Quiero enfatizar este punto tanto para quienes batallan con problemas de peso como para los profesionales de la salud que los atienden: esto es un fenómeno bioquímico. Acaso un doctor le diría a un diabético: "¿Qué te pasa? No dejes que tu azúcar suba tanto, ¡produce más insulina!" O los médicos les dicen a los alcohólicos y drogadictos: "sólo deja de beber (o de fumar o esnifar o inyectarte) y ya". Por supuesto que no. Si fuera así de simple, nadie ignoraría ese consejo al ver su vida destruida por la adicción. Lo que debe hacerse es ingresar al paciente adicto en un programa de deshabituación a largo plazo, vigilándolo muy de cerca, porque la bioquímica de una drogadicción puede ser fatal. Cualquiera con algún ser querido presa de la drogadicción sabe de primera mano el poder que la adicción tiene sobre el cuerpo y la mente.

Es necesario enfrentar las adicciones alimenticias con mucha mayor compasión de la que hasta ahora se acostumbra. Es todavía más difícil tratarlas porque es socialmente aceptable comer en exceso y consumir comida chatarra con frecuencia. Y a diferencia de las demás sustancias, la comida chatarra se anuncia todo el día, a todas horas, en todas partes. Imaginen lo que sería tener en las calles anuncios espectaculares de dosis de heroína por unos cuantos pesos. Hemos permitido que la comida adictiva esté disponible libremente y que sea tan barata que no es nada más injusto, sino cruel. Como médica y neuróloga, creo que es poco profesional, incluso falto de ética ver a los ojos a un paciente con sobrepeso y decirle que su problema se puede resolver con fuerza de voluntad. Cuando pienso en los fabulosos pacientes que he atendido, sé que sus adicciones a la comida no le restan un ápice a su grandeza, simplemente tienen un problema bioquímico. ¡Estamos marginalizando a esas personas sin tomar en cuenta la causa de su supuesta falla!

No sé por qué los médicos no utilizan los enfoques humanistas cuya efectividad se ha comprobado en el tratamiento de otras adicciones que sí se reconocen como tales. Cuando el paciente que estás atendiendo percibe aceptación y compasión, esa atmósfera positiva le ayuda directamente a aliviar su estrés, y eso facilita un poco más cambiar los hábitos destructivos. No sirve de nada espetarles frases como "pero es tan sencillo como que comas menos, y tu vida depende de que lo hagas". Avergonzar a la gente no es bueno para nadie a nivel humano, y además dificulta el cambio. La gente que se siente avergonzada abandona los tratamientos. Esos pacientes están tan cansados de ser juzgados, que se ocultan de los demás y ceden a las demandas de los centros de placer de su cerebro en soledad. Hasta que los médicos y otros profesionales de la salud dejen de avergonzar a sus pacientes con sobrepeso, y comiencen a ayudarlos a vencer la bioquímica y la parte psicológica del ciclo adictivo, no habrá diálogo. Señalar y juzgar no ayuda a que los pacientes se curen.

Reprográmate trabaja a favor y no en contra de la neuroadaptación

Puedes hacer tu máximo esfuerzo y seguir una dieta estricta, como si fueras un drogadicto en rehabilitación, pero la triste realidad es que la mayoría de los adictos recaen, incluso después de permanecer limpios por mucho tiempo. Sucede igual con quienes hacen dieta. A menos que… logres despojar a tu cerebro de ese condicionamiento lenta y suavemente, ayudando a que esos flujos de dopamina se reduzcan poco a poco y se vuelvan más espaciados, hasta que vuelvan a su nivel apropiado como reacción a los alimentos saludables, con la menor cantidad de molestias posible. Trabajar con la neuroadaptación y no en su contra significa que no hay un incremento del estrés ni de los traumas relacionados con el síndrome de abstinencia. Cuando la desintoxicación de sustancias adictivas, cualesquiera que sean, se hace mediante un proceso gradual, el cerebro puede ajustarse de una manera mucho menos difícil y dolorosa.

Eso es justamente lo que *Reprográmate* te ofrece. Es un método que te brinda un atajo para impedir que los aspectos relacionados con la dependencia en los procesos de neuroadaptación te sigan dominando. He aquí las razones:

Reprográmate reduce las reacciones de estrés

Primero vamos a regular a la baja las reacciones de estrés, para que los picos de placer que obtienes de la comida se vuelvan disparadores más débiles de la producción y captación de dopamina. Hay muchas maneras de lograrlo. Una de las estrategias más eficaces es utilizar una hierba llamada *ashwagandha* o gingseng de la India (*Withania somnifera*), que es una de mis herramientas más poderosas para apaciguar el cerebro. Y los alimentos también pueden ser tus aliados. Por ejemplo, puedes agregar a tu comida ciertos ingredientes que van a calmar la respuesta de antojo desmedido que te provocan otros alimentos procesados. Cambiar a sal natural (en especial la sal del Himalaya, rica en minerales), en lugar de sal de mesa industrial; *ghee* o mantequilla clarificada en vez de mantequilla normal y muchísimo mejor que margarina, y azúcar de coco (o piloncillo en México), para no usar azúcar refinada, son tres modificaciones sencillas que van a ayudar a regular tu respuesta de placer. Tu comida seguirá sabiendo rica, salada, mantequillosa, dulce, pero no tendrá el mismo efecto en tus niveles de dopamina. Son pequeños cambios en los que realmente no tienes que sacrificarte, pero tendrán grandes efectos cuando logres zafarte del ciclo adictivo y volver a tu estado de auténtico equilibrio, en el que tu cuerpo y tu cerebro te van a pedir que comas cosas más saludables, sin tener que poner a prueba tu fuerza de voluntad.

Cuando esta regulación a la baja suceda, la comida que siempre se te antoja tendrá menos poder sobre ti. Se te antojará con menor frecuencia e intensidad a medida que tu cuerpo pase de un estado alostático de vuelta a uno homeostático. Cuando comas, seguirás sintiendo placer, pero no será una respuesta tan extrema y podrás comer menos cantidad de ese producto con el que antes te dabas atracones. Más adelante incluso podrás comer alimentos altos en azúcar o grasa sin caer de inmediato en el ciclo de adicción. No tendrás que vivir en una burbuja, constantemente aterrorizado de que un bocado de azúcar, grasa o carbohidratos desatará un atracón, porque ya no estarás atrapado en la reacción de respuesta al estrés. Habrás vencido tu adicción. Mientras no vuelvas a sobreestimular tu respuesta de placer, podrás disfrutar esos productos con moderación y gozarás mucho más de sus formas naturales, como fruta, granos integrales y grasas vegetales saludables. En otras palabras, serás capaz de comer de una manera que antes creías inalcanzable. Te sentirás normal de nuevo, no fuera de control.

Reprográmate normaliza los centros de dopamina

Si has perdido receptores de dopamina, no sientes el mismo placer que antes, así que es necesario normalizar los centros que la producen y la captan. Al mismo tiempo te daremos otros mecanismos para que te ayuden a no necesitar esos picos de dopamina. Te daré estrategias fáciles para calmar tu cuerpo de otras maneras. Cuando reduzcas el dolor emocional, no sentirás una necesidad tan grande de calmar esas emociones con comida.

Una de esas técnicas, de la que hablaré con mayor detalle más adelante, es la meditación. Desde el punto de vista bioquímico, la meditación marca una enorme diferencia en la manera en que el cuerpo maneja el estrés y en el modo en que el cerebro responde a él. Tuve una paciente que comenzó el programa de *Reprográmate* y unas semanas después me dijo: "Nunca me sentí querida por mis padres. Fui el fruto de un embarazo indeseado, ¡y he cargado con ese peso toda mi vida!" Su cuerpo había logrado pasar a un estado en el que finalmente pudo ver esa situación de frente, expresar lo que sentía y luego soltarlo. Ese tipo de cosas suelen desatarse a medida que el proceso de desintoxicación avanza. La gente comienza a entender algunas de las situaciones más enterradas en su memoria, sucesos de infancia que los volvieron más susceptibles a las adicciones, y por fin llegan a una posición desde la cual pueden resolver esos traumas de maneras que antes les hubieran estado vedadas, ya que cuando la mente y la digestión se fortalecen, todo tú te vuelves más fuerte y capaz de lidiar con cosas que puedes haber estado reprimiendo.

Al avanzar en tu lectura de este libro encontrarás más información sobre ciertas hierbas llamadas *adaptógenas*, que ayudan a normalizar el eje HHA y los circuitos de la dopamina. La brahmi (*Bacopa monnieri*) ayuda a regular los circuitos de dopamina y la ashwagandha o gingseng indio, como antes mencioné, ayuda a normalizar el eje HHA. Una técnica más: llevar un diario de antojos. Cuando tengas un antojo, tómate unos minutos para escribir de dónde crees que procede esa ansia de comer determinada comida. Esto suele darles unas cuantas sorpresas a mis pacientes. Al principio puede ser difícil. Puedes pensar: "simplemente quiero comerme esta galleta, no sé por qué". Cuando lo tomas con calma y te cuestionas cada vez de dónde surge ese antojo, es muy común que las influencias psicológicas subyacentes salgan a la superficie. Entonces aprenderás qué es lo que realmente dispara tu circuito de dopamina y de qué estás tratando de escapar mediante la comida. Siempre que sucede, quedo maravillada.

A veces mis pacientes me dicen que se dan cuenta de que cosas que creían ya haber superado siguen ahí, robando energía por debajo del agua. El propósito de este ejercicio de escritura es poner en movimiento las influencias psicológicas de las regiones subconscientes y desconocidas de tu mente, para darte mayor control sobre ellas. Es una herramienta más para tu arsenal. Ahora, cuando te asalten las ganas de agarrar una galleta o destapar un refresco, sabrás que lo quieres porque te sientes solo, porque estás molesto, aburrido o triste. Saber la razón puede marcar una gran diferencia en cómo escoges responder a ese impulso. Con los apoyos dietéticos y las demás herramientas que *Reprográmate* te proporciona, la reacción más saludable podrá por fin estar a tu alcance.

Reprográmate recompone el microbioma

Finalmente, con *Reprográmate* vamos a cambiar la composición de tu flora intestinal, que influye directamente en los antojos y obviamente en la buena digestión. Lo lograremos restaurando un tracto digestivo paralizado por el estrés y haciendo algunos sencillos cambios en tu estilo de vida para balancear tu microbioma de modo que te resulte más fácil manejar tus antojos. Esto es una parte fundamental del programa de *Reprográmate*.

Los procesos adictivos se disparan a partir de alzas desmesuradas de dopamina que activan el eje HHA. Lo que pasa con la comida en particular —mucho más y más rápidamente que con otras sustancias, lo cual la convierte en la sustancia más adictiva, en mi opinión— es que altera tu flora intestinal, esa población bacteriana que conforma 90% de tu ADN, y que pierde su equilibrio al demandar esos alimentos que no puedes dejar de comer en exceso. Eso completa el enganche adictivo: estás atrapado por el lado neuroquímico y también por el gastrointestinal. Tu cerebro y tu sistema digestivo conspiran contra ti. Cada suplemento y receta en *Reprográmate* te ayudan no solamente a normalizar tu respuesta de estrés y regular los receptores de dopamina, sino que también promueven una mejor digestión y un microbioma más beneficioso para tu organismo. Lo expongo con más detalle en el siguiente capítulo.

Estaremos atacando el problema desde distintos ángulos, todos diseñados para trabajar de acuerdo con las respuestas naturales de adaptación de tu organismo, no en su contra. Y lo que *no* haremos es empezar por exigirte que comas menos y hagas más ejercicio. Eso sucederá espontáneamente, si es necesario, cuando tu cuerpo esté listo para aceptar esos cambios. Con todas estas técnicas y varias más, todas sencillas y de costo accesible, *Reprográmate* conduce a tu cuerpo a una nueva homeostasis. Los picos de dopamina se irán suavizando, los niveles bajos de energía irán subiendo gradualmente, tu eje HHA se irá tranquilizando y dejará de llenar tu torrente sanguíneo de hormonas del estrés. Y ahí es cuando comenzarás a ver grandes cambios. Cuando estés en dominio de tu neuroadaptación, en vez de que tus antojos y adicciones a la comida te dominen a ti, vas a percibir cambios significativos en tu cuerpo y tu cerebro. Tendrás mayor control sobre tu conducta. ¿Y qué pasará con esa comida que te encanta? A pesar de cómo te sientas ahora, y sin que haya que forzar el proceso, comenzará a cambiar, se te van a antojar otras cosas.

Capítulo 4

No es lo que comes, sino lo que digieres

Tu cerebro es un elemento clave en la adicción a la comida, pero otro elemento capital es el que influye en lo que decides comer. También puede interferir en todos los demás aspectos de tu salud y asimismo puede ser la vía para tu salud en general, para llegar a una posición de autocontrol y hacer cambios efectivos en tu estilo de vida. Esa poderosa fuerza es la digestión.

Los doctores ayurvédicos sabían algo que los médicos modernos apenas comienzan a entender: que uno de los factores más importantes para la salud en general —incluyendo los problemas de peso, enfermedades crónicas y disfunciones cerebrales— es el equilibrio de tu sistema digestivo. Un antiguo proverbio ayurvédico reza: "No es nada más lo que comes, sino lo que digieres". Es un concepto esencial en la medicina ayurvédica y también en *Reprográmate*.

La digestión influye en todos los aspectos de tu organismo. Un tracto digestivo fuerte y sano extrae los nutrientes de los alimentos, te da energía para todas tus actividades, regenera tus tejidos, elimina toxinas y energiza tu cerebro. Una digestión débil y desequilibrada resulta en la acumulación de toxinas o *ama* y en inflamación de los tejidos, de pies a cabeza. La mala digestión es precursora de todas las enfermedades crónicas. La salud comienza por la buena digestión y las enfermedades se disparan a partir de la mala digestión. Si no enciendes tus motores internos para una correcta digestión que absorba los nutrientes deseados y elimine correcta y prontamente las toxinas de tu organismo, no podrás disfrutar de una buena salud, y menos todavía perder peso y aclarar tu mente.

Dada la importancia de este proceso, quiero que entiendas cómo funciona la digestión, tanto en el aspecto físico como en el emocional, para que puedas comprender mejor cómo *Reprográmate* le ayuda a tu cuerpo a hacer lo que naturalmente busca hacer. Relacionar las emociones con la digestión quizá te parezca extraño, pero es un enfoque integral que se ha utilizado desde la antigüedad para cuidar este proceso interno tan íntimo, así que te pido la mayor apertura en este tema. Mientras más aprendas sobre esa visión ancestral de la digestión, más claro será tu panorama sobre lo que sucede cuando la comida pasa por ese largo e interesante recorrido a través de tu cuerpo.

La travesía de la digestión

El tracto digestivo es una parte del cuerpo que resulta fascinante. Es, en esencia, un largo tubo, con una apertura en su comienzo, la boca, y otra al final, el ano. Atraviesa todo el tronco, pero al estar abierta al exterior, sus mecanismos para intercambiar material del interior del cuerpo con el mundo exterior están altamente regulados y protegidos. Puedes tomar cualquier alimento (o líquido o una píldora o incluso objetos que no sean alimentos, como una cámara encapsulada para ciertos procedimientos médicos), introducirla en un extremo del tubo y recuperarla (con guantes) en el otro extremo. El recorrido puede tomar cierto tiempo —suceden muchas cosas entre el principio y el final de esos nueve metros de tubo intestinal plegado en tu interior— pero, si todo va bien, lo que entra de un lado en algún momento tiene que salir del otro. Puede ser en una forma alterada, con elementos añadidos o faltantes; pero lo que entra, sale.

El tubo es también similar en muchos aspectos desde el principio hasta el final. Su lugar en el cuerpo y lo que lo rodea es diferente en cada tramo, obviamente, pero fuera de eso es muy parecido en toda su extensión. El tejido en tu boca es básicamente el mismo que otras partes del tracto gastrointestinal. Tiene la función de proteger el interior de tu cuerpo creando una barrera para excretar sustancias que ayudan a la digestión, así como para absorber nutrientes, por eso es que algunos medicamentos y vitaminas pueden administrarse colocándolos bajo la lengua (administración sublingual). Ahora examinemos cada parte del tracto digestivo. Veremos su función y también consideraremos la perspectiva ayurvédica.

Digestión y buen gusto

Podría parecer que saborear la comida es puro placer, pero tiene una influencia funcional en qué tan bien funciona tu digestión. Hay una conexión significativa entre la boca y el sistema nervioso en sus ramas entérica (intestinos) y central (cerebro). El sabor de los alimentos es una importante señal para el cerebro que le indica el tipo de enzimas digestivas que los intestinos deben secretar. El sabor de cada comida envía señales al cerebro que preparan al tracto digestivo para recibir ese alimento en particular. Por esta razón, tomar ciertas hierbas en polvo o líquido, para que tu paladar perciba su sabor, las vuelve más eficaces que si las ingieres en forma de pastilla o cápsula. Por ejemplo, el sabor de ciertas especias, como las que usamos en *Reprográmate*, manda señales al cerebro para preparar los intestinos y digerirlas mejor.

La boca

El tracto digestivo inicia en la boca. Es la ventana a tu estómago e intestinos, la apertura del tubo digestivo, el primer lugar donde tu cuerpo empieza a procesar los alimentos para extraer sus nutrientes. Por eso es que tenemos dientes, por supuesto. En cuanto metes comida en tu boca y la trituras con los dientes, aumenta la secreción de saliva, que contiene enzimas que desatan el proceso digestivo; en su mayor parte son enzimas que digieren los carbohidratos para convertirlos en azúcar. Mientras más tiempo mastiques, mejor será el efecto y más fácil te será digerir carbohidratos. Tu boca también contiene gran cantidad de bacterias que secretan, además de enzimas necesarias, olores y productos de desecho. Las bacterias viven debajo de tus encías y, al igual que en los intestinos, hay colonias bacterianas que hacen cosas beneficiosas para ti, y otras no tanto, como el mal aliento (a azufre o cosas peores) y la inflamación, tanto en las encías como en el resto del organismo.

La boca también alberga un barómetro particularmente útil para medir tu salud digestiva: tu lengua. El estado de tu lengua, en especial al despertar, dice mucho sobre la calidad de tu digestión, porque el cuerpo también excreta desechos a través de la lengua. ¿Tiene una gruesa capa blanca, grisácea o verdosa? ¿O se ve uniformemente rosa? Según la medicina ayurvédica, cuando la lengua siempre se ve cubierta por una gruesa secreción es señal de que hay presencia de toxinas en tu sistema. Los distintos tipos de cubiertas, coloraciones y grietas o marcas en la lengua también son signos de diversos trastornos digestivos y enfermedades.

El pH de tu saliva

El pH de tu saliva también es un indicador de tu salud digestiva y en general. Una saliva con pH neutral está entre 6.8 y 7. Si es más bajo, tu saliva es muy ácida, lo cual indica inflamación. Un pH más alto significa que tu saliva es más alcalina, lo cual es más deseable que la ácida, en general. Antes de comenzar el programa de *Reprográmate* puedes analizar tu saliva y saber cuál es su pH, y registrar sus cambios a medida que avanzas en el plan. Para esto puedes adquirir tiras reactivas para el pH en cualquier farmacia. Registra el pH de tu saliva durante varios días antes de iniciar el programa, para que tengas un promedio como referencia. Simplemente escupe en una cuchara y coloca la tira reactiva en esa muestra por un par de minutos; no pongas la tira directamente en tu boca, pues contiene químicos que no recomiendo ingerir. Espera dos horas después de consumir alimentos o bebidas para analizar tu saliva, ya que pueden afectar el resultado.

Cuando empieces el plan de *Reprográmate*, tu cuerpo naturalmente desechará toxinas que van a aumentar la acidez de tu saliva, así que es probable que detectes una disminución en el pH de tu saliva a medida que progresa la desintoxicación. Esto es normal, es un signo de que *Reprográmate* está funcionando. Al final del programa, el pH de tu saliva seguramente será menos ácido que al principio, y eso indicará que hay un descenso general en la acidez y la carga tóxica de tu organismo.

El estómago

Después de que masticas tu comida y la tragas, se desliza rápidamente por el esófago con ayuda de los músculos que empujan los alimentos hacia el estómago. Si bien el estómago contiene enzimas digestivas, mucho de su trabajo es más bien mecánico. Aquí es donde la comida se mezcla con ácidos digestivos hasta que se ablanda y se convierte en una pasta más o menos uniforme. Mientras más hayas masticado tu comida, menos trabajo tiene que hacer el estómago. El estómago es el lugar donde sucede casi toda la mezcla mecánica del proceso de digestión, dado que es una bolsa con más espacio que el resto del tubo digestivo. Por esto es que los médicos ayurvédicos recomiendan que nunca comas hasta quedar completamente lleno, sino que te detengas al llegar a 80% de su capacidad, de modo que quede suficiente espacio libre para el proceso de mezclado mecánico.

El estómago es un órgano importante para el Ayurveda y está conectado con las emociones. Cuando te sientes triste o sensible, a tu estómago le costará más digerir la comida. Si tus emociones se quedan sin digerir (sin que las reconozcas y las proceses correctamente), puede que tampoco digieras bien los alimentos. Con frecuencia observo esto en niños que tienen emociones sin procesar, que suelen manifestarse como problemas estomacales. Los niños suelen quejarse de dolor de estómago cuando no se sienten bien emocionalmente. Las señales de estrés del cerebro pueden causar náusea, indigestión, calambres abdominales e incluso úlceras en el revestimiento del estómago.[2] En la medicina ayurvédica, la tensión emocional (más que el estrés mental o físico) tiene mayores probabilidades de causar problemas estomacales, y a su vez los trastornos estomacales pueden provocar angustia emocional. La conexión funciona en ambos sentidos.

El intestino delgado

Después de que el estómago mezcla y procesa la comida, los músculos intestinales la empujan hacia el intestino delgado, donde las enzimas secretadas por su revestimiento continúan con la digestión. Aquí es donde la comida se mezcla con más enzimas producidas por el páncreas, que ayudan a descomponer los carbohidratos, grasas y proteínas. El intestino delgado está cubierto por dentro por pequeñas vellosidades llamadas *microvilli*, que ayudan a aumentar enormemente su superficie para la absorción de nutrientes útiles extraídos de los alimentos con ayuda de las enzimas digestivas. Estas microvellosidades recubren todo el interior del intestino delgado, parecido a una malla fina que debe mantener a raya las toxinas y partículas de alimentos para que no lo traspasen y solamente pasen al torrente sanguíneo los micronutrientes completamente digeridos. Esta sección de los intestinos también contiene cierta cantidad de colonias bacterianas, pero no en gran cantidad, como en el intestino grueso.

El intestino delgado es extremadamente importante para la digestión porque es aquí donde se absorbe la mayor parte de los nutrientes de los alimentos, es decir, donde se "queman" para obtener energía. El Ayurveda lo considera un centro de calor, el punto donde reside el *agni*, el fuego digestivo. No es coincidencia que el intestino delgado sea susceptible a la inflamación crónica, una condición debida al exceso de calor.

El *agni* es un concepto central para la medicina ayurvédica porque es la energía del metabolismo, la que convierte la comida en combustible para la vida, pero también es la energía necesaria para procesar las emociones, experiencias y todo lo demás que ingerimos física, mental y emocionalmente. Un *agni* fuerte significa una buena digestión. Un *agni* débil hace que se almacene *ama*, carga tóxica. Un *agni* fuerte quema los nutrientes en su totalidad, mantiene la digestión en marcha y te permite absorber todos los nutrientes de los alimentos. El *agni* es la razón por la cual la comida fría es generalmente desaconsejada en el Ayurveda, ya que se necesita calor para la biotransformación.

Cuando algo va mal en el intestino delgado —por ejemplo, en personas con enfermedad celiaca, que tienen un sistema inmune que lo ataca y destruye las microvellosidades que absorben los nutrientes— habrá problemas para transformar la comida en energía para mantener el cuerpo en funcionamiento. Desde el punto de vista ayurvédico, esta disfunción debilita el *agni* y puede interferir con la capacidad para transformar o procesar los sucesos en nuestra vida que impactan nuestra identidad, el concepto que tenemos de nosotros mismos. Puede hacer que las personas se sientan más vulnerables o "permeables", tal como el intestino. Pueden experimentar una identidad y sentimientos de poder personal disminuidos. Eso puede conducir a una dificultad para cumplir objetivos, además de ser la raíz de la procrastinación que emana de la inseguridad y la indecisión. La persona ha perdido el "fuego" de la convicción personal o la "chispa" de una personalidad fuerte, y es más fácil que se deje arrastrar por influencias externas.

El intestino grueso (colon)

Si la digestión marcha bien, cuando la comida llega al colon desde el intestino delgado ya ha sido digerida casi por completo. Los principales procesos digestivos han sido completados en este punto y la mayor parte de los nutrientes han sido absorbidos. Sigue habiendo absorción de agua y algunos nutrientes, pero fuera de eso, la tarea del intestino grueso es transformar los desechos restantes en excremento y expulsarlos del cuerpo. El intestino grueso contiene la mayor cantidad de colonias bacterianas en el tracto digestivo. Esas bacterias forman el excremento, pero también tienen una importante relación con el sistema nervioso; hablaremos más al respecto en el siguiente capítulo. Buena parte del proceso para hacer "inertes" los desechos depende de tener una flora intestinal sana en el colon.

En Ayurveda, el colon es el sitio donde se asienta la estabilidad, sobre todo mental. Idealmente, todos deberíamos sentirnos seguros y bien arraigados, pero cuando te sientes inestable esos sentimientos están ligados a un trastorno en la salud colónica y la de las bacterias que lo habitan. Los malestares estomacales se relacionan con trastornos emocionales, mientras que los problemas en el intestino grueso se vinculan más bien con desórdenes mentales. De acuerdo con el Ayurveda, muchas perturbaciones neurológicas y psicológicas están ligadas con la salud del colon y es hasta ahora que la ciencia occidental está descubriendo las bases bioquímicas de esta relación. Por eso es que los enemas son tan importantes en los tratamientos ayurvédicos para trastornos neurológicos. En el pasado, la conexión entre el colon y el cerebro era un concepto difícil de entender en el mundo occidental, en el que se disocia al colon, en la parte inferior del cuerpo, del cerebro, que está en la parte superior, pero esto está cambiando gracias a investigaciones recientes sobre la influencia (incluso se puede decir control) que ejerce la flora del intestino grueso en nuestros estados emocionales y mentales, mediante el nervio vago.[2] Por fin estamos descubriendo que las condiciones de la flora bacteriana en el intestino grueso afectan el balance neuroquímico del cerebro. La proliferación de bacterias nocivas en el colon es particularmente dañina para la barrera que aísla y protege el cerebro (barrera hematoencefálica o BHE), cuando la integridad y la salud de los intestinos queda comprometida.

Órganos y sistemas digestivos periféricos

Si bien técnicamente no forman parte del tubo digestivo, algunos órganos y sistemas del cuerpo tienen un impacto directo en el funcionamiento de la digestión. El hígado y el sistema linfático, ambos cruciales para la desintoxicación, trabajan lado a lado con el tracto digestivo para que puedas seguir absorbiendo nutrientes y eliminando desechos, mientras que el páncreas es responsable de la producción de enzimas digestivas fundamentales para extraer nutrientes de los alimentos y digerirlos.

El hígado

Una de las funciones más importantes del hígado es filtrar todo lo que comes, bebes e ingieres para detectar toxinas. Cuando las encuentra, debe neutralizarlas para que no puedan dañarte, ya sea volviéndolas hidrosolubles (que pueden disolverse en agua) para eliminarlas a través de los riñones, o liposolubles (que pueden disolverse en grasas) para excretarlas a través del colon o almacenarlas en los adipocitos o células grasas del cuerpo. Si no logra desactivar la toxina, la combina con bilis y la devuelve al intestino delgado para otra vuelta por el tracto digestivo. Por esto es que cada vez que una toxina se reabsorbe, se vuelve más concentrada y venenosa. Cuando las toxinas sobrecargan el hígado, son directamente almacenadas en los adipocitos o regresan al tracto digestivo una y otra vez, lo cual provoca una inflamación crónica en el revestimiento mucoso que cubre el interior del tracto digestivo, hasta que dicha mucosa queda dañada.

Pero eso no es todo lo que hace tu hígado. Es uno de los órganos desintoxicantes que más duro trabajan en el organismo. Realiza muchas tareas, entre ellas las que a continuación enlistamos:

- Remover toxinas de la sangre
- Metabolizar colesterol
- Combatir infecciones
- Ayudar a la digestión de grasas mediante la producción de bilis, que el hígado secreta en la vesícula biliar y luego en el intestino delgado
- Almacenar nutrientes y vitaminas
- Almacenar energía en forma de glucógenos

Para la medicina ayurvédica, el hígado no es únicamente un desintoxicador bioquímico, sino emocional, pues ayuda a procesar las emociones dañinas. Los médicos suelen recibir pacientes con daño hepático que a la vez presentan depresión, y en especial ira y frustración. En tiempos pasados, la ira era también llamada bilis, que es la sustancia que el hígado secreta para remover toxinas del cuerpo. Esto siempre me recuerda el estereotipo del alcohólico iracundo y emocionalmente volátil, lo cual tiene sentido desde la perspectiva ayurvédica puesto que el alcohol es una poderosa toxina hepática (hepatotoxina) que afecta la capacidad del hígado para procesar toxinas químicas y emocionales. Así, una persona saturada de bilis y de enojo internalizado, que no ha sido "metabolizado", frecuentemente desemboca en estados depresivos.

Muchos de mis pacientes con trastornos hepáticos también sufren cuadros depresivos severos, y cuando adoptan el programa de *Reprográmate* suelen pasar de manera repentina de la depresión a la rabia. No logran entender por qué y suelen sorprenderse de sus propias reacciones. ¿De dónde proviene todo ese enojo? Para mí, sin embargo, es perfectamente lógico. Dado que el metabolismo de su hígado comienza a sanar, se dedica a procesar no sólo las toxinas físicas que se han acumulado, sino también la pesada carga emocional que tenía aplastada a la persona hasta llevarla a la depresión. Ir destapando esas emociones, poco a poco, aligera esa carga, y lo que en principio era ira sin procesar y luego se volvió depresión, regresa a su estado original de enojo para poder salir del organismo. Esto me resulta fascinante, porque muchas de estas personas han pasado toda una vida aferrándose a sus sentimientos de ira y dañando su hígado. No están acostumbradas a ser capaces de liberar esa rabia, así que cuando empieza a suceder espontáneamente no saben cómo reaccionar. Es común que empiecen a tener sueños vívidos de gran violencia, ya que su cerebro procura procesar la ira que el cuerpo va liberando. Es un mecanismo de la mente subconsciente para ayudar a "digerir" toda esa rabia.

El páncreas

El páncreas es un componente integral en el proceso digestivo. Puedes pensar en el páncreas como el órgano que produce insulina. Una parte de este órgano se dedica a ello y tiene gran injerencia en el control de los niveles de azúcar en la sangre (pues la insulina transporta el azúcar de la sangre a las células). El páncreas también produce glucagón, que dispara el procesamiento de glucosa almacenada en el hígado para liberarla en el torrente sanguíneo cuando es necesaria. La insulina y el glucagón trabajan juntos en un delicado equilibrio para mantener estable el nivel de azúcar en la sangre.

Otra parte del páncreas tiene una importante tarea relacionada con la digestión, pues produce tres importantes enzimas que sirven para procesar los alimentos: amilasa, para procesar los carbohidratos; lipasa, para descomponer las grasas, y proteasa, para digerir las proteínas. Si el páncreas no libera las enzimas necesarias para digerir correctamente los alimentos, el colon tiene que redoblar su trabajo para lidiar con la comida indigesta, y eso conduce a diversos malestares digestivos, por ejemplo:

- Si tienes deficiencia de amilasa, llegan más carbohidratos sin digerir al colon, lo cual provoca gases y flatulencias, si bien no despiden malos olores.
- En el caso de deficiencia de lipasa, el excremento se puede volver grasoso.
- Cuando hay deficiencia de proteasa, llegan más proteínas al colon, que también causan gases y flatulencias con mal olor intenso.

CENTRAL DE LA DESINTOXICACIÓN: ENZIMAS CITOCROMO P450

Un sistema fundamental para el procesamiento de las toxinas se encuentra en tu hígado. Este sistema consiste en un grupo de hormonas llamadas citocromo P450 (conocidas como CIP o simplemente P450), que resultan indispensables para el metabolismo de diversas sustancias que contienen toxinas, como los medicamentos, las drogas, el alcohol y otros compuestos. Cuando estudiaba en la facultad de medicina, las enzimas citocromo P450 me parecían una lata, porque tenía que aprenderme de memoria qué medicamentos eran procesados mediante esas enzimas y cuáles eran metabolizados de otras maneras. En ese entonces no me daba cuenta de lo increíble que es este sistema, que ayuda a descomponer medicamentos, toxinas ambientales, alcohol, drogas recreativas y los subproductos tóxicos de los alimentos, por no mencionar los subproductos tóxicos de nuestro propio metabolismo. Mediante la biotransformación, estas enzimas convierten los subproductos dañinos en compuestos hidrosolubles o liposolubles para que el cuerpo pueda eliminarlos o almacenarlos de manera segura.

El problema es que mientras más estés expuesto a sustancias tóxicas, más competencia habrá por los espacios limitados que las CIP tienen disponibles. Imagínate un autolavado reconocido por dejar los automóviles relucientes, pero con solamente cuatro cajones de estacionamiento. Si llegan hasta cuatro autos que necesitan lavarse al mismo tiempo, el establecimiento estará a su máxima capacidad, pero funcionará bien; en cambio, si llegan 12 carros, o 12, o 50, el negocio se va a ir retrasando y los autos tendrán que esperar su turno por mucho tiempo. Algunos clientes no se van a esperar, volverán a circular aunque sigan sucios, esperando que llueva, o tratarán de lavarlo en casa, pero esos métodos obviamente no son tan efectivos, la limpieza no será profesional.

Las enzimas citocromo P450 son algo así: si las sobrecargas, tendrás un retraso en la metabolización de las toxinas. Si no quieres que eso suceda, hay un par de cosas que puedes hacer.

- Busca personal de apoyo para el autolavado; es decir, ingiere nutrientes que apoyen y mejoren el funcionamiento de estas enzimas. Dichos nutrientes actúan como cofactores enzimáticos y favorecen su buen funcionamiento. Son como los empleados del autolavado que te cobran, le dan mantenimiento al equipo y construyen poco a poco más cajones de estacionamiento para manejar una mayor carga tóxica. Sin esos trabajadores, el autolavado entraría en crisis, y sin esos nutrientes, tus circuitos de desintoxicación tampoco podrían funcionar. Por eso, en *Reprográmate* llenarás tu cuerpo de nutrientes y entre ellos tomarás guggul (*Comiphora wightii* o árbol de mirra de mukul). La resina de guggul regula a la alza la expresión de estas enzimas desintoxicantes y así pone al hígado en modo turbo de desintoxicación. Por eso comenzarás a tomarlo hasta que tu hígado haya sido fortificado con el Jugo Reprográmate y el Caldo Reprográmate. Sin esos alimentos, los síntomas de desintoxicación serían más severos.
- Reduce el número de autos que requieren lavado, es decir, aligera tu carga tóxica. Por fortuna, *Reprográmate* te ayudará a facilitar esto, pues va a incrementar tu sensibilidad a las sustancias que contribuyen a aumentar la carga tóxica en tu organismo. De hecho, muchos de mis pacientes me cuentan que, después de adherirse al plan de *Reprográmate* por unos meses, espontáneamente dejan de fumar, beber o usar drogas. Me dicen cosas como "no sé por qué, pero ya no se me antoja el cigarro". Ése es el poder desintoxicante de *Reprográmate*.

En cambio, cuando el páncreas funciona correctamente, la digestión, los niveles de azúcar y los de insulina se mantendrán estables y funcionales.

El sistema linfático

El sistema linfático es una red de ganglios, conductos y vasos que transportan la linfa —un fluido transparente que contiene glóbulos blancos y productos de desecho— y recorren el cuerpo por debajo de la piel. La linfa es uno de los métodos de desintoxicación más importantes del cuerpo, pues ayuda a remover el fluido intercelular y mantiene los glóbulos blancos en circulación continua para combatir infecciones. También extrae productos de desecho del tracto digestivo, incluyendo toxinas liposolubles, y las transporta a los ganglios linfáticos, concentraciones de células inmunes que destruyen agentes dañinos como virus y bacterias, y eliminan desechos transportándolos a través del torrente sanguíneo hasta el hígado y los riñones.

Se trata de un sistema bastante complejo, pero para simplificar me gusta compararlo con un camión de basura que recoge los desperdicios de cada órgano y en los espacios entre las células y los lleva por los canales linfáticos, que son como carreteras, para que tus células no sean bombardeadas por esos desechos. Los desechos se mueven entre los ganglios linfáticos y luego son canalizados mediante los riñones hasta la vejiga, para ser expulsados del cuerpo, o bien pasan al sistema circulatorio y desde las venas llegan hasta el hígado para ser filtrados.

La relación entre la linfa y la digestión

La medicina convencional considera el sistema linfático como parte del sistema inmunitario, sin embargo, dos terceras partes se encuentran en el tracto digestivo, tanto en forma de tejido linfático localizado en el intestino y llamado tejido linfoide asociado al intestino (GALT, por sus siglas en inglés), como en forma de colonias bacterianas intestinales que interactúan con dicho tejido. El sistema linfático también es considerado tradicionalmente como parte del sistema circulatorio, aunque no está conectado con el corazón y no es bombeado por él. En mi opinión, es más preciso clasificar el sistema linfático como un sistema de eliminación de desechos, y es por eso que lo incluí en este capítulo, porque la eliminación de desechos es una de las funciones clave del sistema digestivo.

Al ser un sistema que no está conectado con los demás, pues no es bombeado por el corazón ni se mueve automáticamente mediante la acción de los músculos suaves como es el caso del tracto digestivo, es frecuente que la linfa circule más lentamente y se estanque. Cuando esto sucede, ya no puede ayudar al sistema digestivo a deshacerse de parte de su carga tóxica, y eso puede provocar que la digestión también se vuelva más lenta, ya que el cuerpo tiene menor capacidad de eliminación de desechos. La linfa estancada es responsable de la acumulación de fluidos en todo el cuerpo, y te hace sentirte pesado y verte hinchado. Puedes pensar que luces así debido a la acumulación de grasa, por eso yo llamo a la linfa estancada "falsa grasa".

La linfa necesita ayuda para circular dado que tiene que moverse hacia arriba, en contra de la gravedad, sin que haya ningún mecanismo interno que se dedique a empujarla en esa dirección. Tiene que circular para llegar a los ganglios linfáticos, donde las toxinas pueden ser filtradas por las células inmunitarias, pero como no hay nada que la empuje hacia arriba, salvo el movimiento físico, puede estancarse y acumularse en la parte inferior del cuerpo. Ésta es la razón por la cual muchas personas sufren de pies y tobillos hinchados, en especial cuando son muy sedentarias. También hay gente (como yo) que nace con menos ganglios linfáticos y tiene todavía más problemas con la retención de líquidos y acumulación de linfa cuando el cuerpo está inflamado.

La única manera de mover la linfa es hacerlo manualmente, con ejercicio físico o movimientos vigorosos, como una caminata enérgica, ya que los músculos en acción periférica ejercen una presión benéfica sobre la fina red de vasos linfáticos. Las actividades más efectivas para poner la linfa en movimiento son saltar la cuerda o brincar en un trampolín, que ayuda a que el ejercicio sea de menor impacto. Mi estrategia favorita para hacer circular la linfa es el masaje linfático, para el cual puedes acudir con un masajista profesional o hacerlo tú mismo. Si sufres de estancamiento linfático y "falsa grasa", recomiendo que te des un masaje linfático diariamente (las instrucciones están en el capítulo 6).

Puedes cambiar tu tendencia natural a hincharte y acumular líquidos haciendo más eficiente el funcionamiento de tu sistema linfático. Hay varios aspectos del plan de *Reprográmate* que benefician al sistema linfático, como el ya mencionado masaje linfático y suplementos de hierbas como manjistha y guggul.

¿Sufres de "falsa grasa"?

Mucha gente es propensa al estancamiento linfático, por lo que quiero dedicar este espacio para hablar sobre este problema al que yo llamo "falsa grasa" con más detalle. Mucha gente que cree tener grasa en exceso en realidad no tiene tanta, más bien es una mezcla de tejido graso e hinchazón debida a la linfa estancada, que sí se ve y se siente como grasa, con una textura suave, como la de un globo lleno de agua, pero fluctúa de la mañana a la noche y también va cambiando a lo largo del ciclo menstrual. Si eres una de esas personas que puede aumentar más de dos kilos de la noche a la mañana (o perder tres kilos en una semana), es probable que sufras de "falsa grasa".

SI TE EXTIRPARON GANGLIOS LINFÁTICOS

Las personas con ganglios linfáticos dañados o que pasaron por la extirpación quirúrgica de ganglios, como suele hacerse en el tratamiento para el cáncer, en especial el de mama, tienen mayor tendencia a sufrir de estancamiento linfático. La hinchazón puede ser severa (por ejemplo en los brazos, cuando se retiran ganglios de las axilas), y dicha condición es conocida como linfedema. Si te han extirpado ganglios, es especialmente importante que practiques diariamente el automasaje de drenaje linfático; asimismo, recomiendo agregar polvo de manjistha al té que tomarás todo el día en la Etapa Uno de *Reprográmate*. El polvo de manjistha proviene de la raíz de rubia común (*Rubia cordifolia*), planta de la familia del cafeto, que es un poderoso estimulante linfático. También es buena idea considerar masajes linfáticos profesionales regularmente. Estos tratamientos disfrutables y no dolorosos deben ser realizados por terapeutas del masaje certificados, con entrenamiento especial para esta técnica. Pregunta a tu médico familiar si puede recomendarte alguno, pues muchos de estos terapeutas trabajan en hospitales y saben cómo cuidar a quienes han pasado por la extirpación de ganglios. Pero incluso si vas a masajes profesionales con la frecuencia recomendada, no descartes el poder del automasaje diario.

Para estar seguro, puedes contestar el siguiente cuestionario, y más adelante, al explicar los detalles del programa, explicaré ciertas medidas específicas para combatir este problema.

¿Es grasa de verdad?

1. ¿Tu peso suele fluctuar alrededor de dos kilos o más en un plazo de 24 horas?
2. ¿Te cuesta sudar, incluso cuando haces ejercicio vigoroso?
3. ¿Se te marca la correa del reloj? ¿Te cuesta quitarte los anillos en la noche, porque tienes los dedos hinchados?
4. ¿Se te queda marcado el elástico de los calcetines o los bordes de los zapatos?

5. ¿Te duelen las articulaciones? ¿Te sientes entumido y tenso, especialmente cuando llevas un rato sentado?

6. ¿Tienes celulitis o piel de naranja severa? Todo el mundo tiene, pero el punto es si la tuya es muy abundante, con hoyuelos y bultos muy marcados.

7. Para mujeres: ¿aumentas más de dos kilos alrededor de tu menstruación?

Si respondiste afirmativamente a dos o más de estas preguntas, es muy probable que sufras de "falsa grasa" y es recomendable que añadas polvo de manjistha (*Rubia cordifolia*) a tu té en la Etapa Uno de *Reprográmate*. Este suplemento ayudará a mejorar la circulación linfática y a reducir la "falsa grasa" con mayor eficiencia.

Cuando hay trastornos digestivos

Tu sistema digestivo debe trabajar correctamente para absorber los nutrientes requeridos por todo el cuerpo para mantener tus actividades diarias y eliminar una cantidad promedio de desechos y toxinas internos y externos. Pero hay muchas maneras en que ese proceso puede verse afectado. Algunos ejemplos:

- La carga tóxica se vuelve excesiva. Eso cada vez es más común, con la comida procesada y la contaminación ambiental. Cuando esas toxinas recorren el tracto digestivo dañan e inflaman el revestimiento mucoso de los intestinos.

- Las bacterias intestinales que nos mantienen sanos pueden ser remplazadas por bacterias dañinas. También, cuando hay desequilibrios en dicha flora y ciertas colonias crecen más de lo debido se puede producir una endotoxina llamada LPS (lipopolisacárido) que provoca inflamación y daña la mucosa intestinal. Esta toxina ha sido asociada no solamente con ese daño intestinal, sino con disfunciones cerebrales como la depresión y la esquizofrenia, así como con el mal de Parkinson (en investigaciones en curso al momento de editar este libro, de las cuales todavía no se publican resultados concluyentes para humanos).[3] La única manera de deshacerse del LPS es curar y desinflamar la mucosa intestinal, y que la flora intestinal vuelva al equilibrio deseable.

- El daño a la mucosa intestinal puede causar problemas en la absorción de nutrientes, de modo que el organismo no puede procesar y aprovechar la comida que se consume. Eso desata la formación de *ama*. Los órganos que desintoxican el cuerpo, como el hígado, se sobrecargan y desnutren. Una mucosa intestinal dañada también puede llegar a permitir que escapen partículas de alimentos que llegan al torrente sanguíneo y sobreestimulan al sistema inmunitario; a esto se le conoce como síndrome del intestino permeable.

Cualquiera de estos trastornos puede causar síndrome del intestino permeable, estreñimiento, estancamiento u obstrucción linfática, disfunción hepática y/o resistencia a la insulina. También desata una inflamación general que lleva al aumento de peso, aturdimiento mental, fatiga y enfermedades crónicas.

Cómo *Reprográmate* sana tu digestión y te desintoxica

Prácticamente todos los aspectos del programa de *Reprográmate* tienen una influencia positiva y terapéutica en la digestión:

- **Desinflama el tracto digestivo.** Las especias del Té Reprográmate y del Polvo de Curry Reprográmate son particularmente recomendables para desinflamar los intestinos; en especial la cúrcuma, el comino, semilla de cilantro, hinojo y *amla*. El polvo de curry tiene un poderoso efecto antioxidante que bloquea los efectos destructivos de los radicales libres y minimiza el estrés oxidativo. Estas mezclas de especias también encienden y revitalizan tu *agni*, para que tu sistema digestivo sea más eficaz para quemar el *ama* en tu sistema digestivo.

* **Repara el intestino permeable.** El Caldo Reprográmate también es un conocido remedio digestivo por la glutamina que contiene; los médicos ayurvédicos lo recetan con frecuencia para reparar los tejidos dañados del intestino permeable. El triphala también ayuda a restablecer la mucosa intestinal.

* **Limpia la sangre.** El guggul es especialmente bueno para limpiar las macromoléculas de comida que escapan de los intestinos y acaban en el torrente sanguíneo, de modo que la respuesta inmunitaria equivocada del cuerpo puede calmarse. Una de las formas en que el guggul colabora para recobrar el equilibrio inmunitario es mejorando el funcionamiento del hígado, para que los mecanismos desintoxicantes del cuerpo se aceleren.

SÍNDROME DEL INTESTINO PERMEABLE

El síndrome del intestino permeable es un diagnóstico controversial. Antes, los médicos tendían a descartarlo y calificarlo de mito, pero actualmente hay importantes evidencias científicas que apoyan su existencia. Hoy en día los doctores suelen admitir que sí existe, aunque no lo entiendan del todo.[4] Lo que yo pienso hasta ahora, basándome en las experiencias de mis pacientes, investigaciones y pruebas clínicas, es que el síndrome del intestino permeable se da cuando se daña el tejido con estructura en forma de fina malla que recubre el intestino delgado y que a su vez está cubierto por las microvellosidades que absorben los nutrientes de la comida; ese daño afecta su capacidad de filtrado y puede darse a partir de la inflamación y la exposición a sustancias tóxicas. Puede suceder a partir del uso de ciertos fármacos, como antiinflamatorios no esteroideos (AINE), aspirina (ácido acetilsalicílico), inmunosupresores, quimioterapia o procedimientos médicos como la radioterapia contra el cáncer. También puede ser consecuencia de la exposición crónica o prolongada a alimentos tóxicos que inflaman el tracto digestivo; el daño puede comenzar tiempo antes de que se manifieste algún síntoma, mucho antes de que desarrolles alguna enfermedad crónica diagnosticable.

Una proteína llamada zonulina es responsable de moderar las apretadas uniones de la malla intestinal, pero en ciertos individuos genéticamente susceptibles los circuitos de la zonulina se desequilibran y esa fina malla puede desarrollar filtraciones.[5] Creo que esto es por lo común el resultado de una inflamación crónica de bajo grado en las mucosas que recubren el intestino delgado, debido a ciertos factores dietéticos (como la sensibilidad al gluten y el consumo excesivo de azúcares) y ambientales (conservadores y aditivos en los alimentos), lo cual provoca daño gradual a dichos tejidos, que en determinado momento acaban por sufrir pequeñas rasgaduras.

Cualquiera que sea la razón por la que el intestino se vuelve permeable, el problema es que cosas que el tracto digestivo debería de mantener en su interior se filtran hacia el torrente sanguíneo. No solamente se escapan toxinas, sino partículas de alimentos que dentro del tracto gastrointestinal (GI) son perfectamente inocuas, pero en el sistema circulatorio se tornan peligrosas.[6] Muchas partículas alimenticias, como las proteínas, son parecidas a tejidos de nuestro propio cuerpo. Por ejemplo, el gluten es parecido a las células de la tiroides. Cuando el gluten traspasa la barrera intestinal debido al síndrome del intestino permeable, el cuerpo lo percibe como un invasor y comienza a atacar a las proteínas del gluten, pero también ataca a las células tiroideas por su parecido estructural con las proteínas del gluten. Por esto es que parece haber un vínculo entre la intolerancia al gluten y padecimientos autoinmunes de la tiroides, como la enfermedad de Hashimoto (tiroiditis crónica) y la de Graves-Basedow (la causa más frecuente de hipertiroidismo),[7] así como con otros trastornos autoinmunes.[8] Se ha observado una notable alza en el diagnóstico de enfermedades autoinmunes en los últimos años,[9] especialmente en mujeres; es posible que se deba a la proliferación de toxinas ambientales que son estructuralmente similares al estrógeno y actúan de manera parecida, y las mujeres tenemos más receptores de estrógeno. Por fortuna, ya se están desarrollando pruebas clínicas que nos ayudarán a detectar este proceso antes de que se desarrollen enfermedades autoinmunes.[10]

Mientras tanto, reparar el intestino permeable puede ser de gran ayuda en la corrección de padecimientos autoinmunes. Sin embargo, una vez que el sistema inmunitario se desequilibra puede tomar cierto tiempo revertir el daño. El cuerpo tarda entre tres y seis meses en sanar los tejidos del intestino permeable, pero ese conteo comienza únicamente *cuando se ha logrado eliminar por completo el agente dañino y la subsecuente inflamación.* Antes hay que calmar todo el tracto digestivo, reducir la inflamación y restablecer la apropiada eliminación de desechos, de modo que el tiempo total para curar este problema puede tomar entre uno y dos años.

- **Le devuelve el equilibrio a la flora intestinal.** La fibra que comienzas a ingerir desde la primera etapa es un alimento excelente para las bacterias buenas, las ayudará a derrotar a otras colonias bacterianas que se han reproducido en exceso y se vuelven dañinas.

- **Aumenta la tasa de eliminación de toxinas.** El Té Reprográmate favorece la eliminación de toxinas del tracto intestinal y también ayuda a que los riñones eliminen toxinas hidrosolubles. El mucílago del polvo de psyllium y de las semillas de linaza se adhiere a las toxinas en el tracto gastrointestinal para desecharlas con mayor facilidad; esto incluye toxinas ambientales como metales pesados, comida sin digerir y otros residuos. El guggul también aumenta la expresión de las enzimas responsables de la desintoxicación hepática y así aumenta la eficacia de los circuitos de desintoxicación en el hígado. Además ayuda a metabolizar la grasa y a que el cuerpo se libere de las toxinas liposolubles.

- **Aumenta la desintoxicación a través del sistema linfático y la piel.** El cepillado en seco con guantes especiales de seda (masaje linfático) mueve las toxinas almacenadas en el sistema linfático hacia el sistema venoso para que el hígado pueda procesarlas ("falsa grasa"). El Té Reprográmate y el guggul también ayudan a drenar el sistema linfático.

- **Nutre los órganos desintoxicantes.** Los circuitos de desintoxicación del cuerpo dependen de los nutrientes y la energía que reciben, y el Caldo Reprográmate y el Jugo Reprográmate les proporcionan lo necesario para que trabajen al tope de su capacidad. Estos suplementos ricos en nutrientes también ayudan a minimizar los efectos secundarios de la desintoxicación, que pueden ser causados también por malnutrición y por la ingesta de comida que no proporciona suficiente energía.

- **Tranquiliza la mente.** Los intestinos y el cerebro están cercanamente relacionados. Las plantas ashwagandha y brahmi actúan en distintas áreas del cerebro, equilibrando tu respuesta al estrés y reduciendo los antojos, para que puedas sentirte menos ansioso y más enfocado en las sensaciones de tu cuerpo a medida que va sanando. También ayudan a reparar el sistema nervioso entérico (el sistema nervioso en tus intestinos).

- **Procesa las emociones.** La meditación ayuda a "digerir" el *ama* mental y emocional que no has procesado hasta ahora, y que puede sabotear hasta los mejores programas de desintoxicación.

Para reiterar el adagio ayurvédico, no es solamente lo que comes, es lo que digieres. Todo lo que diga respecto de la enorme importancia de una buena digestión para la salud y los sistemas de desintoxicación del cuerpo, es poco. Todo empieza en los intestinos, incluyendo la sanación, y nos enfocaremos en este epicentro del cuerpo para encender tu *agni* al máximo y conseguir que goces de plena salud mental y corporal.

Capítulo 5

El cerebro permeable: entendiendo la conexión cerebro-sistema digestivo

Ahora que ya hemos hablado del cerebro y del sistema digestivo, es hora de conectarlos. Entender la profunda vinculación entre los intestinos y el cerebro te va a volar la cabeza; cuando les explico a mis pacientes los conceptos que desarrollo en este capítulo, se quedan pasmados y suele ser el impulso que los lleva a comenzar a cambiar de hábitos y también a modificar sus ideas sobre la comida y sobre su cuerpo. Cuando te des cuenta de lo integrados que están todos los sistemas de nuestro cuerpo, y de cómo el eje principal de la conciencia y la buena salud circula todo el tiempo de ida y vuelta entre el cerebro y los intestinos, como una supercarretera, contemplarás tu organismo de una manera completamente distinta, que abrirá las puertas a un cambio verdadero que puedes llevar a cabo tú mismo.

Comencemos por explicar lo que sucede en el cerebro; pero no en el cerebro que se aloja dentro del cráneo, sino en el segundo cerebro, el que reside en tus intestinos.

El cerebro que vive en tus intestinos

Los intestinos tienen una mente propia, llamada *sistema nervioso entérico* (SNE). El SNE es una red de neuronas, neurotransmisores, proteínas y células de soporte llamadas ganglios, como los que se encuentran en el cerebro. El SNE se localiza justo debajo del recubrimiento mucoso del intestino, en la llamada submucosa, y dentro del tejido muscular liso del tracto digestivo. Se extiende a todo lo largo del tubo intestinal, así que es como un cerebro largo y delgado, en lugar de ser denso y redondeado, como el que se aloja dentro del cráneo.

El SNE tiene aproximadamente la misma cantidad de células nerviosas que la médula espinal (entre 200 y 600 millones de neuronas) y, tal como el cerebro, el intestino manda y recibe impulsos nerviosos, graba experiencias y responde a las emociones. Sus células nerviosas secretan y son influenciadas por los mismos neurotransmisores que se encuentran en el cerebro. La gente no piensa que los intestinos posean inteligencia, pero es un hecho que la tienen. Las neuronas en los intestinos envían señales al cerebro para su interpretación mediante el nervio vago, un nervio de gran longitud que corre desde el tallo cerebral por todo el tracto digestivo. El cerebro traduce esas señales a sensaciones, pensamientos y emociones. El SNE y el cerebro se mantienen en comunicación constante, pero no se trata de una conversación de una sola vía. Antes creíamos que el SNE era una especie de sirviente del cerebro y que hacía lo que el cerebro le indicaba, pero ahora sabemos que el cerebro en realidad escucha, y el SNE es quien habla 90% del tiempo. El intestino le va diciendo al cerebro qué hacer de acuerdo con su propia condición.

También creíamos que el SNE dependía del cerebro para operar, pero actualmente sabemos que no es así. El SNE es autónomo. Si bien se comunica con el cerebro, no depende de él para funcionar. Incluso cuando el nervio vago es seccionado, el SNE puede seguir activo. No funcionará de manera óptima sin retroalimentación del cerebro, pero no se muere por eso. Tu SNE no solamente actúa de manera independiente, sino que puede aprender y recordar; puedes enseñarle a tu intestino ciertas conductas (a propósito o sin darte cuenta), como asociar ciertos alimentos con situaciones de estrés (e indigestión) o sentir antojo por determinada comida en cierto momento del día.

El SNE tiene otras tareas: controla la acción muscular del tracto gastrointestinal (esas contracciones en forma de oleada se llaman *peristalsis*, y mantienen todo en movimiento en el sistema digestivo). También controla la secreción de enzimas digestivas que ayudan a procesar la comida y asimilar los nutrientes de los alimentos. Los daños al SNE pueden afectar la secreción de enzimas, lo cual puede impactar severamente la capacidad de tu organismo de extraer nutrientes de lo que comes. Los suplementos de enzimas pueden ser de cierta ayuda, pero nunca podrán replicar la calidad y cantidad de enzimas digestivas que tu cuerpo produce naturalmente. Es mucho mejor reparar el SNE.

Lo que más me maravilla como neuróloga es la manera en que las disfunciones intestinales influyen en las disfunciones cerebrales, y viceversa. Los problemas digestivos, la inflamación del vientre, el intestino permeable y la composición de la flora intestinal pueden impactar en la salud cerebral y en su funcionamiento, mientras que la neuroadaptación, los conflictos emocionales y el estrés pueden alterar la digestión, el balance de la flora intestinal y la eficacia de los sistemas de desintoxicación del cuerpo. A continuación enlisto algunas de las conexiones más importantes entre ambos sistemas:

- El tejido nervioso en tus intestinos, junto con la flora bacteriana que ahí reside, producen 95% de la serotonina en tu organismo, y tanta dopamina como la que el cerebro genera.[1] Estos químicos tienen una profunda influencia en tu estado de ánimo; de hecho, influyen en tu personalidad.
- Hay entre 200 y 600 millones de neuronas en tu tracto gastrointestinal, y 90% de las señales del SNE van desde los intestinos hacia el cerebro (y no en el sentido contrario), mediante el nervio vago. Eso significa que tus pensamientos y tu estado de ánimo son impactados por la salud y el correcto funcionamiento de tus intestinos y tus procesos digestivos.
- Investigaciones recientes han demostrado que la estimulación del nervio vago, que conecta los intestinos con el cerebro, puede

tratar efectivamente la depresión crónica que no responde a otros tratamientos.[2] Esto sugiere que la depresión podría ser causada o exacerbada, al menos en ciertos casos, por una comunicación lenta o disfuncional entre los intestinos y el cerebro.

- Las bacterias en el intestino tienen un efecto directo en el cerebro, y hay investigaciones que sugieren que la flora intestinal puede controlar la conducta, la personalidad, antojos,[3] preferencias alimenticias y procesos patológicos. Investigaciones en curso exploran esta conexión y las muchas maneras en que la microbiota intestinal nos afecta.

- Muchas enfermedades son precedidas por trastornos en la salud digestiva. Por ejemplo, se sabe que el síndrome del intestino irritable, el estreñimiento y otras molestias digestivas crónicas suelen darse en pacientes que más tarde manifiestan enfermedades como la esclerosis múltiple, el mal de Parkinson y varios cuadros psiquiátricos.[4] Hay diversas investigaciones en curso dedicadas a explorar este vínculo. Por ejemplo, Heiko Braak, en la Universidad de Frankfurt, Alemania, descubrió que los cuerpos de Lewy (acumulaciones anormales de proteínas que abundan en los cerebros de las personas con Parkinson) también se encuentran en los intestinos de pacientes que murieron a causa del mal de Parkinson.[5] La teoría de Braak es que el mal de Parkinson comienza en los intestinos, a partir de un detonante ambiental, como puede ser un virus, y luego se extiende hasta el cerebro.[6] De manera similar, las placas seniles y ovillos neurofibrilares encontrados en el cerebro de sujetos con Alzheimer también están presentes en su SNE. Casi todos mis pacientes con Parkinson y Alzheimer dicen que han sufrido problemas digestivos durante décadas antes de que se establezca la enfermedad, y la mayoría de los pacientes con Parkinson, Alzheimer y esclerosis múltiple reportan problemas de estreñimiento. Es común que lleven años usando laxantes.

- Los individuos con síndrome del intestino irritable tienden a experimentar ansiedad y depresión con mayor frecuencia que los demás, y se sabe que las personas con autismo suelen tener niveles anormales de bacterias intestinales dañinas.[7]

- Lo que llega al estómago tiene un profundo efecto en nuestro estado de ánimo. Esto es otra interesante área para nuevas investigaciones. Un estudio reciente muestra en tomografías cerebrales los efectos de grasa llevada directamente hasta los intestinos cuando a los sujetos se les mostraron imágenes y fueron expuestos a música diseñada para provocar tristeza. Los individuos que recibieron inyecciones de ácidos grasos tuvieron reacciones de tristeza menos dramáticas que quienes recibieron inyecciones de solución salina.[8]

- Abundan las evidencias que relacionan los trastornos digestivos, como náusea, dolor abdominal, diarrea y otros síntomas gastrointestinales, con la migraña. Dichas molestias digestivas ocurren con frecuencia entre los episodios de migraña.

A veces se llama a los intestinos el segundo cerebro, pero en mi opinión ambos son parte del mismo cerebro. De hecho, en un feto el tejido que se convierte en el sistema nervioso entérico y el tejido que forma el cerebro tienen el mismo origen, ambos se desarrollan a partir de las células de las crestas neurales. En realidad no deberían de ser considerados como sistemas separados.

Cómo el intestino permeable conduce al cerebro permeable

Esta sección puede resultar algo complicada de leer, pero te pido que me tengas paciencia si realmente quieres entender desde el punto de vista científico cómo algo aparentemente inofensivo, como la digestión, puede resultar en una grave disfunción cerebral. Como neuróloga,

QUÍMICA CEREBRAL EN TUS INTESTINOS

El sistema nervioso entérico secreta más de 30 neurotransmisores, como serotonina, dopamina, glutamato, norepinefrina y óxido nítrico; estas sustancias químicas son las mismas que el cerebro usa para comunicar pensamientos, ideas y estados de ánimo, así como para almacenar recuerdos. Dos neurotransmisores secretados por el SNE que son particularmente importantes y sobre los que vale la pena hablar más son la acetilcolina y la norepinefrina.

- **Acetilcolina:** En los intestinos, estimula las contracciones de los músculos lisos, aumenta las secreciones intestinales, secreta hormonas y dilata los vasos sanguíneos, pues un buen flujo sanguíneo es indispensable para una correcta digestión. Forma parte de la respuesta del sistema nervioso parasimpático en el nervio vago, que le indica tanto al cerebro como a los intestinos que pueden relajarse porque todo está bien, ¡nada de qué preocuparse! Así los intestinos pueden concentrarse en la digestión.
- **Norepinefrina:** Tiene el efecto contrario a la acetilcolina. Es parte de la respuesta del sistema nervioso simpático y manda la señal de "pelear o escapar" al cerebro y a los intestinos cuando se percibe algún peligro. Esta reacción de supervivencia bloquea la digestión, porque lo último que el cuerpo necesita cuando está amenazado es gastar su valiosa energía en digerir los alimentos. El estrés crónico, un aspecto tan común en la vida moderna, puede ser la causa de que haya norepinefrina en circulación con mayor frecuencia de la necesaria, afectando la digestión de manera crónica.

esto me fascina, pero la explicación es un poco técnica. Haré lo posible por hacerla clara y directa. Todo parte de los sistemas que el cuerpo tiene para proteger de manera natural al cerebro en tu cráneo y al cerebro en tus intestinos. Quiero que entiendas cómo funcionan esos mecanismos de defensa y cuáles son sus puntos vulnerables.

Ya mencionamos antes la *barrera hematoencefálica* (llamémosla BHE). Se trata de una barrera que mantiene los desechos dañinos que andan sueltos por todo el organismo apartados del sistema nervioso central (SNC), donde podrían causar grandes daños. La BHE se localiza principalmente en el cerebro y la médula espinal (tu SNC), y su base estructural son células endoteliales. Estas células se entretejen entre sí para formar una barrera física a lo largo de los canales que llevan al cerebro y a la médula espinal, de modo que esos órganos queden relativamente impenetrables e impermeables a las proteínas y moléculas no liposolubles. Esto impide la entrada de sustancias neurotóxicas al cerebro.

Sin embargo, la BHE no es completamente impenetrable. Algunas sustancias deben entrar al cerebro para nutrirlo y hacerlo funcionar, como la glucosa, los aminoácidos, las purinas, los nucleósidos y la colina. También algunos medicamentos pueden atravesar la barrera. En esencia, estas sustancias que el cerebro necesita tienen una "contraseña" que les permite el paso. Esta contraseña es regulada por las células gliales, que son como los porteros sacaborrachos de la BHE. Estas células gliales no solamente mantienen unidas las células endoteliales (bloqueando las puertas), sino que también producen factores antiinflamatorios de gran utilidad. Sin embargo, cuando dichas células son dañadas (si llega alguien que corre a los porteros) producen moléculas inflamatorias que aflojan las uniones y crean grietas en la barrera, aumentando la permeabilidad de la BHE.[9] Ésas son malas noticias para el cerebro, pues cualquier cosa puede pasar, por ejemplo, irritantes que pueden provocar inflamación cerebral y glóbulos blancos que pueden atacar las estructuras cerebrales y causar lesiones, lo cual sucede en enfermedades como la esclerosis múltiple.

No obstante, cuando trabaja de manera adecuada, la BHE es bastante efectiva. Las sustancias benéficas pueden pasar; las que no, son expulsadas por la BHE. Incluso el cerebro necesita sacar la basura, así que el exceso de neurotransmisores, hormonas, productos de desecho y otras sustancias que hay que eliminar atraviesan la barrera para abandonar el cerebro. Fuera de eso, la BHE mantiene al cerebro relativamente aislado de la sangre que circula por el resto del cuerpo.

Esto es de sobra conocido por la mayoría de los médicos, pero hay más sobre este tema. El cerebro intestinal, el sistema nervioso entérico, tiene un mecanismo protector similar, llamado *barrera hematointestinal* (abreviémosla BHI). La barrera hematoencefálica ha sido extensamente estudiada, pero sabemos mucho menos sobre la barrera hematointestinal. De hecho, la mayoría de los neurólogos ni siquiera sabe que existe y por lo mismo no se dan cuenta de que las sustancias que pueden afectar la BHI también pueden dañar la BHE. La mayor parte de esta información se encuentra en publicaciones especializadas sobre gastroenterología, que los neurólogos generalmente no revisan, a menos que busquen las conexiones entre el cerebro y los intestinos, como es mi caso.

La BHI tiene una estructura similar a la de la BHE, con células endoteliales entretejidas alrededor del tracto digestivo, en especial en las partes donde se encuentran los nervios del sistema nervioso entérico. En torno al SNE las células endoteliales forman una trama mucho más cerrada que en otras zonas del tracto digestivo. Tal como los capilares en el sistema nervioso central que conducen a la BHE, la BHI también incluye células gliales que mantienen fuertemente unidas a las células endoteliales, sellando los nervios y bloqueando el paso a las toxinas, productos de desecho y cualquier otra sustancia que pueda dañar al SNE. Es decir, actúan tal como los porteros sacaborrachos del cerebro, pero en el intestino.[10]

El problema con la BHI es que es más vulnerable a la entrada de sustancias indeseables que la BHE, y la razón es que el tracto digestivo *debe permitir que los nutrientes salgan.* La mayor parte de los intestinos deben ser semipermeables para permitir la difusión de nutrientes hacia el torrente sanguíneo. No deben dejar pasar moléculas grandes de alimentos (como el gluten) hacia el sistema circulatorio, pero están diseñados para darle energía al organismo con nutrientes extraídos de lo que comemos. Esto significa que la BHI debe simultáneamente proteger los tejidos del sistema nervioso y dejar salir los nutrientes de la comida para alimentar a todo el cuerpo. Este portero debe sacar a muchos tipos del local, sin dejar pasar a nadie más. Para lograrlo, la BHI debe ser multitareas y poner en marcha sistemas de seguridad altamente selectivos.

Sin embargo, la gran amenaza a la seguridad de la BHI es interna, no externa, como en la BHE. Lo que comes y las sustancias a las que te expones (drogas, medicamentos, sustancias químicas) ya están dentro del tracto digestivo. Los porteros no pueden hacer nada contra lo que pones en tu boca y eso hace que la BHI sea más vulnerable en su interior. Cuando los intestinos están expuestos continuamente a toxinas y compuestos que no existían antes en la naturaleza, como los conservadores químicos, los colorantes alimenticios, la comida altamente procesada, los refrescos y los alimentos que causan inflamación como el gluten y los azúcares refinados, la mucosa intestinal sufre de inflamación crónica, la apretada trama de la BHI se afloja y se vuelve permeable a lo largo del intestino, de modo que ya no protege eficazmente al SNE.

Eso se convierte en un problema porque cuando la mucosa intestinal se hace demasiado permeable no solamente deja pasar partículas de gran tamaño y sin digerir hacia el torrente sanguíneo —lo cual provoca una reacción desmesurada del sistema inmunitario—, sino que permite que toxinas como el LPS (lipopolisacárido, una endotoxina inflamatoria liberada por las bacterias gram negativas al morir) penetren en la capa submucosa y lesionen las células gliales que protegen el SNE. Cuando las células gliales son dañadas el SNE pierde su protección y también se lesionan los nervios del SNE que coordinan todos los procesos necesarios para la digestión normal,[11] con lo que el organismo no nada más sufrirá de intestino permeable, sino de daño nervioso y disfunción nerviosa. Esto es "daño cerebral" para el SNE y es tan devastador para el tracto digestivo (y todos sus procesos, incluyendo la digestión y la absorción de nutrientes) como una lesión de la médula espinal lo sería para tus brazos y piernas.

En cuanto a la conexión con el cerebro, una vez que se sufre de intestino permeable y daño al SNE, el cerebro en la cabeza también está en riesgo. Las mismas partículas inflamatorias que traspasan la BHI, una vez que escapan del intestino y viajan hacia el cerebro por el torrente sanguíneo, pueden tener un efecto similar en la barrera hematoencefálica, atravesándola y entrando al cerebro. Por supuesto, no es deseable que estas dañinas partículas anden sueltas en el sistema circulatorio, pero una vez que llegan a la sangre pueden ir a cualquier zona del cuerpo y con frecuencia atacan al cerebro. Por eso es que suelo decir que el intestino permeable lleva al cerebro permeable. Al romper la barrera protectora del cerebro pueden surgir todo tipo de disfunciones y trastornos degenerativos.

En conclusión, la salud intestinal refleja la salud cerebral, y las disfunciones intestinales pueden resultar en disfunciones cerebrales, y ahora entiendes esa conexión. Considero a los nervios intestinales el "canario en la mina de carbón" de los nervios cerebrales. Lo que le suceda al SNE en los intestinos puede llegar sucederle a las neuronas en el cerebro, después de cierto tiempo. Por eso es que puedo tratar a un paciente con Parkinson y revertir procesos de la enfermedad concentrándome en mejorar su digestión. Si no reparas los daños intestinales, el cerebro no puede sanar. Si curas el intestino se detiene el daño cerebral en el SNE y así el cerebro que reside en el cráneo tiene oportunidad de recuperarse.

La relación entre la linfa y el cerebro

Los ganglios linfáticos se encuentran por todo el cuerpo, ayudando al sistema inmunitario y en la eliminación de desechos; la única parte del organismo donde la ciencia occidental siempre había creído que esos valiosos ganglios no existían es el cerebro... hasta ahora. Un estudio reciente que podría cambiar dramáticamente la manera en que los neurocientíficos comprenden las funciones cerebrales[12] reveló que un grupo de investigadores descubrió ganglios linfáticos funcionales recubriendo los senos durales del cerebro. Previamente, los científicos sabían que había células inmunitarias en el cerebro, pero no entendían del todo cómo llegan hasta ahí. Ahora que sabemos que sí hay un sistema linfático en el sistema nervioso central, podemos comprender mejor la capacidad del cerebro tanto para dejar pasar células inmunitarias como para dejar salir los desechos.

Este descubrimiento ha sido un gran paso adelante para la neurociencia occidental, pero la medicina ayurvédica lo entendía desde hace muchísimo tiempo. En específico, los médicos ayurvédicos con frecuencia explican que muchos trastornos neurológicos se deben a que el cerebro no es capaz de desintoxicarse adecuadamente. Antes de mi entrenamiento ayurvédico, cuando solía llevar a mis pacientes a que los atendieran especialistas en Ayurveda, a cerca de la tercera parte de los que tenían esclerosis múltiple les decían que sus cerebros no estaban drenando los desechos de manera eficaz. Yo todavía no sabía de los ganglios linfáticos cerebrales (nadie lo sabía en la comunidad médica occidental), así que no comprendía cabalmente a qué se referían. Ahora lo entiendo todo. Muchas de las plantas curativas que estos médicos suelen recetar para los problemas neurológicos facilitan el drenaje linfático, en especial el polvo de manjistha (*Rubia cordifolia*). Ahora encuentro el sentido de esa prescripción, y no me sorprende. Es un ejemplo más de cómo apenas comenzamos a descubrir lo que la sabiduría ayurvédica indica desde hace siglos.

El microbioma: tu cómplice para encenderte

Hay un jugador más que debemos considerar, y es uno de los principales, que además despliega estrategias en su propio provecho, mientras tú y tu sistema nervioso central y tu sistema nervioso entérico tratan de ponerse de acuerdo. Es precisamente un cómplice de tus sistemas nerviosos, en especial el entérico. Tiene una enorme influencia en casi todo lo que haces, aunque está compuesto esencialmente de pequeños alienígenas que en un principio no formaban parte de tu cuerpo, pero residen en él: se trata del microbioma.

El *microbioma* es la comunidad bacteriana que vive en tu tracto digestivo, primordialmente en el colon o intestino grueso. Cada uno de nosotros tiene entre un kilo y kilo y medio de bacterias en dicho sitio; bacterias que no provienen de nosotros y técnicamente no forman parte de nuestro organismo. En el Instituto de Medicina Funcional suele usarse una metáfora que dice que en un gramo de excremento hay más bacterias que estrellas en el universo conocido.[13] Si bien esta comparación no es técnica ni matemáticamente exacta, se acerca a la realidad y nos ayuda a comprender la inmensa cantidad de bacterias que nos habitan. Y puesto que cada uno de esos microorganismos tiene su propio ADN, significa que tenemos mucho ADN microbiano no humano en nuestro cuerpo, ejerciendo una influencia constante y persistente. Lo interesante es que esta comunidad bacteriana no está ahí nada más ayudándonos amablemente a digerir nuestros alimentos, sino que tiene un enorme impacto en la función intestinal y, por extensión, en la función cerebral.

El microbioma (a veces se le llama *flora intestinal* o *bacterias intestinales*) aparece últimamente con frecuencia en las noticias científicas porque los científicos están fascinados estudiándolo y comprobando su inmenso impacto en casi todos los aspectos de nuestra salud. Ahora sabemos que el microbioma es bastante activo tanto de manera benéfica como intrusiva. Quizá hayas oído hablar de bacterias intestinales "buenas" y "malas", aunque en realidad hay tres tipos: "buenas", "malas" y "neutrales", o en términos más técnicos y descriptivos: "simbióticas", "parásitas" y "comensales". Esto significa que ciertas bacterias, a las que calificamos como "buenas", han evolucionado para establecer una relación simbiótica con el cuerpo humano. Lo que es benéfico para ellas también es bueno para nosotros, y viceversa. Ellas nos ayudan produciendo vitaminas, enzimas digestivas, hormonas y otros compuestos que mejoran la digestión y la asimilación de nutrientes, apoyan las funciones de varios órganos e incluso el funcionamiento cerebral.

Otros tipos de bacterias son neutrales, habitan en nosotros y, si bien no son de gran ayuda, tampoco causan daños (al menos hasta donde sabemos); son una especie de gorrones, pero su presencia no parece costarnos nada. Finalmente, tenemos bacterias que no han evolucionado con nosotros, las calificamos como "malas" y, aunque no son parásitos en el sentido en que la mayoría de los doctores piensan en un parásito como las lombrices o las sanguijuelas, sí entran en esa definición porque viven dentro de nosotros y se benefician a nuestra costa. Son organismos oportunistas y lo que los beneficia nos afecta, pues se alimentan de sustancias que dañan nuestra salud, como el azúcar o las grasas en exceso. Los subproductos de lo que consumen son tóxicos para nosotros y lo peor es que nos fuerzan (bioquímicamente) a sentir antojos insaciables de más azúcar y más grasa, en especial de comidas altamente procesadas, de las que pueden extraerlos con mayor rapidez y facilidad.

Últimamente se han realizado numerosos estudios sobre cómo las bacterias intestinales controlan nuestros antojos, nuestro peso e incluso (al menos en parte) nuestra personalidad. Las bacterias malas que buscan multiplicarse y disminuir la población de las bacterias buenas han logrado encontrar la manera de manipular a su huésped (nosotros) para su beneficio y supervivencia enviando sus propias señales al cerebro; señales que gritan "¡come algo dulce, ya!" o "¡necesitamos papas fritas!" Además pueden hacerte sentir terriblemente mal hasta que cumples sus exigencias; esto lo consiguen mediante neurotransmisores que producen y mandan al cerebro, sustancias que pueden hacerte sentir deprimido, ansioso y amplifican la sensación de antojo hasta que se vuelve imposible de ignorar. Suena como ciencia ficción, pero los estudios lo demuestran cada vez con mayor claridad,[14] y cualquier persona con una adicción a la comida puede dar testimonio de cómo los antojos parecen apoderarse de su mente. Comen con la sensación de no estar en control de su conducta, y es cierto. No la controlan, son dominados por las bacterias en su intestino. Esto es parte del proceso por el cual los seres humanos pasamos por la neuroadaptación y nos volvemos adictos a cierto tipo de comida, ya que esas señales alteradas que provienen del microbioma contribuyen a los antojos y a esa sensación de dependencia de tales alimentos. Cuando las bacterias en tu intestino quieren determinada comida para sí, tú sientes que la necesitas también.

Por ejemplo, un interesante estudio ha mostrado que cuando el microbioma de ratones es modificado mediante trasplantes fecales, la conducta de los roedores cambia. Los trasplantes fecales son un área de investigación de vanguardia. Suenan asquerosos —bacterias fecales son trasplantadas de un organismo a otro—, pero es un método muy útil para modificar la composición del microbioma intestinal de manera inmediata. Los trasplantes fecales tienen un efecto dramático en la flora intestinal y en la conducta, como este estudio lo demuestra. Ratones con una conducta más activa y dispuestos a explorar recibieron trasplantes de ratones más tímidos, y a raíz del trasplante se volvieron más tímidos y menos dispuestos a explorar su entorno. A su vez, cuando se hicieron implantes fecales de ratones aventureros en ratones que hasta entonces se habían mostrado tímidos, comenzaron a portarse más audaces y curiosos, dejaron de esconderse en la oscuridad y exploraban nuevas zonas de sus jaulas.[15]

Resulta todavía más fascinante que la química cerebral de los ratones cambió después de los trasplantes fecales, pues los ratones aventureros presentaban más factor neurotrófico derivado del cerebro (FNDC), ya sea que fueran aventureros desde el principio o a resultas de los trasplantes de bacterias fecales. En cambio, los ratones tímidos, sin importar si lo eran desde antes o a partir del trasplante, presentaban menor cantidad de este químico beneficioso.[41] Es claro que el microbioma intestinal afecta la química cerebral, que a su vez afecta la conducta. Y tu SNE es quien debe tomar esas decisiones, pero con el apoyo de las bacterias beneficiosas y no de las dañinas.

Hay otro estudio igualmente interesante que vincula el peso corporal con la composición del microbioma. En 2015 la Sociedad de Enfermedades Infecciosas de los Estados Unidos reportó a través de *Science Daily* que una mujer había sido exitosamente tratada por una peligrosa infección de *Clostridium difficile* mediante un trasplante fecal de un paciente con sobrepeso. La mujer siempre había sido de peso promedio. El trasplante le salvó la vida, pero en los meses posteriores aumentó más de 15 kilos. El cambio en su microbioma, que lo volvió similar al de una persona con sobrepeso, cambió sus hábitos alimenticios y su peso corporal.[17]

No deja de sorprenderme lo mucho que cambian incluso los rasgos básicos de la personalidad con las modificaciones en la flora intestinal. Características negativas que creemos que forman parte de nosotros, rasgos que creemos incontrolables, suelen estar relacionados con desequilibrios en el sistema digestivo. Tuve un paciente, director ejecutivo de una compañía, de unos 60 años, un tipo agresivo y competitivo que estaba teniendo problemas de concentración. Cuando lo conocí, me dijo que parte de su problema es que era (perdón por el término) "un culero".

"¿De verdad? —le contesté—. Bueno, quizá pienses que lo eres, pero tal vez sólo sea un desequilibrio en tu digestión." Obviamente ser una persona desagradable no es una enfermedad, pero ¿podría su conducta estar vinculada con su microbioma? Yo creía que sí.

Y tal cual, después de seguir el plan de *Reprográmate*, un día llegó a mi consultorio y me dijo: "¡No lo puedo creer! Pero resulta que no soy el patán que pensaba. Estaba desequilibrado, eso era todo." Seguía siendo un tipo intenso, pero mucho menos impaciente, más enfocado, más flexible emocionalmente, más razonable.

Ten en cuenta que hay miles de millones de bacterias y cada una tiene sus propias preferencias y funciones. Idealmente, vivimos con un balance que nos funciona, compuesto de una mayoría de bacterias buenas y neutrales, que mantienen a raya a una cantidad limitada de las malas. Un organismo con una gran diversidad de bacterias siempre será más sano y fuerte porque una colonia de bacterias malas por sí sola no ejercerá una influencia tan grande. El problema empieza cuando las bacterias malas se multiplican en exceso, lo cual puede suceder debido a cambios en tu estilo de vida. En tan sólo 24 horas la población bacteriana de tu intestino puede modificarse dramáticamente según lo que hagas, lo que comas y qué tan relajado o tenso estés. Si alimentas a las bacterias dañinas con lo que les gusta (como azúcares refinados) y no alimentas a las buenas con lo que necesitan (como fibra vegetal), las bacterias malas se multiplican velozmente, superan a las beneficiosas y sentirás sus efectos de manera más marcada. Por fortuna, lo contrario también es posible: cambiar tu microbioma favorablemente en un día.

El microbioma también ha evolucionado para participar en tus procesos digestivos con aspectos útiles (como la producción de enzimas que ayudan a la digestión) y otros perjudiciales. ¿Recuerdas la falla de seguridad de la que hablé antes? Cuando las células gliales lesionadas aflojan las uniones celulares y permiten el paso de sustancias tóxicas al torrente sanguíneo, y de ahí hasta el cerebro. Uno de los efectos nocivos de ciertos tipos de bacterias malas sucede cuando mueren, pues las endotoxinas que se alojan en sus paredes celulares se liberan; eso provoca inflamación y daño a tus células gliales y contribuye al síndrome del intestino permeable y, por extensión, al del cerebro permeable. Mientras menos colonias de bacterias malas tengas, mejor, porque su presencia infecta nuestro cerebro con endotoxinas provenientes del intestino.

Estudios en este campo seguirán informándonos sobre esta compleja y multifuncional conexión cerebro-intestino; eso incluye mis propias investigaciones. Actualmente estoy trabajando con un grupo para llevar a cabo un estudio que muestre la relación entre el intestino y el cerebro y, en específico, cómo los principios de *Reprográmate* pueden cambiar para bien el curso clínico de pacientes con enfermedades neurodegenerativas. Quise centrarme en este tema porque gran parte de mis pacientes se quejan de lo mucho que les cuesta concentrarse, enfocar su atención. A veces se preguntan si sufren de trastorno por déficit de atención con hiperactividad en versión adulta, si se trata de ansiedad o depresión, o de síndrome premenstrual (SPM) grave. Se sienten aturdidos, faltos de energía y les cuesta dormir. Muchos de esos pacientes están en sus veintes o treintas y se quejan de síntomas de demencia, se aterrorizan porque creen tener Alzheimer temprano u otra enfermedad degenerativa. Cuando los veo, me digo que no es fisiológicamente posible que tengan demencia siendo tan jóvenes. Estaríamos en una gravísima crisis si gente de esa edad comenzara a presentar demencia y, no obstante, eso es lo que parece de acuerdo con sus descripciones.

Pero no es eso. Muchos de esos pacientes jóvenes que creen tener cinco o seis problemas neurológicos (desorden por déficit de atención con hiperactividad, demencia temprana, depresión, ansiedad, insomnio), que piensan que necesitan o ya consumen múltiples medicamentos, están ignorando por completo su primera tarea: sanar su digestión. Lo típico es que tengan un SNE disfuncional que les ha cedido el control a las bacterias oportunistas en su intestino, y ahora sufren de síndrome del intestino permeable y de cerebro permeable. Se encuentran en un estado inflamatorio tóxico y están prácticamente desnutridos. Incluso si comen alimentos saludables ya no pueden asimilarlos, y su cerebro ya no tienen una conexión sana con su SNE, que los lleve a preferir alimentos beneficiosos, así que el problema se agrava con el tiempo.

Sin embargo, el hecho es que la conexión cerebro-intestino existe, está comprobada, y no es necesario que esperes a que las escuelas de medicina le enseñen a la siguiente generación de neurólogos sobre este importante vínculo. Sabemos ya que las disfunciones en el microbioma intestinal pueden resultar en disfunciones cerebrales y usualmente así sucede, a menos que se intervenga antes de que la barrera hematocerebral sufra daños mayores y pierda su integridad.

Lo que el Ayurveda ha sabido desde siempre

No hay otro campo de estudio en el que la conexión entre el cerebro y el tracto digestivo sea mejor comprendida que la medicina ayurvédica, que enseña que la salud comienza en el intestino, y eso incluye la salud cerebral. Cuando empecé mi capacitación en Ayurveda, lo

¿LA CURA DEL ALZHEIMER?

Por primera vez, un estudio ha demostrado que una intervención personalizada y multifacética en el estilo de vida de pacientes con Alzheimer puede revertir la pérdida de memoria y otros síntomas de esta enfermedad y mantener esas mejoras a lo largo del tiempo. El estudio, conducido por el doctor Dale Bredesen en la UCLA y el Instituto Buck para la Investigación sobre el Envejecimiento, utilizó un programa terapéutico de 36 puntos que incluye una amplia variedad de cambios en el estilo de vida, entre los cuales hay muchos de los pasos que yo recomiendo en *Reprográmate*.[18] A continuación, algunos de los más relevantes:

* Consumir hierbas, especias y suplementos como la curcumina (extraída de la cúrcuma), ashwagandha y brahmi
* Reparación del tracto digestivo aumentando el consumo de bacterias buenas
* Reducción del consumo de alimentos que causan inflamación, como el gluten y alimentos industrializados
* Meditación
* Más horas de sueño
* Optimización de la higiene oral
* Ejercicio en moderación
* Ayuno de 12 horas entre la cena y el desayuno

Este estudio es significativo porque demuestra que es posible lograr un impacto real en enfermedades que antes se creían progresivas e incurables, mediante modificaciones relativamente sencillas en el estilo de vida.

primero que aprendí es que todo tratamiento, para cualquier trastorno, comienza por la digestión. Para el Ayurveda, el término *digestión* abarca todas las fases del proceso: absorción de nutrientes de los alimentos, eliminación de los desechos, desintoxicación de las toxinas residuales tanto de la comida como de subproductos metabólicos. En la medicina ayurvédica la fuerza que gobierna todo esto se llama *agni*. Ya había mencionado este término, pero aquí viene muy a cuento, y se trata del fuego digestivo. Es el combustible para la digestión, lo que quema nutrientes para obtener energía y procesar los residuos, y se localiza en el intestino delgado. Recuerda, estamos hablando de Ayurveda, y su percepción del cuerpo es distinta de la occidental. Ningún aparato puede detectar el *agni*, porque en realidad es sólo una manera de referirse a la energía corporal que se encarga de la digestión.

Otros tipos de *agni* en el organismo también se ocupan de distintas transformaciones, pues "digieren" tus experiencias físicas, emocionales y espirituales. Sin embargo, si el *agni* primordial de tu tracto digestivo no se fortalece, los otros *agnis* transformadores tampoco funcionarán adecuadamente. En otras palabras, hasta que tu digestión funcione bien, tu cerebro no podrá manejar e integrar de manera apropiada los demás aspectos de tu vida.

Es bastante simple, en realidad: cuando la gente mejora su digestión, defeca una vez al día y no se inflama después de comer, hay una notable diferencia en la manera en que "digieren" las experiencias de su presente, pero también las pasadas, como recuerdos de la primera infancia y traumas tempranos. En cuanto el fuego digestivo, el *agni* primordial, se enciende y funciona adecuadamente, el resto de los *agnis* pueden actuar, comenzar a enfrentar, procesar y finalmente dejar atrás cuestiones psicológicas que quizá lleven décadas "atoradas" en tu organismo. Imagínate si comieras un platillo que se quedara estancado en tu cuerpo por 20 o 30 años, hasta que finalmente pudieras digerirlo y eliminar sus toxinas y desechos. Así se siente cuando por fin puedes enfrentar y superar experiencias del pasado.

Las emociones y las cargas psicológicas pueden ser abrumadoras, incluso más que los trastornos físicos, sobre todo porque suelen suceder al mismo tiempo. La buena noticia es que no solamente están conectados en la parte disfuncional, sino también en su solución. Cuando se curan los aspectos físicos del cuerpo, los psicológicos normalmente son los siguientes en sanar, incluso suelen resolverse por sí mismos, con un esfuerzo mínimo. Los problemas que nunca creíste ser capaz de resolver se vuelven mucho más fáciles de manejar y superar, y eso es un gran alivio para muchos pacientes.

Así como los hábitos saludables y la pérdida de peso se vuelven casi espontáneos gracias al plan de *Reprográmate*, esta sanación psicológica se siente natural, espontánea. Incluso si la resolución no llega por sí sola, *Reprográmate* pone a la mayoría de mis pacientes en un estado mental gracias al cual finalmente son capaces de afrontar situaciones que han pasado años estancadas. Entonces deciden que están listos para ir a terapia o utilizar otros métodos para lidiar con problemas que han ocultado e ignorado por largo tiempo. Se sienten más receptivos y con mayor resiliencia. Y tú también puedes experimentarlo.

Ahora entiendes por qué tu intestino es más que el segundo cerebro del cuerpo. Es *el cerebro*, y está conectado de manera íntima e intrincada con el cerebro del cráneo. Son uno mismo, se comunican todo el tiempo, se mandan mensajes uno al otro, resuelven problemas y trabajan en equipo para mantenerte en equilibrio físico, mental, emocional y espiritual. Todo comienza curando la digestión y no se requieren tremendos esfuerzos. Es algo sistemático, es tan sencillo como encender tu fuego digestivo para que tu cuerpo funcione como debería, y todo lo que necesitas es darle un poco de ayuda y alimentarlo correctamente.

TERCERA PARTE

Enciende tu cuerpo

Capítulo 6

Las cuatro etapas

No existe una dieta universal, apta para todos, mucho menos una desintoxicación universal. La medicina occidental convencional tiende a aislar un síntoma y tratarlo de la misma manera en todos los pacientes, pero la medicina natural no funciona así. Nosotros individualizamos. Cada organismo es único: cada cerebro, cada tracto digestivo, cada bioquímica también, además de que cambian constantemente. En mi clínica personalizo los programas para cada paciente basándome en sus predisposiciones genéticas, en las condiciones de su salud, sus hábitos y estilo de vida, además de su perfil sintomático. En un libro obviamente eso es imposible.

Pero sí podemos adaptar ciertas herramientas de manera más individual. ¿Recuerdas el cuestionario sobre la "falsa grasa" que respondiste en el capítulo 4? Ésa fue la primera adaptación personalizada que usamos, y ahora quiero arrancar esta sección del libro con el siguiente método para adaptar el plan específicamente para tus necesidades. Ahora que sabes mucho más sobre el trabajo en conjunto que realizan tu cerebro y tu intestino, quiero ayudarte a determinar qué tan inteligente es tu SNE hoy en día. Esto tendrá un impacto directo en la rapidez con la que avances por las distintas etapas del programa. Seguramente has escuchado sobre las pruebas de coeficiente intelectual, quizá hayas realizado alguna: pues ahora harás una prueba de inteligencia digestiva.

Tu inteligencia digestiva

¿Qué tan inteligente es el cerebro en tu intestino? ¿Qué tan funcional es la conexión entre tu cerebro y tu intestino? ¿Qué tanto daño ha sufrido tu sistema nervioso entérico? ¿Qué tan difícil te será revertir las disfunciones y comenzar a sanar? Es tiempo de averiguarlo.

Tus resultados indicarán el número mínimo de semanas que debes pasar en cada una de las cuatro etapas de *Reprográmate*. Si tienes un intestino muy inteligente, harás rápidos progresos en el programa. Si tu inteligencia digestiva no es muy grande (es algo muy común, por favor no te sorprendas ni te ofendas si es tu caso), será mejor que te tomes el plan con calma y permitas que cada etapa realmente obre cambios en tu cuerpo, con un mínimo de efectos secundarios por la desintoxicación.

Cuestionario de inteligencia digestiva

Para responder cada pregunta, piensa en tu estilo de vida y tus síntomas durante los 12 meses anteriores. ¿Te sucede *nunca*, *raramente*, *a veces*, *frecuentemente* o *siempre*?

	N	R	A	F	S
1. Sufro de estreñimiento.	○	○	○	○	○
2. Me siento inflamado, especialmente después de comer.	○	○	○	○	○
3. Después de comer me siento congestionado o con flemas en la garganta.	○	○	○	○	○
4. Después de comer me dan agruras, reflujo o indigestión ácida.	○	○	○	○	○
5. Expulso muchos gases y flatulencias, en particular después de comer.	○	○	○	○	○

	N	R	A	F	S

6. Mi lengua está cubierta por una gruesa capa blancuzca, especialmente en las mañanas. ○ ○ ○ ○ ○

7. En la mañana me siento aturdido y sin energía, no tengo claridad mental. Me toma un rato sentirme realmente despierto. ○ ○ ○ ○ ○

8. Mi cuerpo se siente lento y pesado. ○ ○ ○ ○ ○

9. Me siento cansado en las tardes (a partir de las 3:00 p.m., más o menos), aunque haya dormido ocho horas. ○ ○ ○ ○ ○

10. Después de comer me siento sin aliento, como si algo no funcionara bien en mi cuerpo. ○ ○ ○ ○ ○

11. Me siento perezoso, desmotivado. No puedo sacudirme esta sensación de malestar constante. ○ ○ ○ ○ ○

12. Tengo la nariz y los pulmones congestionados y/o alergias crónicas. ○ ○ ○ ○ ○

13. Casi todos los días me siento aturdido. Ya no tengo la claridad mental que antes poseía. ○ ○ ○ ○ ○

14. Tiendo a escupir repetidamente, tengo un sabor desagradable en la boca. ○ ○ ○ ○ ○

15. Con frecuencia no le encuentro sabor a la comida, no siento auténtico apetito. ○ ○ ○ ○ ○

16. Siento el vientre adolorido, pesado, hinchado, como si cargara un peso todo el tiempo. ○ ○ ○ ○ ○

17. Me dan resfriados y otras infecciones menores con frecuencia. Parece que de todo me contagio. ○ ○ ○ ○ ○

	N	R	A	F	S
18. No defeco a diario, quizá cada dos días, incluso solamente una, dos o tres veces por semana.	○	○	○	○	○
19. Me quedo sin aliento con cualquier esfuerzo, como subir unas escaleras o caminar a paso veloz, y sé que no estoy tan fuera de forma.	○	○	○	○	○
20. El ejercicio o las actividades físicas en general me agotan, en vez de darme más energía.	○	○	○	○	○

Después de contestar todas las preguntas, calcula tu puntaje.

Tus resultados

Nunca	multiplica por 0	0 puntos
Raramente	multiplica por 1	puntos
A veces	multiplica por 2	puntos
Con frecuencia	multiplica por 3	puntos
Siempre	multiplica por 4	puntos
PUNTAJE TOTAL		puntos

50-80 puntos: Carril de baja velocidad - cuatro semanas por etapa. Tu digestión definitivamente necesita mejorar, pero no te sientas mal, esto es de lo más común. Cuando comencé a capacitarme en medicina ayurvédica, en la época en que sufría de terribles migrañas, mi puntaje estaba en este rango. La vida en el mundo moderno propicia la degradación digestiva y cerebral y muchos de mis pacientes entran en esta categoría antes de ser tratados. Te sugiero que te tomes el programa con toda calma. Confía en mí, es mucho mejor avanzar lentamente, de etapa en etapa, para conseguir un éxito duradero. Dedica cuatro semanas completas para cada etapa; quizá te parezca mucho tiempo, pero es el ritmo con el que los cambios se vuelven de verdad permanentes.

La gente tiende a pensar que mientras más pronto se avance en un programa, más efectivo demuestra ser, pero en realidad es al contrario. Los resultados rápidos pueden estar acompañados por efectos secundarios incómodos de la desintoxicación que pueden ser difíciles de manejar, incluso hacerte abandonar el plan. Con frecuencia, eso conduce a recaídas, con recuperación del peso perdido e incluso aumento adicional, además de aturdimiento y menor nivel de energía.

Otra cuestión importante es que en este programa cada etapa funcionará mejor si la fase anterior realmente tuvo oportunidad de hacer lo que debe hacer en tu organismo. Por ejemplo, si no corriges primero la digestión y el funcionamiento del sistema linfático, no podrás controlar de manera tan efectiva los antojos. Hasta que tu nutrición esté bien apoyada, no tiene sentido exigirle al hígado que trabaje más. Cada etapa es la base de la siguiente.

Créeme cuando te digo que hay una gran sabiduría en progresar paso a paso. Imagina que quieres construir una casa lo más rápidamente posible. No por eso vas a poner los cimientos con descuido, y no puedes erigir los muros si los cimientos no han fraguado correctamente y, por supuesto, no puedes amueblar ni decorar mientras no haya paredes y techos. De hecho, puedes alargar por más de cuatro semanas cada etapa, o dividirlas en dos partes, si te parece más cómodo. No hay prisa. La primera vez que hice este programa pasé dos meses en cada fase. Si te suena bien, lo recomiendo mucho. Los cambios pausados se vuelven hábitos permanentes, y tu cuerpo necesita tiempo para ajustarse y eliminar progresivamente las sustancias tóxicas que impiden o retrasan tu progreso. El objetivo de *Reprográmate* es que te deshagas de los desechos y del peso extra de una vez por todas, que nunca lo recuperes.

20-50 puntos: Carriles centrales - tres semanas por etapa. Tu intestino es de inteligencia promedio, pero sin duda podría mejorar, pues en su estado actual definitivamente afecta tu función cerebral y tu nivel de energía. En *Reprográmate*, tus síntomas de desintoxicación no serán tan severos como los de las personas con puntajes más altos, de modo que puedes moverte un poco más rápido, si así lo prefieres. Tampoco es que haya que ir a ese ritmo forzosamente, a mí me parece preferible el carril de baja velocidad. Avanza con calma, a tu aire, o sigue la recomendación para tu puntaje y dale tres semanas a cada fase. No vayas más rápido, eso sí.

1-20 puntos: Carril de alta velocidad - dos semanas por etapa. Buenas noticias: ¡tienes un SNE realmente brillante! Con este grado de inteligencia digestiva es probable que no estés tan lejos de tus metas de salud, peso y medidas, pero todavía necesitas un empujón para alcanzarlas y que tu SNE alcance el nivel de genio. Seguramente no experimentas demasiados malestares, pero aun así agradecerías una mayor claridad mental, más energía y poder deshacerte de los últimos kilos extra, los más resistentes. Después de *Reprográmate* serás menos susceptible a las influencias ambientales que hasta ahora pueden sacarte de balance fácilmente. Para ti es posible avanzar rápidamente y con dos semanas para cada etapa será suficiente; sin embargo, si puedes y quieres ir más despacio, adelante. Apodérate del plan, hazlo a tu ritmo.

No importa cuál sea tu puntaje, *Reprográmate* te ayudará a mejorar tu digestión y a que tu SNE se vuelva cada vez más inteligente. Si tu intestino es "tonto" por la mala digestión, no puede impedir que las bacterias malas reinen, controlando lo que eliges comer, tus antojos y tu estado de ánimo mediante neurotransmisores que mandan al cerebro. De ahí que te sea casi imposible seguir una dieta. El impulso de comer gran cantidad de alimentos que engordan y te enferman es tan poderoso que no puedes resistirlo, porque viene directamente de las bacterias dañinas en tu intestino, que lo hacen pasar mediante neurotransmisores a tu cerebro, a través del nervio vago. No se trata de una batalla de fuerza de voluntad, sino de una guerra bioquímica.

La respuesta para perder peso y recuperar tus funciones neurológicas es volver más inteligente a tu intestino sanando y volviendo a equilibrar el SNE. Una vez que se logra esto, el mismo SNE es capaz mantener a raya los antojos y otros efectos negativos de las bacterias oportunistas de tu intestino. La mejor manera de conseguirlo es volver a encender los motores de tu sistema digestivo, alimentar a las bacterias beneficiosas para que sobrepasen a las dañinas, mejorar la asimilación de nutrientes, de modo que tu cuerpo pida alimentos ricos en nutrientes para que el SNE pueda sanar y vuelva a trabajar adecuadamente. Y justo eso es la misión de *Reprográmate*.

Cuando la pérdida de peso se vuelve espontánea

A medida que tu intestino se vuelva más inteligente, recuperará su comunicación con tu cerebro, los mensajes serán más fuertes y claros, de modo que tu mente consciente empiece a recordar y entender qué alimentos son tóxicos. En cuanto tu SNE comience a recobrar el control, tu organismo responderá de modo apropiado cuando comas algo tóxico o dañino y te hará sentir incómodo y con náuseas. Tu cuerpo tratará de eliminar esa comida lo más pronto posible, incluso puede que sientas ganas de vomitar, diarrea o dolor estomacal. Comenzarás a experimentar este rechazo natural de la comida chatarra durante el programa de *Reprográmate*, y precisamente debido a esto es que no será necesario un esfuerzo de voluntad para que pierdas peso. Será algo espontáneo, porque tu cuerpo rechazará los alimentos que te hacen engordar.

Alimentos que podías comer y se te antojaban cuando tu intestino era "tonto" y las bacterias dañinas estaban a cargo ya no serán tolerados, y es entonces que el verdadero cambio en tu dieta podrá darse: cuando la comunicación entre tu intestino y tu cerebro ya no esté "secuestrada" por las bacterias dañinas. En cuanto tu SNE recupere el control, tus antojos se irán normalizando porque el SNE y tus bacterias benéficas trabajarán en conjunto por el bienestar de tu cuerpo, no para las bacterias oportunistas. Además, el SNE se volverá más eficiente para coordinar la desintoxicación y el proceso digestivo, pues será cada vez más inteligente.

En resumen, no necesitas mayor fuerza de voluntad, sino un intestino más inteligente. Por todo lo que he explicado hasta este punto, ahora sabes que es posible que seas inteligente en las demás áreas de tu vida, en tu carrera y en tu vida personal y sin embargo no seas capaz de cambiar tu manera de alimentarte. Y no es un defecto de tu personalidad. Es un defecto en tu microbioma.

Lo mejor es que si ya crees ser inteligente de la manera convencional, espera a que tu intestino lo sea y te sorprenderás. Para mí fue algo asombroso, pues siempre me creí bastante lista, pero en cuanto sané mi digestión me volví todavía más inteligente y creativa, y observo lo mismo en mis pacientes. Muchos de ellos emprenden nuevas carreras o son ascendidos al completar el plan de *Reprográmate*, fundan sus propias compañías, comienzan mejores relaciones personales y en general hacen grandes progresos. Un sistema digestivo disfuncional conduce a un cerebro disfuncional, mientras que un intestino inteligente lleva a un cerebro más inteligente y a una mejor calidad de vida.

Ahora que ya sabes cuál es tu ritmo ideal y el coeficiente intelectual de tu intestino, ¡estás listo para comenzar! Obtendrás mayores beneficios si sigues cada etapa del programa en el orden que indico. Cada componente del plan trabaja en conjunto con los demás para reparar la mucosa intestinal, alimentar a las bacterias intestinales benéficas, eliminar toxinas, reducir la inflamación, controlar los antojos de alimentos adictivos, normalizar la función cerebral y mejorar la asimilación de micronutrientes de los alimentos que consumas. A medida que avances de fase en fase, es importante que prestes atención a los cambios: cómo te vas sintiendo, qué transformaciones ves en tu organismo, cómo te saben los alimentos al principio y cómo, poco a poco, va cambiando tu paladar. Siempre que sea posible, trata de no comer siguiendo tus antiguas costumbres. Espera hasta realmente necesitar la comida, y si de verdad quieres algo, cómetelo. Y si te sientes menos interesado que antes en alimentos de los que te atiborrabas, respeta lo que el cuerpo te dice. Tu organismo está cambiando, se volverá más sensible a las consecuencias de tu estilo de vida y te avisará cuando algo no le hace bien.

Por último, espero que comiences este programa con una actitud optimista y de disfrute. Éste no es un régimen de negación, dolor y dificultades. Si bien es posible que experimentes algunos síntomas leves de desintoxicación, te ayudaré a que las molestias sean mínimas. El premio al final de *Reprográmate* es un cuerpo que se adapta con mayor facilidad a los cambios y una mente que se siente más atraída por un estilo de vida saludable, energético, con una constitución más vigorosa y un peso adecuado. Ahora sí, ¡hagamos que tu bioquímica trabaje para ti y no en tu contra! ¡Es hora de encender los motores de tu digestión!

Etapa Uno

Reactiva tus circuitos bioquímicos

En la Etapa Uno comenzaremos a hacer que el trabajo del colon y del sistema linfático sean más eficientes, para que puedan empezar a limpiar el *ama* acumulado por los canales de desintoxicación principales. Éste es un primer paso importante y una purga inicial de la capa más superficial de *ama* que afecta tu salud digestiva. Para lograrlo hay que abrir más los canales de desintoxicación a través de los riñones, así que comenzarás a orinar más de lo normal. No puedes eliminar el agua sucia si las tuberías están tapadas. También tu colon se volverá más activo que antes, a medida que alimentes el microbioma intestinal benéfico. No te preocupes, ¡te sentirás de maravilla!

Recuerda que no tienes que dejar de comer nada, ni comenzar a hacer ejercicio, *a menos que tengas ganas de hacerlo.* Si algo que antes acostumbrabas comer de repente ya no se te antoja o te cae mal, no lo comas, a ver qué tal te sientes.

Ahora vamos a desglosar cada elemento de esta etapa, para que sepas cómo hacerlo y por qué te pido hacer cada uno de estos cambios.

Cepillado en seco

El cepillado en seco es el proceso de exfoliación de la piel antes de la ducha cotidiana. Es distinto de utilizar un producto exfoliante con

---

LA ETAPA UNO EN RESUMEN

Implementa los siguientes pasos con el ritmo que tu puntaje en la prueba de inteligencia digestiva indica:

* **Cepillado en seco a diario.** Cepilla todo tu cuerpo en seco cada día antes de bañarte con un guante especial de seda cruda o con un cepillo especial para este procedimiento.
* **Bebe el té Reprográmate.** Prepara tu té Reprográmate cada mañana y bébelo a lo largo del día (la receta se incluye más adelante). Si sufres de "falsa grasa" por estancamiento linfático (véase el cuestionario en la página 109), añade media cucharadita de polvo de manjistha a la mezcla. Si padeces de gases e hinchazón agrega media cucharadita de semillas de fenugreco o alholva.
* **Toma triphala.** Toma 1 000 mg de triphala cada noche antes de acostarte con un vaso grande de agua a temperatura ambiente. Es más fácil encontrar este suplemento en forma de cápsula, pero si lo consigues en polvo también puedes mezclarlo con el agua. En la sección de Recursos puedes ver las marcas que yo uso y recomiendo.
* **Elimina desechos con fibra.** Consume fibra en días alternados, antes de acostarte: mezcla una cucharadita de semillas de linaza molidas en frío y una cucharadita de cáscara de psyllium (zaragatona o plantago) en un vaso grande de agua a temperatura ambiente y bébelo de inmediato. Puedes tomar tu triphala con esta bebida de fibra.

---

agua o en la regadera. En este caso, sin usar agua, debes masajear la piel de todo el cuerpo con un guante especial de superficie ligeramente rugosa, o con un cepillo adecuado. Los cepillos de este tipo se encuentran en tiendas naturistas o de implementos de belleza. En la medicina ayurvédica el cepillado en seco se llama *garshana* y tradicionalmente se usa un guante tipo mitón de seda cruda. Yo también prefiero el masaje con este tipo de guantes, que no son muy caros y se pueden comprar en línea. Uses lo que uses, el cepillado en seco tiene dos funciones principales:

1. Remueve las capas de células muertas en la superficie de la piel, para que las toxinas puedan eliminarse con facilidad. Recuerda que estamos destapando todas las vías estancadas, y las capas de células muertas de la piel pueden bloquear o reducir la eficiencia de las glándulas sudoríparas. Por sí mismas, estas células dérmicas muertas son un desecho corporal del que es recomendable deshacerse periódicamente.

2. El masaje estimula el sistema linfático, que se encuentra directamente debajo de la piel. El cepillado en seco es extremadamente importante para ayudar al drenaje linfático. Ya explicamos antes que el sistema linfático no cuenta con una válvula que impulse la salida de los desechos y no está conectado al corazón, así que la linfa solamente se mueve cuando tú la mueves. Si no hay actividad física, no hay impulso. Masajear manualmente la piel en dirección al corazón y a los ganglios linfáticos hace que la linfa fluya mejor y así aumenta el ritmo de desintoxicación de tu organismo. En esencia, lo que haces con el *garshana* es ayudar a que los residuos bioquímicos circulen por los canales que los llevan hasta los ganglios linfáticos, donde pueden ser eliminados adecuadamente. Una de las razones por las que la gente desarrolla problemas inflamatorios, como la artritis, tiene que ver con la acumulación de linfa. Otra condición que se agrava debido al estancamiento linfático es la celulitis, así que las zonas del cuerpo donde tengas más piel de naranja es donde debes reforzar el masaje linfático. Una vez que logres mover la linfa, el contenido de fluidos en tus células adiposas disminuirá y eso ayuda a reducir visiblemente la piel abultada de las áreas con celulitis.

Mi recomendación es que tu cepillado en seco dure entre cinco y diez minutos cada mañana antes de bañarte. Si te saltas un día de vez en cuando no pasa nada, pero el objetivo es que sí lo practiques al menos cinco o seis días cada semana. El procedimiento es el siguiente:

Masaje linfático garshana

1. Comienza con la piel seca y limpia. Sé que te pido hacerlo antes del baño, así que no tienes que estar reluciente, pero a lo que me refiero es a que la piel no debe tener cremas, aceites ni lociones.

2. Con un guante de seda cruda o un cepillo adecuado, masajea vigorosamente tus muñecas y codos con movimientos circulares, luego con movimientos largos desde los dedos hasta los hombros, tanto por la parte externa como la interna de los brazos, para dirigir la linfa hacia los ganglios de las axilas.

3. Masajea tu vientre y nalgas con movimientos circulares.

4. Masajea tus rodillas en forma circular, luego los muslos, con movimientos ascendentes largos y continuos, para dirigir la linfa hacia los ganglios que se encuentran en las ingles.

5. Sigue con los tobillos y los pies, masajeándolos en círculos. Termina con las pantorrillas, con movimientos ascendentes largos y continuos. La presión debe ser de mediana a firme.

6. Ya puedes bañarte. El agua no debe estar demasiado caliente.

El té Reprográmate

Esta infusión es fundamental para el programa de *Reprográmate*. Ayuda a sanar la mucosa intestinal, mejora la asimilación de los nutrientes y estimula el sistema linfático. Beberlo a lo largo del día ayuda a la correcta circulación y eliminación de los fluidos corporales, así que seguramente orinarás más, lo cual es un buen signo. A continuación te doy la receta de este té de agradable sabor:

☕ Té Reprográmate

Receta

Pon a hervir entre 4 y 5 tazas de agua en un recipiente de vidrio o acero inoxidable (que no sea de aluminio). Mientras se calienta, añade lo siguiente:

½ cucharadita de semillas de comino
½ cucharadita de semillas de cilantro
½ cucharadita de semillas de hinojo

Opciones adicionales:

Agregar media cucharadita de polvo de manjistha, si sufres de estancamiento linfático (contesta el cuestionario de la "Falsa grasa" en la página 109). Este suplemento se puede añadir al té ya preparado, pues se trata de un polvo y no es necesario colarlo.

Si padeces de hinchazón y exceso de gases, incorpora media cucharadita de semillas de fenugreco o alholva.

Añade al agua hirviendo un cubo de entre dos y tres centímetros de jengibre fresco y pelado si quieres aumentar tu *agni* (el fuego digestivo), pues encenderlo es particularmente difícil para algunos. Para un sabor más acentuado, deja el trozo de jengibre en tu termo; si quieres que el sabor sea suave o sufres de agruras, puedes colarlo junto con las semillas.

Deja que el agua hierva entre cinco y diez minutos con las semillas, dependiendo de qué tan intenso quieras que quede el sabor. Luego puedes colar el té y vaciarlo en un termo para mantenerlo caliente. También puedes usar un infusor especial para té, para facilitar la limpieza. Bebe el té a sorbos durante el día hasta que te lo acabes. Es preferible no endulzarlo, o usar muy poco piloncillo, miel de maple natural o azúcar de coco, hasta que te acostumbres a tomarlo solo.

Procura terminártelo antes de las seis de la tarde, para que no tengas que levantarte tantas veces a orinar durante la noche.

¿Adicto al café?

Nota para los amantes del café: no se preocupen, no está prohibido beberlo en este programa. Muchos pacientes me dicen que no están dispuestos a dejarlo, y no hay problema. Todo lo que te pido es que primero prepares tu té Reprográmate y bebas al menos una taza. Después de eso puedes tomar café, si todavía lo quieres. Nada más asegúrate de terminar todo el té al final del día. Si sueles beber más de una taza de café a lo largo del día, pon especial atención en cómo te sientes a medida que avances en el plan de *Reprográmate*. Muchos de mis pacientes que adoraban el café comienzan a darse cuenta de que los efectos de la cafeína, en especial cuando tomas más de una taza al día, ya no resultan placenteros. Si esto te sucede, escucha las señales de tu cuerpo y reduce tu consumo a una cantidad que te permita seguirlo disfrutando, sin provocarte ansiedad, temblorina o acidez estomacal.

El té Reprográmate es muy poderoso, por varias razones. Una de las más obvias es la temperatura. Piensa en cómo lavas los trastes muy sucios, siempre se limpian mejor con agua caliente. Y así como durante un tratamiento facial te aplican vapor para abrir los poros y poder limpiarlos mejor, el calor del té abre los canales de todo tu organismo para hacer más eficiente la eliminación de desechos.

El cuerpo es como una vasta red de caminos. Algunos son como carreteras interestatales de varios carriles. Otros son de doble carril, otros de más de uno, y también hay muchos más pequeños, como caminos de terracería. Esos caminos son tus venas y arterias principales, los canales linfáticos justo debajo de tu piel e incluso las microscópicas vías que conectan una célula con otra. Dichos canales incluyen los *nadis* (conductos por donde circula el *akasha* o éter en sánscrito) y *srotas* (vías por donde fluyen los nutrientes y se expulsan desechos) de la medicina ayurvédica, similares a los meridianos de la medicina china. Todos estos canales transportan fluidos como la sangre y la linfa, distribuyen nutrientes a los distintos órganos y eliminan desechos. Van de ida y vuelta desde el corazón, los pulmones, el hígado y las glándulas, hasta los más remotos rincones de tu cuerpo; de pies a cabeza, literalmente.

Con frecuencia, estos canales se tapan, como cuando el tráfico se congestiona o hay un derrumbe en un camino de terracería, y el simple calor del té actúa como vasodilatador, ampliando las venas, arterias y canales linfáticos para que todo vuelva a circular sin obstrucciones, como cuando se construyen carriles extra durante una obra o se amplían las cunetas.

La antigua sabiduría del calor

Siempre recomiendo a mis pacientes que tomen sus bebidas calientes, tibias o al menos a temperatura ambiente. Piensa en lo que pasa cuando metes las manos en agua fría o en la nieve: tus dedos se ponen blancos porque el frío reduce el flujo de sangre en esa área y los vasos sanguíneos se cierran. Cuando bebes líquidos fríos (refrescos, té helado, agua con hielos) pasa lo mismo con tu sistema digestivo, los vasos sanguíneos se contraen y la sangre no llega a esa parte del cuerpo. Además, los canales que llevan nutrientes y sacan los desechos también se cierran.

Eso es exactamente lo contrario de lo que buscamos: lo que necesitas es que la sangre fluya a tu sistema digestivo, para facilitar la digestión y la eliminación de desechos, y eso se logra con líquidos calientes —no solamente este té, cualquier bebida o alimento caliente— que abren los canales y ayudan a que todo fluya. Así que toma tu té calientito y pide siempre tu agua y tus bebidas al tiempo y sin hielo.

Por supuesto, no es solamente el calor lo que te beneficia, de otro modo, podrías beber cualquier otro té o simple agua caliente. La otra razón por la que este té es tan beneficioso es la mezcla de especias que contiene. El comino, las semillas de cilantro y el hinojo son tres de las especias más poderosas para estimular la digestión y el metabolismo, y para encender el *agni* de tu sistema digestivo, de modo que todo se ponga en movimiento.

- **Comino:** es un antiguo remedio para la indigestión, los gases y otros malestares estomacales. Rico en hierro, fibra y potentes antioxidantes, también estimula la producción de enzimas que promueven una mejor digestión. Varios estudios han demostrado que el comino alivia la inflamación de las membranas mucosas en el tracto digestivo y facilita las evacuaciones.[1]
- **Semillas de cilantro:** mejoran la digestión y tienen un agradable sabor anuezado, además de que sus propiedades aumentan con el calor. En la medicina ayurvédica las semillas de cilantro se usan para tratar numerosos trastornos intestinales, pues reducen la inflamación y alivian la indigestión, los gases y retortijones. Por si fuera poco, han demostrado inhibir la inflamación de las articulaciones asociada con la artritis reumatoide.[2]
- **Semillas de hinojo:** un remedio tradicional para los cólicos, el síndrome del colon irritable y otras dolorosas molestias digestivas, pues relajan los músculos lisos del tracto digestivo. También combaten los gases excesivos, la indigestión y ayudan a que el cuerpo queme más grasa. Contienen fitoestrógenos, que benefician a las mujeres con problemas hormonales, y disminuyen el apetito excesivo de una manera suave y equilibrada. El hinojo mejora el drenaje linfático para reducir la hinchazón y la "falsa grasa". Además puedes masticar algunas de las semillas que quedan después de preparar el té, para refrescar tu aliento.

Cuando este té se vuelve parte de tus hábitos cotidianos realmente te cambia la perspectiva. Al avanzar en esta primera etapa del programa comenzarás a sentir un agradable calor que se difunde por tu vientre: es tu *agni*, el fuego digestivo que por fin se vuelve a encender.

Es la energía que absorbe los nutrientes y ayuda a que el cuerpo los asimile, a la vez que desecha las toxinas y quema la grasa excesiva. Si tu digestión es débil, siempre tienes frío y te sientes aletargado, el té Reprográmate te ayudará porque aumenta tu *agni* y al mismo tiempo reduce la inflamación.

Por cierto, mis pacientes suelen compartir esta sencilla receta con sus amigos y familiares por su rico sabor y sus propiedades digestivas. Incluso algunos lo dan como regalo en las fiestas de fin de año. Te invito a que también compartas sus bondades con tus seres queridos.

Triphala

Ésta es una de mis partes favoritas de *Reprográmate*. El triphala es realmente lo más cercano que conozco a un remedio milagroso. Es fácil conseguirlo y se elabora con una mezcla de tres bayas deshidratadas y molidas, así que es un producto alimenticio natural, y los cambios que provoca en el cuerpo son impresionantes. Quizá recuerdes que mi familia solía comer esta mezcla de bayas, en forma de encurtidos, como condimento para la comida. Es difícil encontrarlas de esta manera, pero por fortuna se pueden comprar en forma de polvo, para que disfrutes de todos sus beneficios. Aunque el nombre quizá te parezca extraño, el triphala no es un remedio extraño ni peligroso, son simplemente bayas. Y la cantidad que contiene una cápsula equivale a menos de una baya fresca. En mi clínica solemos darles a los pacientes cucharadas de polvo de triphala, sin preocuparnos por una posible sobredosis, pues sería como una sobredosis de arándanos o algo así. Muy difícil que suceda.

El triphala es una fantástica combinación que tiene un suave efecto laxante, y es magnífico para limpiar el colon porque ayuda a sanar el recubrimiento mucoso y los nervios en el intestino, para que puedas volver a experimentar una peristalsis normal. En lugar de forzar a tu colon a expulsar su contenido, el triphala lo ayuda a reaccionar de manera natural. Tu intestino recuerda cómo debe trabajar porque el triphala cura sus lesiones. A diferencia de un laxante común, que debes seguir consumiendo por tiempo indefinido, puedes tomar triphala por un tiempo y luego hacer una pausa, porque ya habrá realizado su trabajo. Hablando de eso, yo he consumido triphala durante los últimos 15 años. No lo tomo por su efecto laxante, sino porque la vida es estresante cada día, y esa tensión manda muchas señales que interfieren con tu SNE. Por ejemplo, yo tengo que viajar con frecuencia. Cuando no puedo conseguir buena comida, los antioxidantes del triphala me ayudan a combatir las complicaciones digestivas que implican los viajes.

En su presentación más habitual, el triphala se mide en miligramos. Empieza con 1 000 mg al día; según la marca que compres, eso puede significar una toma de una o dos cápsulas cada noche, una hora antes de acostarte. La marca que yo uso y recomiendo es Organic Digest Tone Triphala Plus de VPK (en la sección de proveedores encontrarás mayor información). Si al transcurrir una semana no defecas una vez al día, aumenta tu dosis a 2 000 mg por día. Si al pasar una semana más todavía no ves cambios, puedes aumentar a 3 000 mg. Puedes consumir hasta 4 000 mg diarios sin mayor problema. Recuerda que el triphala es simplemente polvo de bayas deshidratadas.

Mientras más tarde el triphala en hacerte efecto, más lo necesitas y más tiempo debes pasar en la Etapa Uno de *Reprográmate*. El tiempo que tarda en actuar depende de tu inteligencia digestiva, de modo que si tu puntaje en el cuestionario correspondiente indica que debes pasar más tiempo educando a tu sistema digestivo, debes estar preparado para darle más tiempo al triphala para que comiences a sentir sus poderosos efectos. Es crucial que tu colon trabaje de manera eficiente para que puedas avanzar a las siguientes etapas del programa.

En cuanto tu digestión se regularice, notarás un cambio metabólico en tu cuerpo y comenzarás a desintoxicarte con mayor eficiencia.

El triphala ayuda tanto a la desintoxicación gracias a la triple acción de las tres bayas que contiene: amlaki (amla), haritaki y bibhitaki. Hablemos de cada una con mayor detalle.

Antigua sabiduría

El triphala es tan apreciado en la India que hay un viejo dicho que reza: "Aunque no tengas madre, si tienes triphala, no tienes de qué preocuparte". Quizá sea exagerado, pero es una indicación de sus poderes curativos y de fomento a la buena salud.

Amlaki (amla)

El amlaki (*Emblica officinalis*), también conocido como amla o grosella de la India, es uno de los antioxidantes más poderosos que se conocen y una de las plantas medicinales más importantes del Ayurveda. Su fruto es un excelente antiinflamatorio y febrífugo, con un suave efecto laxante, y actualmente está siendo estudiado por sus propiedades anticancerígenas.[3] Además es muy efectivo para estabilizar el nivel de azúcar en la sangre. Algunos estudios indican que es tan efectivo como los medicamentos por vía oral para el tratamiento de la diabetes.[4] Eso me parece impresionante.

Hay dos razones principales por las que el amlaki es tan bueno para combatir la diabetes. La primera es que ayuda a normalizar la glucosa en la sangre y estabiliza tu apetito y tu estado de ánimo, para que no pases por los altibajos que pueden disparar comilonas descontroladas. La segunda es que propicia el aumento de masa muscular, con lo cual el cuerpo regula el azúcar en la sangre con mayor facilidad. El amla comienza a transformar tu cuerpo incluso aunque no hagas ningún cambio en tu dieta o tu rutina de ejercicio. Me gusta el amla porque ayuda al hígado a trabajar mejor y también aporta antioxidantes al organismo para nutrirlo durante la desintoxicación. Adicionalmente, el amla ayuda a equilibrar la acidez de los alimentos y tiene un efecto alcalino en los tejidos corporales después de ser metabolizado, con lo cual ayuda a reducir el impacto de la inflamación. Es uno de los mejores suplementos que puedes añadir a tu rutina diaria, y consumirlo como parte de tu dosis cotidiana de triphala puede cambiar tu cuerpo de maneras muy profundas con el paso del tiempo.

Haritaki

El haritaki (*Terminalia chebula*) es una baya muy buena para remover toxinas del colon, así se crea un equilibrio más saludable de colonias bacterianas y se reduce la multiplicación de microorganismos que se alimentan de azúcar, al tiempo que se propicia el crecimiento de las bacterias beneficiosas. Un organismo con menos toxinas tiene un sistema inmunitario más fuerte y una mejor digestión. Lo mejor es que las investigaciones muestran que el haritaki tiene un notable efecto hipolipemiante, lo cual significa que ayuda a reducir la grasa, los niveles de colesterol malo y los triglicéridos, a la vez que ayuda a aumentar el colesterol bueno que te protege de las enfermedades cardiacas.[5] Un estudio sobre haritaki también demostró sus propiedades antibacteriales y antifúngicas contra patógenos tan peligrosos como *E. coli*, infecciones por hongos en la piel y sobrepoblación bacteriana en órganos internos que deriva en padecimientos como las úlceras crónicas.[6]

Bibhitaki

Finalmente, el bibhitaki (*Terminalia belerica*) es una baya que disuelve la grasa y abre tus canales linfáticos. La "falsa grasa" comienza a disiparse cuando la linfa se deshace de las toxinas y ya no es necesaria la acumulación de fluidos. El bibhitaki también combate las congestiones y es tradicional usarlo como remedio contra el asma y como expectorante para despejar los pulmones. Igual que el haritaki, tiene un efecto hipolipemiante, ayuda a reducir el colesterol malo y la grasa en el hígado y el corazón, aparte de que ayuda a bajar la presión sanguínea. Algunos estudios sugieren que incluso podría combatir el VIH y la malaria. Yo veo al bibhitaki como una especie de aspiradora de toxinas. En sánscrito hay un viejo refrán sobre esta baya, que dice que cuando lo tomas las enfermedades no pueden acercarse a ti.

Con esto resumimos las múltiples propiedades de este remedio prodigioso, el triphala. Si terminara en una isla desierta y solamente pudiera llevar un suplemento conmigo, sería triphala. Ayuda al organismo en tantos aspectos que es mi compuesto herbal favorito.

Suplemento de fibra

Otra adición a tu rutina cotidiana que comenzarás a incluir desde la Etapa Uno es el consumo de fibra. Es algo bastante común, mucha gente toma fibra para combatir el estreñimiento, pero la mayoría de la población ingiere mucho menos de lo que debería, ésa es una de las principales razones por las que la digestión lenta y el estreñimiento son problemas prevalentes para tantas personas. Las mujeres necesitan por lo menos 25 gramos de fibra por día, y los hombres mínimo 38 gramos, pero la mayoría de los adultos consumen un máximo de 15 gramos.

Hay una forma muy fácil de remediar esta situación, y no es necesario comer tazones rebosantes de cereal que sabe a madera. Cada tercera noche, además de tu triphala, toma una cucharadita de polvo de psyllium y otra de linaza molida en frío, bien disueltas en un vaso grande (355 ml) de agua tibia. Revuelve bien con una cuchara y bébelo de inmediato porque se espesa rápidamente. Es recomendable tomar a continuación otro vaso de agua. Eso es todo: en menos de un minuto has aumentado considerablemente tu consumo de fibra.

La razón por la que te pido que lo hagas un día sí y al otro no es porque la fibra puede interferir ligeramente con la absorción del triphala, así que es mejor que tomes triphala sólo en días alternados. De este modo seguirás obteniendo lo mejor de ambos suplementos.

No te preocupes por el sabor, que tiene un dejo anuezado y una textura algo granulosa, nada que no puedas soportar. Piensa en el grandioso efecto que tendrá en tu sistema digestivo. Al aumentar el bolo alimenticio todos los desechos se irán con él, y la eliminación será suave y natural, sin esfuerzos extra. Esta fibra también es beneficiosa para tu microbioma, con ella estarás fomentando el crecimiento de las bacterias buenas de tu intestino, que te ayudan a disolver la grasa y a escoger mejores alimentos cada vez. La fibra mantiene a raya a las bacterias malas, que prefieren comer azúcar, y así tu propio cuerpo las va descartando a medida que tu salud digestiva mejora.

Mejora tu tolerancia a la fibra

Se recomienda que las personas con deficiencia de fibra aumenten su consumo gradualmente, porque al principio tu flora intestinal está acostumbrada a más azúcar, grasa y harinas refinadas y no sabe qué hacer con grandes cantidades de fibra. Esto puede provocar efectos secundarios temporales algo desagradables, como gases e hinchazón; lo bueno es que la fibra es prebiótica (alimento para las bacterias buenas del tracto digestivo) y pronto desaparecerán las molestias. Sólo piensa que esos cambios son signos de que tu microbioma está recobrando el equilibrio. Para facilitar esa transición puedes comenzar con media cucharadita de polvo de psyllium y media de linaza molida. Pronto podrás tolerar más fibra y te sentirás de maravilla porque tu digestión ya no será lenta e incómoda.

Encendiendo tu cuerpo en la Etapa Uno: cómo te vas a sentir

Pronto te sentirás mejor, a medida que tu cuerpo elimine las toxinas que se habían acumulado por largo tiempo. Como aprendiste en el capítulo anterior, es posible que también experimentes algunos efectos secundarios menores de la desintoxicación (véase el Resumen de Desintoxicación de la Etapa Uno en la página 164) que pueden resultar algo molestos, pero son señal de que el proceso de cambio ya está en marcha. Cuando los desechos se vayan eliminando notarás que tu claridad mental aumenta y que tu sueño va a ser más profundo y reparador. Te vas a sentir más ligero y con más energía, pero también es posible que durante un tiempo te sientas más cansado, te salgan algunos brotes en la cara, quizá tengas algún dolor de cabeza o en las articulaciones.

Que no te desanimen esos efectos físicos y emocionales que son parte del proceso natural de desintoxicación. Recuerda que mientras tu cuerpo se deshace del *ama* acumulado, las bacterias dañinas se van muriendo y todo tu organismo se transforma. Cuando esos síntomas vayan desapareciendo, probablemente comenzarás a notar que tus antojos se modifican, puede que ya tengas menos ganas de comer azúcar, grasa y harinas refinadas. Incluso es posible que la comida procesada te sepa rara, desagradable, demasiado salada o empalagosa. De hecho, uno de los cambios más notorios que mis pacientes reportan es el desarrollo de aversiones a alimentos que antes ansiaban comer. Esto es un paso radical y es una clara señal de que tu SNE se está volviendo a comunicar contigo de manera sana, para decirte que está listo para seguir cambiando. Algunos pacientes me cuentan que antes de *Reprográmate* se comían una barra industrializada de chocolate y caramelo cada tarde, por hábito o antojo irrefrenable, y al avanzar en el programa de pronto les hace daño, les cae pesada. Otros me dicen que las hamburguesas de cadenas de comida rápida les provocan migrañas, aunque nunca antes hubieran detectado que eran disparadores de esos dolores de cabeza.

La desintoxicación reduce el tiempo que tarda un alimento en causarte reacciones, así que te resultará evidente si alguna comida te cae bien o mal. Entonces serás más capaz que antes de decidir evitar cierto tipo de alimentos, cuando te des cuenta de que las molestias que causan y sus consecuencias en tu cuerpo no valen el placer fugaz de comerlos. Numerosos pacientes en mi clínica comienzan desde el primer mes en el programa a rechazar la comida industrializada y otras cosas que los hacen sentir mal.

Esto pasa porque cuando el cuerpo ya no está saturado de toxinas se vuelve más sensitivo a todo lo que ingieres. Yo no soy quien te va a decir que debes dejar de comer caramelos y hamburguesas de cadena, pero si tu cuerpo te lo indica hay que escucharlo y actuar de acuerdo con cómo te quieres sentir. Esto es el principio de un nuevo nivel de conciencia corporal que nunca antes habías experimentado. Y prepárate, porque las cosas se van a poner todavía mejores.

Cuánto tiempo debes continuar

Gracias al cuestionario de inteligencia digestiva ya tienes una idea de qué tan rápido te conviene avanzar en el programa, pero eso es solamente una guía, en realidad lo mejor es seguir en esta etapa inicial hasta que tu cuerpo haya aprovechado al máximo sus beneficios. Una vez que hayas alcanzado un nuevo equilibrio y los síntomas de la desintoxicación disminuyan o desaparezcan, estarás listo para la siguiente fase.

RESUMEN DE DESINTOXICACIÓN DE LA ETAPA UNO

Tu desintoxicación en esta fase en realidad es leve, pero de todas maneras es posible que pases por ciertas incomodidades, como brotes en la piel, orina o sudor con un olor extraño, fatiga, dolores de cabeza, dolor en las articulaciones, irritabilidad y falta de claridad mental. Para combatirlos, adopta las siguientes estrategias:

* **Ve más despacio.** Añade solamente uno de los pasos durante dos semanas, antes de incorporar el siguiente cambio. Aunque se trata de ingredientes suaves y beneficiosos, si nunca antes te has desintoxicado o tu carga de *ama* es muy grande, tu organismo va a necesitar cierto tiempo para reaccionar y ajustarse.

- **Bebe mucha agua.** Además de tu té Reprográmate, debes tomar cuando menos otro litro (cuatro vasos) de agua simple al día, tibia o al tiempo. Tu cuerpo la necesita para deshacerse de las toxinas.
- **Aumenta tu consumo de fibra.** Si tu cuerpo ya se acostumbró a la dosis completa de psyllium y linaza, puedes aumentarla a dos cucharaditas de cada cosa y después de cierto tiempo, incluso a tres. La fibra absorbe las toxinas y se adhiere a ellas para que no se reabsorban y regresen al hígado, te ayuda a atrapar el *ama* antes de que se almacene y a eliminarlo de manera más eficiente. Solamente hay que hacerlo poco a poco y prestar atención al nivel de tolerancia que tu cuerpo te indique, igual que en los demás cambios a tu rutina.
- **Descansa más.** Aunque no puedas ver el movimiento interno de tu cuerpo, créeme, está trabajando muy duro. Así como necesitas descansar más cuando haces más esfuerzos físicos o mentales, también requieres más tiempo de reposo cuando el organismo está haciendo esfuerzos a nivel bioquímico. Irte a dormir una hora antes representará una enorme diferencia.

Etapa Dos

Acaba con los antojos
(no se requiere fuerza de voluntad)

Vamos a ir por más en la Etapa Dos, para controlar esos antojos de alimentos que dañan tu salud. Se trata de la comida adictiva de la que hablamos antes, la que dispara mecanismos de neuroadaptación para que te vuelvas dependiente de ella. Son productos que hacen que tu cuerpo regule a la baja sus receptores de dopamina, para lidiar con esos picos de estimulación que no son naturales. En esta fase vamos a ayudar a tu organismo a calmarse y reorientarse, para que puedas disfrutar alimentos naturales ricos en nutrientes, en lugar de que sean industrializados y estén repletos de químicos. A continuación sabrás cómo lo lograremos.

LA ETAPA DOS EN RESUMEN

- **Controla los antojos con ashwagandha.** Toma de 400 a 500 mg cada mañana con tu desayuno y cada noche antes de la cena. Procura que sea antes de las seis de la tarde.
- **Equilibra tu cerebro con brahmi.** Toma de 400 a 500 mg cada mañana con el desayuno y cada noche antes de cenar (procura que sea antes de las seis de la tarde). Recomiendo tomar brahmi y ashwagandha juntos, ya que actúan en sinergia.

- **Comienza el día con el jugo Reprográmate.** El jugo de vegetales recién preparado inunda el organismo con antioxidantes, vitaminas y otros fitonutrientes, sin la carga adicional de la fibra vegetal en crudo (que se queda en el extractor de jugos) y puede ser difícil de digerir cuando el intestino necesita sanar. Este jugo también puede ser una excelente respuesta a los antojos dulces por su concentración de nutrientes, ya que los antojos dulces suelen ser en realidad la señal de que el cuerpo necesita nutrientes. Tómalo antes del desayuno de tres a cinco veces por semana. Puede que después de beberlo ya no necesites mucho más de desayunar, observa cómo te sientes después de que te lo acabes. El jugo es más potente en los primeros 20 minutos después de prepararlo, pero si sabes que te dan antojos dulces a media tarde guarda un poco para esa hora. Seguirá siendo bastante efectivo cerca de las 2:00-3:00 p.m.
- **Salud y energía con el caldo reprográmate.** Este caldo reconstituyente ayuda a reparar el intestino permeable, además de nutrirte con su mezcla de vitaminas y minerales. Esto es esencial para que aumenten las reservas de nutrientes que te van a dar sustento mientras te desintoxicas, de modo que tu cuerpo funcione mejor y tengas más energía. El Caldo Reprográmate puede ser un complemento en tus comidas, pero no debe remplazar la del mediodía. Tu *agni* está en su punto más alto a esa hora, así que es cuando debes hacer tu comida más abundante. En la tarde, el *agni* aminora y puede ser que después de un tazón de caldo ya no sientas ganas de cenar nada más. Recomiendo este caldo como cena o para complementarla entre tres y cinco noches por semana. Si te gusta mucho también puedes agregarlo a la comida del mediodía.
- **Lleva un diario de antojos.** En esta etapa comenzarás un diario de tus antojos y colaciones, ya sean programadas o no, para volverte más consciente de tu manera de comer.

Continúa con los hábitos saludables de la Etapa Uno:

- **Cepillado en seco.** Cepilla todo tu cuerpo cada mañana antes de bañarte.
- **Prepara tu té Reprográmate** cada mañana, tómalo primero en ayunas y el resto a lo largo del día.
- **Toma triphala.** Mil mg de triphala en polvo cada noche, o más, si ya aumentaste la dosis en la Etapa Uno.
- **Toma fibra** un día sí y otro no. Antes de dormir mezcla una cucharadita de cáscara de psyllium en polvo y otra de linaza molida en frío (o la cantidad que llegaste a tolerar al final de la Etapa Uno) en un vaso grande de agua tibia y bébelo de inmediato.

Ahora repasemos con más detalle cada uno de los elementos que hacen esta etapa tan poderosa.

Una de las mejores maneras que conozco para normalizar la neuroadaptación indeseable en el cerebro es mediante el uso de una planta llamada ashwagandha, también conocida como gingseng de la India (hay que aclarar que no está relacionada con el gingseng, en realidad es pariente de la planta de tomate), muy popular en la India como remedio para el estrés, la falta de energía y los antojos, en especial de cosas dulces.[1] Los estudios demuestran que la ashwagandha ofrece numerosos beneficios, sin riesgos para la salud.[2] Es una de las pocas plantas *adaptógenas*[3] conocidas, lo cual significa que ayuda al organismo a adaptarse al estrés de una manera saludable y no disfuncional.[4] También fortalece al sistema nervioso agotado y tranquiliza las emociones. Es la hierba indicada para contrarrestar la ansiedad, la agitación, el estrés y el síndrome premenstrual. Una vez que tu intestino es capaz de absorberla adecuadamente, tendrá un efecto muy potente en tu cuerpo.

Ahora que ya ganaste la batalla del intestino, podemos comenzar la batalla por el cerebro.

A medida que tu cuerpo se desintoxica, comienzas a vivir en una nueva homeostasis, con menos inflamación y menor carga tóxica. Tu cerebro también se está transformando: ahora seguramente experimentas menos picos de dopamina y tu cerebro lo toma en cuenta. Si bien hay personas que tienen menos antojos desde que comienzan la desintoxicación, a veces sucede que hay un periodo inicial en el que se incrementan. Esto se debe a que al continuar con el programa de *Reprográmate* el impacto en tu cuerpo es cada vez más profundo y a veces el cerebro parece rechazar el cambio y trata de recuperar los viejos patrones que ya tenía establecidos, debido a la neuroadaptación. Por eso el papel de la ashwagandha en esta etapa es fundamental, porque ayuda a normalizar las funciones cerebrales en general.

Esto también te puede causar cierta confusión, ya que yo no prohíbo ningún alimento en este programa, y puede ser que sí se te antoje la comida chatarra y a la vez no quieras comerla. Es una sensación extraña, pero es una indicación de que tu cuerpo se está reajustando poco a poco. Si finalmente cedes al antojo y comes esos productos, pon atención en cómo te sientes después. Quizá pronto puedas darte cuenta de que la manera en que te hacen sentir no vale la pena por el placer momentáneo. Tal vez decidas que a fin de cuentas no quieres comerla, o puede que la comas, pero en menor cantidad. ¿Recuerdas que previamente hablamos de cómo las bacterias oportunistas en tu intestino pueden controlar tus antojos? Son esas colonias de bacterias malas las que mandan mensajes bioquímicos a tu cerebro para exigir los alimentos que ellas quieren, los que te llevaron al estado inflamatorio tóxico. La ashwagandha trabaja en conjunto con el cerebro para reconducir esos mensajes al buzón de correo no deseado. Esos antojos, que son parte del síndrome de abstinencia de los alimentos adictivos, y también consecuencia de la muerte gradual de esas colonias de bacterias dañinas que necesitan azúcar para sobrevivir, ya no se sentirán tan intensamente ni serán irrefrenables cuando cuentes con la ayuda de la ashwagandha.

Brahmi

La brahmi (*Bacopa monniera*) es otra hierba curativa común en la India. Es una planta rastrera que se multiplica con facilidad en terrenos propicios y sus propiedades se conocen desde la antigüedad. Su nombre viene de Brahman, la deidad hindú que representa la creatividad y la conciencia universal, y por eso no es coincidencia que la planta se consuma por sus beneficios para la función cerebral. Suele servirse cocinada como un vegetal, ya sea sola o en sopas, cruda en ensaladas o encurtida. En Estados Unidos y en México es más fácil conseguirla deshidratada y molida, en cápsulas, pero con sus mismas propiedades. Lo mejor es tomarla con la ashwagandha, ya que actúan en sinergia. El momento ideal para consumirlas es en la mañana y de nuevo en la tarde, antes de la cena, alrededor de las 6:00 p.m., cuando tendemos a sufrir una baja de energía y somos más susceptibles a los antojos.

Como neuróloga, me gusta la brahmi por sus efectos en el cerebro. En Ayurveda es considerada como un tónico cerebral porque equilibra las funciones cognitivas y, en específico, ayuda a normalizar la liberación de dopamina y a corregir los circuitos de placer que están sobrecargados y exhaustos. En Ayurveda usamos esta hierba para ayudar en el tratamiento de adicciones, mal de Parkinson, epilepsia y otras condiciones neurológicas. Sus efectos son a la vez suaves y evidentes. Esta planta es tan eficaz que muchos de mis pacientes me dicen que más o menos a la mitad del programa de *Reprográmate* finalmente son capaces de dejar de fumar, o deciden dejar el alcohol o las drogas recreativas. Esto es un afortunado efecto secundario de ese equilibrio en la bioquímica cerebral promovido por la brahmi.

Tradicionalmente, la brahmi también se usa para mejorar la memoria[5], la concentración e incluso el coeficiente intelectual. Es una hierba que te ayuda a tomar decisiones más inteligentes respecto a lo que comes, porque ayuda al cerebro a coordinar todas sus funciones. Ya que reordena los canales cerebrales, puede ayudar a mejorar los síntomas del mal de Alzheimer, del síndrome de déficit de atención, el autismo e incluso la adicción a las drogas. También ayuda a disminuir el apetito. Creo que es maravilloso que la naturaleza nos dé remedios para las adicciones, pero la brahmi no es solamente para las disfunciones cerebrales, sino para llevar al máximo el potencial de tu cerebro.

El jugo Reprográmate

Mientras la ashwagandha y la brahmi trabajan en tu cerebro, el jugo Reprográmate y el caldo Reprográmate ayudan a tu cuerpo. Los antojos a veces pueden señalar deficiencias nutricionales. En el mundo occidental el problema no suele ser ingerir suficientes calorías; sin embargo, sí lo es ingerir y asimilar los nutrientes necesarios. No es que estemos desnutridos, pero sí malnutridos. Puede ser difícil determinar cuándo un antojo viene de una necesidad orgánica real y cuándo es una reacción adictiva, pero tanto el jugo Reprográmate como el caldo Reprográmate son herramientas muy efectivas para combatir los antojos por malnutrición.

El jugo Reprográmate es un gran remedio para la malnutrición porque contiene un concentrado de vitaminas, antioxidantes y otros valiosos elementos de las frutas y vegetales que lo componen, en una forma fácil de digerir. La mejor manera de prepararlo es un extractor de jugos; si no tienes uno, creo que puede ser una gran inversión para tu salud. Si bien puede hacerse en la licuadora agregando agua, prefiero un extractor, en especial de los que muelen en frío, porque cuando el *agni* es débil es difícil procesar grandes cantidades de alimentos crudos. Retirar la fibra en esta etapa hará que los nutrientes de los vegetales sean más fáciles de asimilar y menos pesados para la digestión. No te confundas en relación con la fibra extra que tomas en las noches: las verduras crudas son difíciles de digerir y eso puede dificultar la asimilación de sus nutrientes. El jugo la facilita, ya que no tiene tanta fibra vegetal en crudo. El suplemento de fibra que tomas en la noche sirve para un importante propósito, que es atrapar las toxinas y arrastrarlas fuera del organismo.

Advertencia para pacientes con hipertiroidismo

Si ya te diagnosticaron hipertiroidismo o enfermedad de Graves, debes tener precaución al consumir ashwagandha y brahmi. Las dosis que recomiendo son bastante bajas, pero estas dos hierbas podrían incrementar la función tiroidea. Esto es positivo para personas con tiroides lenta (que es mucho más común), pero está contraindicado para quienes producen demasiada hormona tiroidea. Lo complicado de las recetas en la medicina ayurvédica para una condición aislada como el hipertiroidismo es que hay ocasiones en que usamos hierbas como ashwagandha y brahmi para tratarlo y otras veces en que no lo hacemos, pues debemos individualizar la prescripción basándonos en las necesidades de cada persona. Esto puede sonar contrario al sentido común, pero dado que estas hierbas tienen roles dinámicos en el organismo, coordinando el funcionamiento de varios órganos, para ciertas personas ayudarían a controlar ciertos aspectos del hipertiroidismo, pero para otras podrían agravarlos. Si tienes esta condición o lo sospechas, consulta a un practicante de Ayurveda capacitado para ver si es recomendable que tomes una dosis más baja de ashwagandha y brahmi, además acude con tu médico tratante para que monitoree tu función tiroidea mientras estás en este programa.

El jugo Reprográmate funciona mejor en la mañana, antes del desayuno o en la tarde, para contrarrestar antojos dulces. La regla general para que los jugos sean realmente saludables es combinar 90% de vegetales y 10% de fruta. Esa pequeña cantidad de fruta hace que el jugo tenga buen sabor, pero no contribuye a un alza repentina del nivel de azúcar en la sangre, lo cual puede suceder cuando ingieres el jugo de una fruta sin consumir la fibra que contiene cuando la masticas completa.

Aquí recomiendo dos distintas recetas de jugo, para distintos climas y estados de ánimo. En ambos casos hay que colocar los ingredientes en el extractor de jugos y beberlo inmediatamente, de preferencia, o bien toma la mitad y guarda la otra mitad en un recipiente hermético en el refrigerador, para combatir el bajón de energía a media tarde.

🥤 Jugo Reprográmate 1

Tómalo cuando te sientas ansioso, volátil, o lento y desmotivado. Esta receta también es buena para el otoño, el invierno y el comienzo de la primavera, o cuando estés en lugares de clima frío.

Para 1 porción

1 pepino
1 manzana sin semillas

1 puñado de espinaca desinfectada

¼ de col morada chica

1 zanahoria

1 betabel

1 limón (puedes usarlo completo si quieres, sólo córtalo en
cuartos antes de ponerlo en el extractor)

1 cubito de jengibre fresco pelado de 2.5 cm de lado

> **Opcional:** de media a una cucharadita de polvo de espiru-
> lina, disuelto en el jugo justo antes de beberlo. Su sabor es
> intenso, así que puedes comenzar con la cantidad menor e ir
> aumentando hasta una cucharadita.

Corta los vegetales en trozos adecuados para el extractor y, en cuanto el jugo esté listo, bébelo de inmediato. No recomiendo hacerlo en
la licuadora.

🥛 Jugo Reprográmate 2

Es preferible cuando te sientas irritable, con acidez o acalorado. Este
jugo también es recomendable en verano o cuando haga calor.

Para 1 porción

1 pepino

1 tallo de apio

1 manzana sin semillas

½ col morada chica

2-3 hojas de berza (kale)

1 puñado de hojas de cilantro desinfectadas

½ limón con todo y cáscara

> **Opcional:** de media a una cucharadita de polvo de espiru-
> lina, disuelto en el jugo justo antes de beberlo. Su sabor es
> intenso, así que puedes comenzar con la cantidad menor e
> ir aumentando hasta una cucharadita.

Corta los vegetales en trozos adecuados para el extractor y, en cuanto el jugo esté listo, bébelo de inmediato. No recomiendo hacerlo en la licuadora.

> Ambas versiones de este jugo contienen nutrientes puros y fáciles de asimilar y también ayudan a minimizar los efectos secundarios de la desintoxicación.

|◉| Caldo Reprográmate

El caldo preparado con huesos es un remedio tradicional para la gripe, pero también es un alimento muy nutritivo, remineralizador y antiinflamatorio.[6] Se prepara hirviendo huesos y otras partes del animal que también son muy ricas en nutrientes, con o sin carne. De manera general —y en especial cuando se busca bajar de peso—, la medicina ayurvédica no recomienda comer carne, salvo en forma de caldo, que es alto en nutrientes y fácil de digerir. El caldo preparado con huesos contiene minerales disueltos que alimentan al cuerpo malnutrido, sus aminoácidos le ayudan a reconstruir músculos y tejido conectivo. La glicina, en particular, ayuda a sanar la mucosa intestinal dañada y permeable; además hay ciertas evidencias de que la glicina tranquiliza la actividad cerebral e incrementa el estado de alerta. También es un desintoxicante, específicamente en el hígado.[7] El aminoácido prolina, que también se encuentra en este tipo de caldo, puede ayudar a limpiar las arterias de las placas que las obstruyen y limpiar la sangre. Finalmente, el tuétano de los huesos es fácil de asimilar y denso en nutrientes.

Muchas personas con sobrepeso sufren, paradójicamente, de malnutrición. Tenemos que corregir esta situación, si no, el cuerpo no tendrá los nutrientes necesarios para sanar por completo en la Etapa Tres de *Reprográmate*. El caldo Reprográmate es una de las mejores maneras de acabar con la malnutrición.

NOTA ESPECIAL PARA LOS VEGETARIANOS

Recibo muchas protestas de mis pacientes veganos y vegetarianos sobre el caldo Reprográmate. El concepto es difícil de asimilar para ellos y lo entiendo. Al principio también lo fue para mí, que había sido vegetariana hasta entonces, no me gustaba la idea de comer platos de origen animal. Sin embargo, a causa de mis problemas digestivos, mi propio médico ayurvédico me recomendó consumir caldos preparados con huesos para ayudarme a regenerar los tejidos intestinales. Protesté durante casi dos años, hasta que me di cuenta de que sí necesitaba ese apoyo extra. Finalmente cedí a la insistencia de mi doctor ayurvédico y los efectos fueron notables y profundos.

Hoy en día diría que soy 90% vegana. Mis excepciones son el lassi y el ghee (hablaré más sobre ellos en el libro), y el caldo Reprográmate cuando me siento exhausta. Lo uso especialmente como remedio cuando viajo, porque me agota mucho. Preparo mi caldo sólo con animales que fueron criados humanamente, con alimento orgánico, y antes de consumirlo digo una pequeña oración de gratitud en la que reconozco el intercambio de energía. Siento un profundo agradecimiento y honro el sacrificio que se hizo en mi nombre.

En la cultura occidental no vemos a la carne como un remedio, sino como un simple alimento cotidiano. Esto nos lleva a consumirla constantemente y en exceso, y no con los propósitos correctos. Según la medicina ayurvédica, el tuétano es uno de los últimos tejidos en formarse, así que es muy rico en nutrientes en una forma fácilmente asimilable. En contraste, la carne de tejido muscular es difícil de asimilar y requiere de una digestión potente. Si no tienes una buena digestión, a tu cuerpo le costará trabajo extraer los nutrientes de la carne de tejido muscular; en cambio, el caldo Reprográmate es de fácil asimilación y también promueve el crecimiento de las colonias bacterianas benéficas para tu salud.

Si bien sigue sin gustarme la idea de comer animales, el caldo Reprográmate es tan curativo y mineralizador que creo que vale la pena hacer una excepción. Si estás dispuesto a intentarlo, puede hacer una gran diferencia en la rapidez con la que tu intestino sane. Una vez que termines con el programa de Reprográmate y tu organismo esté fuerte y bien nutrido, no tienes que seguir consumiéndolo. Pero si aprecias sus resultados en tu organismo, sugiero que sigas consumiéndolo con cierta frecuencia en lugar de comer carne.

Con todo, si te opones moralmente a la idea de comer caldo hecho con huesos, por supuesto lo respeto y no exijo que nadie vaya contra sus ideas. A mí me tomó dos años decidirme, y no estoy de acuerdo con forzar a nadie a hacer algo que creen incorrecto. Si es tu caso, simplemente toma el jugo Reprográmate y sigue con el resto de las indicaciones para esta etapa.

Para el caldo, prefiero usar huesos de aves, porque los de animales más grandes tienden a concentrar más toxinas y el maltrato es más frecuente en animales de gran tamaño. Siempre que lo prepares con huesos de un animal saludable, de preferencia orgánico y alimentado con pienso vegetal o de libre pastoreo, tu caldo Reprográmate será terapéutico. Si es posible, usa también vegetales orgánicos.

Sugiero hacer el caldo en una olla eléctrica de cocción lenta porque cocinarlo a fuego bajo y lentamente es importante para extraer el tuétano y los nutrientes. También se puede hacer en una olla, en la estufa, pero como lo ideal es que hierva suavemente entre ocho y diez horas, la olla de cocción lenta es más práctica, para no tener que estarlo vigilando.

He aquí mi receta:

|◉| Caldo Reprográmate

1 carcasa de pollo o de un pavo (guajolote) pequeño,
   o bien entre 1.5 y 3 kg (según el tamaño de tu olla) de
   huesos carnosos, con su tuétano
2 cebollas partidas en cuartos
4 tallos de apio partidos en tres (puedes dejar las hojas)
2 zanahorias grandes partidas en cuatro
¼ taza de vinagre de manzana, por cada 1.5 kg de huesos
   (es preferible crudo y sin filtrar, como el de la marca
   Bragg's)
1 cucharada de sal del Himalaya o sal de Colima
   o de Celestún (sales minerales o marinas sin
   procesar)
Agua filtrada suficiente para llenar la olla hasta unos
   5 centímetros del borde

> **Opcional:** algunas patas de pollo, para que el caldo tenga
> más gelatina (solicítalas a tu pollero)

Coloca los huesos y los vegetales en la olla, riégalos con el vinagre, añade la sal y el agua. Cocina en la temperatura baja durante al menos 8 horas, idealmente 24 horas. Cuela los huesos y los vegetales y conserva el caldo en refrigeración hasta por una semana o congela en porciones individuales hasta por seis meses. Debes tener en cuenta que el caldo refrigerado se gelatiniza, pero vuelve a ser líquido al calentarlo. Puedes retirar la grasa de la superficie del caldo cuando se enfríe, si lo quieres más ligero, o dejarla si quieres un sabor más rico. Puedes congelar lo que sobre después de 3-4 días de comerlo refrigerado, para que no se eche a perder. Prepara una olla grande cada dos semanas y así siempre lo tendrás disponible para cuando lo necesites.

> Puedes tomar el caldo Reprográmate solo, pero yo lo prefiero como base para sopas, que pueden ser el primer tiempo de la comida del mediodía, o una cena ligera por sí mismas.

|◉| Caldo Reprográmate en sopa de vegetales

A veces se te antoja algo más sustancioso que el puro caldo. En ese caso, puedes agregarle más vegetales para convertirlo en una comida que te dejará satisfecho y bien alimentado. Para esta receta puedes usar cualquier verdura de hoja verde que tengas a la mano, o que sea de temporada.

> Para dos porciones, pero puedes duplicar o triplicar la receta si quieres prepararla por adelantado para la semana

1 taza de caldo Reprográmate
1 taza de agua filtrada
1 taza de vegetales de hoja verde picados (berza, espinaca, calabaza, ejotes, espárragos, brócoli, quelites)

1 cucharadita de especias al gusto (en la siguiente etapa del programa te daré la receta del polvo de curry Reprográmate, que es perfecto para esta sopa. Puedes ir a la página 186 para prepararlo de una vez. Necesitas alrededor de media cucharadita por porción)

Combina los ingredientes en una cazuela y llévalos a un hervor suave durante unos 10 minutos, hasta que las verduras se ablanden sin perder su color. Cómela directamente o muele en la licuadora para obtener una crema de verduras.

Comprar caldo de huesos

Si no tienes el tiempo o la inclinación de preparar tu propio caldo, puedes comprarlo de compañías que usen animales saludables y criados de manera sostenible. No uses caldo envasado o enlatado, por favor: no te alimenta realmente, pues contiene una proporción mínima de auténtico caldo de huesos y tuétano y con toda probabilidad está cargado de sodio y aditivos. Los caldos industriales no tienen nada que ver con el casero o con el que se hace en lotes pequeños con animales de crianza ecológica.

Diario de antojos

El paso final en esta parte del programa es comenzar un diario de antojos. No te voy a poner a escribir cada cosa que comes, pero sí quisiera que en un cuaderno o en la aplicación de notas de tu teléfono celular registres tus antojos. Todo lo que comes entre comidas, a qué hora te atacan esas ansias, qué tipo de comida se te antoja más y cómo te sientes en esos momentos. Esto es una excelente manera de descubrir los patrones en tus antojos, para que veas que no son tan azarosos. Esto te puede ayudar a combatirlos, incluso a prevenirlos: puedes tomar un vaso de jugo Reprográmate o un tazón de caldo Reprográmate media hora antes de tus momentos típicos de antojos más intensos.

Por último, esto te puede ayudar a identificar cuando los antojos son emocionales, para que puedas alimentarte con otras cosas que no sean comida. Si siempre tienes antojos cuando estás aburrido, solitario o molesto, lo que sucede es que tu cuerpo está tratando de resolver esa situación, y tú quizá malinterpretes sus mensajes. Éste es el formato que me gusta usar:

Fecha	Hora	Lo que se me antoja	Cómo me siento	¿Qué es lo que realmente quiero?

Tu cuerpo en la Etapa Dos: cómo te vas a sentir

Muchos de los síntomas de desintoxicación que puedes haber experimentado en la Etapa Uno desaparecen o se aminoran. Eso se debe a la mejora en tu nutrición, lo cual lleva a tus canales linfáticos a trabajar con mayor eficiencia para eliminar las toxinas. Te vas a sentir mejor y todo tu organismo empezará a funcionar como debe. Y será maravilloso. Si todavía no alcanzas esa sensación de bienestar, te recomiendo quedarte en esta etapa hasta conseguirla.

CALMANTE ANTIANTOJOS: CARDAMOMO

Una de las mejores cosas de la Etapa Dos es que no tendrás tantos síntomas incómodos como en la Etapa Uno. Estás alimentando tu cuerpo de una manera más integral, así que es muy probable que esos síntomas hayan desaparecido casi del todo. Aunque hay una excepción: los antojos dulces. Para ciertos individuos, los antojos dulces son excepcionalmente poderosos e irresistibles. ¡Son esas bacterias que se alimentan de azúcar y no quieren morir! Esta etapa está particularmente dedicada a reducirlos, pero puede ser que pases por crisis de antojos que pueden socavar tus mejores intenciones, especialmente para las mujeres con SPM. Cuando tu peso es normal y estás saludable, no pasa nada si te comes un bocadillo dulce, siempre que se trate de alimentos reales y no de comida chatarra. Pero si estás en el punto en el que sabes que el azúcar te va a descarrilar, prueba un truco que a mí me funciona muy bien: vainas de cardamomo.

Las vainas de cardamomo son una potente herramienta contra el azúcar, por lo cual sugiero tenerlas a la mano durante la Etapa Dos. La idea es usar las semillas enteras, con todo y la vaina que las contiene. Cuando sientas antojos a horas en que sabes que comer algo dulce te haría daño, pon una de las vainas de cardamomo en tu boca y chúpala hasta que el antojo ceda. Luego puedes desecharla. El cardamomo se conecta con tu sistema dopamínico de recompensa y sacia el antojo sin que consumas azúcar, que sobrecarga los receptores de dopamina. Busca cardamomo orgánico en tiendas de productos saludables o cómpralo en línea.

Las vainas de cardamomo te servirán incluso cuando acabes el programa de *Reprográmate*. Yo las uso en particular cuando tengo síndrome premenstrual, un momento natural de desintoxicación, pero durante el cual también puedes sentir mayor estrés y antojos de dulces y comida reconfortante. En mi caso, los antojos dulces son intensos, y también cuando viajo, así que siempre llevo cardamomo conmigo.

Para muchos, los antojos dulces atacan con más severidad entre las 2:00 y las 6:00 p.m. El Ayurveda tiene una explicación: es el momento del día en que el organismo está más débil y eres más vulnerable a las reacciones adictivas. Si es tu caso, además del resto de las sugerencias para esta etapa, puedes prevenir los antojos con esta aromática especia. Pon una vaina de cardamomo en tu boca antes de la hora en que regularmente ansías dulces y chúpala durante una hora, hasta que haya pasado lo peor. Si todavía sientes el antojo, puedes usar otra vaina. Quizá las primeras veces sigas queriendo comer cosas dulces. Si ya intentaste lo del cardamomo y el antojo persiste, adelante, come un dulce, pero fíjate si la cantidad que consumes va disminuyendo a medida que avanzas en esta etapa. Puede que la próxima vez ya no quieras comerlo.

Por cuánto tiempo continuar

Es extremadamente importante mejorar tu nutrición antes de pasar a la Etapa Tres. Si necesitas alargar un poco la Etapa Dos, más que mejor. En la Etapa Tres vas a darle una recarga de energía a los canales de desintoxicación del hígado y tu cuerpo debe haber almacenado los nutrientes necesarios para ese proceso, que ayudará a eliminar las toxinas con eficiencia. Los signos que te indican que estás listo para pasar a la siguiente fase son los siguientes:

- Tu nivel de energía es más alto, puede que sientas la necesidad de mayor actividad física.
- Tienes mayor claridad mental.
- Una reducción espontánea en la frecuencia e intensidad de tus antojos.
- Tu estado de ánimo es más estable, no sufre tantos altibajos a lo largo del día.

Etapa Tres

Enciende tu energía y quema la grasa

Ya barrimos y sacamos la basura. Ya nutrimos el organismo y controlamos buena parte de esos malditos antojos. Ahora es momento de actuar a nivel profundo. En la Etapa Tres de *Reprográmate* vamos a extraer los desechos acumulados hasta en el último rincón. Luego de barrer y sacar la basura ya se puede tallar la mugre incrustada, hablando metafóricamente. Nuestro segundo objetivo en esta fase es encender el fuego digestivo. Ya hemos hablado del *agni*, el fuego interno que quema la comida para obtener energía en el tracto digestivo e incinera las toxinas en el hígado. Lo deseable es que ambos fuegos ardan con fuerza y el cuerpo genere suficiente calor para obtener la mayor cantidad de nutrientes de la comida y sustentar el cuerpo durante la desintoxicación, así como para eliminar las toxinas con la mayor eficiencia. Es importante que ambos objetivos se lleven a cabo de forma simultánea, porque un fuego digestivo fuerte ayudará a quemar esos residuos y una hierba llamada guggul te ayudará a desecharlos con facilidad.

LA ETAPA TRES EN RESUMEN

* **Añade guggul.** Toma 500 mg en la mañana y otros 500 en la noche. Más adelante explicaré en qué casos debes aumentar o disminuir dicha cantidad.

- **Enriquece tu vida con el curry Reprográmate.** Prepara esta mezcla de especias en polvo cada mes y úsala para cocinar o disuelve en agua tibia de media a una cucharadita por día, como mínimo diario. Puedes consumir hasta tres cucharaditas por día, de preferencia divididas entre la comida del mediodía y la cena. También puedes usarlo en la mañana, si te gustan los desayunos salados.
- **Despeja tu intestino con jengibre.** El purgante de jengibre es un poderoso estimulante digestivo. Sólo debes masticar un trozo de este jengibre fresco especialmente preparado con la comida del mediodía y la cena. Si sufres de gases en exceso, estreñimiento e hinchazón, puedes aumentar a dos o hasta tres pedazos en cada comida. Si tienes acidez, reflujo, tiendes a desarrollar irritaciones y erupciones cutáneas o tienes un temperamento explosivo y colérico, es mejor que consumas el jengibre en forma de suplemento en cápsulas. En este caso, toma 500 mg con la comida y 500 mg con la cena. Observa si el suplemento eleva demasiado tu calor interno (la acidez, el reflujo, las erupciones y/o la irritabilidad empeoran), y si es así, es mejor que no consumas jengibre. No es para ti.

Continúa con las recomendaciones de las Etapas Uno y Dos

No abandones los hábitos que adquiriste en las etapas previas, pues cada uno te toma apenas unos minutos y pueden hacerse varios a la vez (tomar suplementos) o como parte de tus comidas o a la vez que realizas otras actividades (como beber tu té Reprográmate). Ahora quizá te parezca una larga lista, pero cuando ya son hábitos integrados a tu vida cotidiana no te quitan nada de tiempo.

- **Cepillado en seco** cada mañana cepilla tu cuerpo en seco antes de bañarte. Este procedimiento es todavía más importante en esta fase en que la desintoxicación se acelera, así que no lo olvides.
- **Bebe tu té.** Sigue preparándolo en las mañanas y tomándolo a lo largo del día.
- **Toma triphala** en la dosis a la que llegaste en la Etapa Dos, a menos que sea de menor a 1000 mg. De ser así, es buen momento para incrementarla a 1000 mg cada noche, porque tu colon va a tener trabajo extra en esta fase y te agradecerá la ayuda.
- **Toma fibra suplementaria** cada tercer día, la misma dosis que en la Etapa Dos, salvo que sea menos de una cucharadita de linaza y psyllium. Si es el caso, ya es tiempo de aumentar a una

cucharadita de cada ingrediente, para ayudar a expulsar todas las toxinas que vas a excretar en esta etapa.

- **Toma ashwagandha.** Sigue con la dosis de la Etapa Dos, pero si sigues batallando con los antojos puedes aumentar a 800, incluso 1 000 mg, dos veces al día.
- **Toma brahmi.** Igual que con la ashwagandha, continúa con la dosis anterior, aunque puedes aumentarla si sigues luchando contra los antojos y la neblina mental. Puedes tomar hasta 1 000 mg dos veces al día.
- **Toma jugo Reprográmate y caldo Reprográmate.** Sigue bebiéndolos para apaciguar los antojos y como suplemento nutricional. Si en esta etapa se agravan tus síntomas de desintoxicación, toma el jugo y el caldo cinco días a la semana, hasta dos veces al día. Mientras más nutras tu cuerpo, más fácil será desintoxicarlo.
- **Lleva tu diario de antojos.** Sigue registrando tus antojos y, si puedes, agrega una nota diaria sobre cómo te estás sintiendo a medida que tu cuerpo descarta el *ama* que llevaba mucho tiempo acumulándose.

Guggul

Junto con el triphala, el guggul (*Commiphora mukul*) es otra de mis armas secretas. Es el desintoxicante más poderoso que conozco, y cuando tu cuerpo está listo para usarlo puede lograr cosas increíbles. Si bien el triphala es necesario para apoyar la acción del guggul, este último es la superestrella. El triphala prepara tu organismo y el guggul es demoledor contra el *ama*.

En específico, el guggul mejora el poder desintoxicante del hígado al aumentar la cantidad de enzimas citocromo P450 en el hígado y al incrementar la secreción de las sales biliares que ayudan a eliminar la grasa del hígado.[1] Ése es el mecanismo que explica la antigua afirmación de que el guggul ayuda a bajar el colesterol y combate las enfermedades cardiacas y la obesidad. Muchos estudios han mostrado el poderoso efecto hipolipemiante del guggul.[2] El Ayurveda lo describe como una espátula que raspa el *ama* incrustado en los órganos. Es una metáfora visual de su funcionamiento bioquímico, ahora demostrado científicamente: el guggul aumenta las enzimas citocromo P450 en el hígado y así lo vuelve más eficaz en la eliminación de toxinas. El guggul también manda señales a los órganos para que movilicen esas toxinas para desecharlas. Entre esas toxinas están los lípidos acumulados en las arterias, que salen del organismo a través del hígado. Todas las toxinas que se han acumulado en lo profundo de tus tejidos son extraídas y metabolizadas. El guggul es la razón por la cual la Etapa Tres se centra en la desintoxicación intensiva, para la cual ahora estás preparado, después de completar las etapas Uno y Dos.

El guggul también ayuda a que tu cuerpo responda adecuadamente a los alimentos. Por ejemplo, el guggul arruinó el queso para mí. Después de empezar a tomarlo me di cuenta de lo mucho que me costaba digerir los quesos. Te podría suceder algo similar, si antes no ponías mucha atención en los alimentos que comías, ahora definitivamente lo harás. A mí me encantaba el helado de mantequilla de cacahuate con chocolate, pero después del guggul, con un par de cucharadas me daban náuseas. Era obvio que me hacía daño y así pude detectar otros alimentos que me caían pesados. Mucha gente vive así, comiendo y bebiendo cosas que les hacen daño, pero no relacionan una cosa con la otra. Hay que preguntarse: ¿por qué me dan dolores de cabeza cuando tomo vino?, ¿por qué me duele el estómago o se hincha cuando tomo leche o como queso?, ¿por qué sufro de acidez y reflujo cada vez que como carne? Todos ésos son signos de intoxicación y el guggul los vuelve evidentes.

Pero no te preocupes, al dejar de consumir esos alimentos y bebidas no lo sentirás como una pérdida. Cuando tu dopamina se normalice, ya no sentirás que la comida te controla. Tú no vas a perder nada. La comida (y las bacterias dañinas) es la que perderá su dominio. Lo más sorprendente es que dejarás de pensar en esos alimentos que antes inundaban tu mente y controlaban tus impulsos. Dejarás de añorar el pan, los dulces, el helado, el queso, el vino. Es impresionante.

Si revisas los estudios sobre el guggul, verás que las dosis son más altas que las que recomiendo aquí. El guggul es un desintoxicante tan poderoso que no quiero abrumarte con él, aunque ya estés en esta etapa de *Reprográmate*. Vas a empezar con la dosis más baja que sé que resulta efectiva, y es probable que quieras aumentar la dosis después de adaptarte a la Etapa Tres. Cuando los síntomas de la desintoxicación se atenúen puedes aumentar a 1 000 mg dos veces al día. No recomiendo dosis mayores sin supervisión. La mayoría de mis pacientes en el programa obtienen buenos resultados con 500 mg dos veces al día.

Guggul: advertencia para personas en tratamiento para normalizar la presión

Ya que el guggul aumenta la tasa de desintoxicación en el hígado, también puede incrementar la tasa del metabolismo del medicamento para la presión sanguínea. Sin embargo, el programa de *Reprográmate* suele bajar la presión. Ésa es una de las razones por las que no quiero que comiences con una dosis alta de guggul demasiado pronto. Si tomas medicamentos para controlar tu presión, ahora es el momento de que te hagan una evaluación médica. Si el doctor determina que tu salud está mejorando, puede que apruebe una reducción en la dosis de ese tratamiento o incluso te indique que dejes de tomarlo, pero por favor no tomes decisiones en ese sentido sin consentimiento médico.

Curry Reprográmate

El siguiente elemento en sumarse a la Etapa Tres es realmente delicioso. Pero además de su gran sabor, es la clave para encender tu *agni*, el fuego digestivo. Esto es crucial porque ahora que la desintoxicación marcha a todo vapor, necesitas un potente fuego digestivo para procesar todas esas toxinas y sacarlas de tu organismo. Puedes usar este curry en polvo en todos los platillos salados que desees (sopas, arroz, verduras salteadas, guisados, etc.). También puedes ponerlo en un salero para espolvorearlo en tu comida y darle más sabor. Si no quieres usarlo para cocinar, puedes disolverlo en media taza de agua tibia y beberlo antes o después de las comidas. Si tienes problemas con los antojos y los atracones, puedes beber esta mezcla desde 20 minutos antes hasta justo antes de comer. Si sufres más de mala digestión y asimilación, hinchazón, eructos, gases y somnolencia después de las comidas, toma el curry con agua al terminar de comer. Tómatelo rápido, porque tiene un sabor muy potente cuando no está combinado con los alimentos y puede ser demasiado intenso al principio.

Me gusta preparar este curry cada mes, que es lo que suele durar la receta que doy aquí, dependiendo de qué tanto lo uses. Procura consumir entre media y una cucharadita al día en las primeras semanas y luego aumenta entre media y una cucharadita dos veces al día.

Puedes moler las semillas que usas para tu té en un molino para especias, para máxima frescura, o comprarlas ya molidas. La mayoría de los ingredientes se encuentran en tiendas de abarrotes o de productos saludables. Si te cuesta trabajo encontrar amla en polvo, búscalo en línea, pregunta en restaurantes o en tiendas de productos de la India. El curry Reprográmate tiene un sabor exquisito que le dará a tu comida un toque exótico y grandes beneficios a tu salud. A continuación, mi receta.

|◎| Curry Reprográmate

8 cucharaditas de comino molido

8 cucharaditas semillas de cilantro molidas

8 cucharaditas de hinojo molido

8 cucharaditas de jengibre en polvo (si te cae pesado puedes reducirlo a 4 cucharaditas, pero recomiendo incluirlo de todas maneras, por sus grandes beneficios para la salud)

4 cucharaditas de cúrcuma en polvo

4 cucharaditas de amla en polvo

Combina todos los ingredientes con una cuchara y conserva en un recipiente hermético. Para cocinar, añade media cucharadita por porción. Por ejemplo, en una sopa para ocho personas hay que usar cuatro cucharaditas de este curry en polvo. No uses más, pues el sabor resultaría abrumador.

Recomiendo usar este curry para cocinar, de este modo es más fácil de asimilar. Es importante que saborees las especias que lo componen. Muchas de las "hierbas milagrosas" se venden en cápsulas, y está bien, pues su sabor es tan fuerte que la gente no lo toleraría de otro modo. Pero el curry Reprográmate es muy sabroso y al añadirlo a la comida se potencian sus propiedades. Tendrá un mayor impacto en tu cerebro, mejorará la coordinación cerebro-intestino y la secreción de enzimas digestivas porque percibirás su aroma y sabor de inmediato y con mayor potencia.

Hablemos de los componentes de esta fantástica combinación de especias. Desde la Etapa Uno ya sabes lo que el comino, las semillas de cilantro, el hinojo y el polvo de amla pueden hacer por ti. Ahora veamos cómo te ayudan el jengibre y el polvo de cúrcuma.

Jengibre

El jengibre es una planta con flores y su raíz (técnicamente su rizoma) ha sido utilizada por milenios en la cocina india y en otras cocinas tradicionales. Se sabe que es un eficaz remedio contra las náuseas y el vómito.[3] Tiene un efecto calmante en el tracto digestivo y puede disminuir los gases y los espasmos intestinales. También es un magnífico antiinflamatorio[4] gracias a sus principios activos llamados gingeroles, y hay estudios que sugieren que podría tener propiedades anticancerígenas.[5] Otra razón por la cual me gusta agregar jengibre en la Etapa Tres es que estimula el *agni*, el fuego digestivo. El jengibre estimula la secreción de enzimas digestivas que aumentan la capacidad del cuerpo para digerir los alimentos y asimilar sus nutrientes.

Cúrcuma

La cúrcuma es otra raíz, pariente del jengibre, y un principio activo de su extracto llamado curcumina es el más conocido por sus beneficios para la salud. En la India es tan común que la mayoría de la población la consume a diario. Hay numerosas evidencias científicas sobre sus propiedades, pues ha demostrado reducir el colesterol, el azúcar en la sangre para personas con problemas de glucosa sanguínea,[6] aliviar el dolor en pacientes con artritis,[7] calmar los cólicos menstruales y disminuir la inflamación.[8] También ayuda a acelerar la cicatrización de heridas y ha demostrado que destruye diversos tipos de células cancerosas.[9] Numerosos estudios muestran que la curcumina puede aniquilar células de melanoma,[10] que tienden a ser resistentes a la quimioterapia, y células de cáncer de colon.[11] Asimismo, hay indicios de que mejora los síntomas del mal de Alzheimer.[12] Por si fuera poco, a mí me parece que hace maravillas por la piel. Cuando era niña, una pasta de polvo de cúrcuma con un poco de agua era un remedio muy usado para combatir infecciones de la piel, ya que es antimicrobiano, antiséptico y antiinflamatorio. Cuando nos enfermábamos, tomábamos una mezcla de cúrcuma y miel dos o tres veces al día para combatir la mayoría de las infecciones respiratorias. Esa misma preparación es una estupenda mascarilla facial y puede acabar con varias de las bacterias asociadas con el acné, pero su efecto es mucho más potente cuando la comes. Su efecto antimicrobiano natural ayuda a restablecer las colonias de bacterias benéficas y a aniquilar a las patógenas. Por último, ayuda a sanar la mucosa intestinal al reducir la inflamación de su recubrimiento.

Purgante de jengibre

El purgante de jengibre es una de las mejores maneras que conozco de encender el *agni*, calentar el cuerpo y poner en marcha la energía digestiva. Lo recomiendo en especial si tienes más de 15 kilos de sobrepeso y/o si tu puntaje fue medio o alto en el cuestionario de inteligencia digestiva. Yo lo uso en invierno, cuando noto que mi digestión se alenta, pues me ayuda a mantener caliente el cuerpo para que el *ama* no se acumule. Es muy fácil de preparar:

☐ Purgante de jengibre

- 1 limón amarillo fresco (2 si son verdes)
- 1 trozo de jengibre fresco, pelado, de 2.5 cm de largo
- ½ cucharadita de sal (de preferencia de Colima, Celestún
   o sal gema del Himalaya)

Exprime el limón, agrega agua si es necesario, hasta obtener media taza de líquido, retira las semillas y vacía en un frasco de vidrio con tapa. Corta el jengibre en tiras delgadas de 2.5 cm de largo. Agrégalas al jugo de limón. Añade la sal y revuelve hasta disolverla. Tapa y refrigera.

Come de una a dos tiras de jengibre macerado antes de cada comida. Prepara un frasco el domingo o al principio de cada semana, te durará hasta la siguiente en refrigeración. Si quieres suavizar los síntomas de tu desintoxicación, cómelo antes de la comida del mediodía nada más. Esto ayudará a prender el fuego digestivo para asimilar la comida más pesada, pero pondrá freno a una desintoxicación demasiado intensa.

Cuándo evitar el purgante de jengibre

Las únicas situaciones en las que no recomiendo el purgante de jengibre son las siguientes:

1. Hace mucho calor donde estás y no tienes manera de bajar la temperatura.
2. Sufres de acidez estomacal grave.
3. Te sientes particularmente irritable, iracundo o volátil.

En esos casos, evita el jengibre macerado hasta que te calmes y te enfríes, física y emocionalmente.

Tu cuerpo en la Etapa Tres: cómo te vas a sentir

En esta fase vas a experimentar muchos cambios. Usualmente es la etapa en la que se vive la mayor transformación porque el guggul está purificando toxinas a nivel muy profundo, además de que estás atizando tu *agni*, que comienza a quemar todos los desechos acumulados física, mental y emocionalmente. Por lo mismo, es la etapa en que la mayoría de los pacientes ven un aumento en sus síntomas de desintoxicación. Puede ser bastante intenso. Quizá te preguntes por qué tardaste tanto en llegar a este punto del programa, y si antes has hecho desintoxicaciones de siete o diez días y pensaste que habías quedado completamente purificado, esto te puede extrañar. Pero hay una buena razón para el mayor grado de intensidad en la Etapa Tres. Las limpiezas internas más cortas pueden deshacerse de las toxinas superficiales, y son importantes, pero ni siquiera comienzan a tocar los desechos que se acumulan en los órganos por años y años. Muchas de esas toxinas son lipofílicas, es decir que se almacenan en células grasas, y no solamente en la grasa subcutánea, sino en la grasa de los órganos. El guggul ayuda a desprender esas toxinas almacenadas a largo plazo que acaban por incrustarse en el tejido graso de los órganos internos. Las desintoxicaciones más cortas tienen resultados que se aproximan a algunos aspectos de las etapas Uno y Dos de *Reprográmate* (aunque son menos exhaustivas, en mi experiencia). Sí ayudan a abrir el colon y remover los desechos superficiales del tracto gastrointestinal, pero no puedes movilizar el *ama* más profundo de los órganos de esta manera. La mayoría de la gente se detiene ahí, cuando en realidad es apenas el comienzo del proceso de desintoxicación. La Etapa Tres es realmente emocionante, pero también algo incómoda, al menos por un tiempo. Durante la Etapa Tres puedes llegar a experimentar los siguientes síntomas:

- Erupciones cutáneas
- Dolor de cabeza
- Dolor en las articulaciones
- Náuseas
- Pérdida del apetito (pon atención a las posibles razones, ¿qué estás comiendo que tu cuerpo ya no quiere ni necesita ahora?)
- Heces espesas, pegajosas, de apariencia extraña, con frecuencia de un volumen mayor que lo acostumbrado y en relación con la cantidad de comida que ingieres
- Cansancio o bajo nivel de energía
- Irritabilidad
- Ansiedad
- Depresión
- Sueños muy vívidos
- Insatisfacción laboral y/o en tus relaciones
- Cuestionamientos sobre tu propósito en la vida

Confía en mí cuando te digo que estos síntomas y sensaciones incómodas van a ceder. Por esta razón, debes mantenerte en esta etapa todo el tiempo que tu cuerpo necesite y no adelantarte al cierre del programa. Algunos de mis pacientes se quedan en la Etapa Tres durante varios meses.

No subestimes el componente emocional de esta etapa. Es común que ésta sea la parte más tumultuosa de *Reprográmate*, porque la gente comienza a hacerse consciente de todas las cosas que están fuera de balance en su vida, desde la manera en la que comen hasta su trabajo y sus relaciones. De pronto, tu cuerpo y tu mente entran en modo "limpieza de primavera" y no es raro que los pacientes quieran hacer cambios vitales. Lo habitual es que experimentes una inconformidad con la manera en que has vivido hasta entonces, pero sin tener la seguridad de a dónde quieres ir o qué quieres hacer en concreto. Mi consejo es que no te dejes abrumar, no sientas que tienes que cambiar todo de un jalón. Eso casi nunca te trae éxitos. Simplemente comienza por poner atención en cómo te hace sentir la comida y haz los cambios que te resulten más cercanos, fáciles y espontáneos. Luego, a medida que aumenta tu conciencia corporal, procura extender esa nueva claridad a otros aspectos de tu vida, evalúa cómo te sientes al respecto y repite el proceso: lleva a cabo las modificaciones que te resulten más sencillas y espontáneas. Dar pasos pequeños pero consistentes es un camino mucho más seguro para una auténtica transformación que apresurar grandes decisiones en todas las áreas de tu vida.

ETAPA TRES: LA DESINTOXICACIÓN

Éstas son las principales recomendaciones para ayudar a tu cuerpo a aliviar los síntomas de la desintoxicación en la Etapa Tres.

1. Más agua, más té Reprográmate, más fibra, más descanso, más jugo Reprográmate, más caldo Reprográmate. Redobla esfuerzos en estos importantes elementos del plan cuanto antes.
2. Es posible que necesites aumentar tu dosis de triphala si comienzas a sentirte estreñido. El incremento debe ser gradual, para quedar entre 2000 y 3000 mg. El máximo debe ser 4000 mg, solamente si es necesario. Detente en la cantidad que te ayude a ir al baño sin problemas al menos una vez al día.
3. Sudar más puede ser muy beneficioso; ve a un baño sauna o usa sales de Epsom en un baño de tina una vez por semana. No te preocupes por hacer ejercicio de alta intensidad, en especial en la Etapa Tres. Estás usando mucha de tu energía para desintoxicarte, así que redirigirla para hacer ejercicios muy pesados podría ser contraproducente por ahora.

4. Si tus síntomas de desintoxicación son realmente severos, reduce tu dosis de guggul a 500 mg por día. Cuando ya te sientas más cómodo puedes volver a aumentarla de modo gradual.

5. Si estás consultando a un doctor naturista, a un practicante de medicina funcional u otro profesional de la salud integrativa, puedes preguntarle por los suplementos de glutatión, ácido alfa lipoico y N-acetilcisteína para luchar contra los síntomas de la desintoxicación. *No los consumas sin supervisión médica.*

Por cuánto tiempo continuar

No te apresures a salir de esta etapa. Es mejor esperar a que tu organismo muestre señales de que la intensidad de la desintoxicación va disminuyendo. Las más notorias:

- Los síntomas de la desintoxicación se suavizan (no tienen que haber desaparecido por completo)
- Más energía, mayor agudeza y claridad mental
- Una sensación de calma, reducción de la ansiedad y la irritabilidad

Una vez que las tres se presenten, puedes proseguir con la Etapa Cuatro. Sin embargo, si todavía experimentas síntomas de desintoxicación muy intensos será difícil hacer cambios ulteriores en tu estilo de vida. Ten paciencia y espera hasta que amainen. Puedes seguir teniendo esos síntomas, pero deben ser manejables, hasta el punto en que no batalles para soportar tu día a día. No te preocupes, seguirán disminuyendo a medida que te acerques a la siguiente fase.

Etapa Cuatro

Bioajusta tus hábitos de estilo de vida

Es probable que en este punto te sientas muy diferente de como estabas cuando empezaste el programa. Puede que ya tengas más energía, pues tu sistema nervioso entérico está bien conectado de nuevo y te habrás dado cuenta de que tienes muchos menos antojos que antes. Es muy posible que hayas perdido algunos kilos, incluso una cantidad significativa, si es que tenías sobrepeso. Todo eso es maravilloso, pero todavía no terminamos. En esta última etapa de *Reprográmate* tenemos más trabajo importante que hacer, pero esta vez no requiere de ninguna hierba, especia ni nada adicional en tus comidas. En cambio, nos concentraremos en modificar tu estilo de vida para estar más en armonía con tu mente y tu cuerpo ya desintoxicados y llenos de vida.

Esta etapa se centra en tus horarios. Los horarios tienden a ser constantes y en esta fase vamos a cambiar hábitos y a formar algunos nuevos. Esto puede sonar intimidante al principio, porque el ritmo diario es algo a lo que estamos muy acostumbrados. Pero el hecho de que sean hábitos significa también que es posible transformarlos. Durante esta etapa, que debe durar lo necesario para que tu cuerpo se adapte y no menos, quiero que comiences a ajustar tus horarios de comidas y de sueño. Puedes hacerlo todo a la vez o de uno en uno. Recuerda, los cambios lentos son los que tienen más posibilidades de volverse permanentes, así que no te apresures ni te saltes pasos de esta etapa. Haz los ajustes con calma, poco a poco, y deja que se asienten como nuevos hábitos, de modo que incluso te sientas incómodo si tratas de volver a tus antiguas maneras.

LA ETAPA CUATRO EN RESUMEN

- **Que tu comida más abundante sea al mediodía.** A partir de ahora tu comida más pesada debe ser a mediodía y tu cena lo más ligero de cada jornada. Puedes seguir comiendo las mismas cantidades en total, solamente vas a invertir los horarios.
- **Nada en crudo.** Por ahora, debes evitar la comida cruda. Todos tus alimentos y bebidas deben estar tibios o calientes. No solamente tu té, sino el agua, ese vaso de limonada helada que estás pensando en tomarte, incluso tus ensaladas. Puedes calentarlas por un minuto o dos en una sartén a fuego bajo antes de comértelas. Eso hará que todo lo que consumes sea más fácil de digerir.
- **Medita.** Es más fácil de lo que crees y cambiará tu vida para bien. Sólo tienes que hacer un pequeño espacio en tu agenda para practicar meditación.
- **Duérmete temprano.** Tu nuevo horario para irte a la cama es a las 10:00 p.m. Si estás acostumbrado a acostarte mucho más tarde, es tiempo de ir modificando conscientemente ese hábito. Adelanta la hora de dormir entre 15 y 30 minutos cada semana, hasta que llegues a la meta indicada.

Continúa con los hábitos saludables de las etapas anteriores

- **Guggul.** Sigue tomando 500 mg dos veces al día, o una dosis más alta si pudiste aumentarla durante la Etapa Tres.
- **Curry Reprográmate.** Continúa consumiendo entre media y una cucharadita por día con las comidas, o más si elevaste la dosis en la Etapa Tres.
- **Purgante de jengibre.** Sigue tomando entre dos y tres trocitos de jengibre macerado con la comida y/o la cena.
- **Ashwagandha.** Mantén la dosis de 400 a 500 mg dos veces al día, o la cantidad a la que hayas llegado en la Etapa Tres.
- **Brahmi.** Prosigue con la dosis de 400 a 500 mg dos veces al día, o la misma dosis de la Etapa Tres.
- **Nútrete con el jugo Reprográmate y el caldo Reprográmate.** Disfrútalos en la cantidad que requieras.

> - **Registra tus antojos.** Sigue con tu diario de antojos y colaciones entre comidas. Tendrás nuevas oportunidades de explorarlos y aumentar tu autoconsciencia en la Etapa Cuatro.
> - **Cepilla tu cuerpo en seco** en las mañanas, antes del baño, con un guante de seda cruda o un cepillo especial para este fin.
> - **Bebe tu té Reprográmate** cada mañana en ayunas. Tómate el resto a lo largo del día.
> - **Toma triphala.** Mil mg por día o la dosis que ya consumías.
> - **Fibra suplementaria.** Una cucharadita al día o la dosis previa.

Seguramente ya estás pensando que sí puedes hacer alguno de estos cambios, pero no todos. Quizá te parezca imposible que la comida más abundante del día sea a mediodía y la cena la más ligera, o te resulte inconcebible estar dormido a las 10 de la noche. Pero ten(me) paciencia. Veamos las razones por las cuales estos cambios son tan importantes y por qué no solamente son posibles, sino que pueden convertirse en los clavos del ataúd de los antiguos hábitos destructores de tu salud.

Come como príncipe

En la cultura estadounidense se acostumbra que la comida más abundante sea la cena, pero de esa manera es mucho más difícil digerir los alimentos, a diferencia de cuando la mayor parte de tu ingestión calórica se da a la mitad del día, el momento en que requieres mayor energía. Esto es un antiguo concepto ayurvédico que también existe en otras culturas; por ejemplo, en Europa y América Latina, donde decimos que hay que "desayunar como rey, comer como príncipe y cenar como mendigo". Además de las tradiciones, hay estudios que apoyan estos horarios, como una investigación que muestra que comer sin estar sincronizados con nuestro ritmo circadiano, que requiere de más energía durante el día y menos en la noche, puede conducir a resistencia a la insulina, obesidad y diabetes tipo 2.[1] Otro estudio concluyó que comer un desayuno y almuerzo abundantes y saltarse la cena o hacerla muy ligera daba como resultado una mayor pérdida de peso y mejor control del azúcar en la sangre que hacer seis comidas pequeñas en el día.[2]

Para el Ayurveda tu fuego digestivo (*agni*) está ligado a los ciclos del sol. Cuando su radiación es más intensa (al mediodía) es también cuando el *agni* es más potente en tu cuerpo. Comer más a la mitad del día es simplemente más eficiente, pues absorbes más nutrientes y creas menos *ama* cuando tu cuerpo está encendido a fuego vivo. Yo siempre como bastante a mediodía y si voy a comer algo pesado o un postre, trato de que sea a la hora del almuerzo. La cena es cuando tu cuerpo comienza a prepararse para la desintoxicación, que ocurre en buena parte a lo largo de la noche, cuando tu cuerpo está en reposo. Ésa es la razón por la que la mayoría de la gente defeca en la mañana, pues el cuerpo expulsa los desechos que procesó durante el sueño. Si la cena es tu comida más pesada, no solamente se afecta la calidad del sueño, sino que la desintoxicación es menos efectiva porque el organismo tiene que gastar energía extra para digerir lo que consumiste en la cena.

Algunas personas se quejan porque se sienten cansadas después de comer, y por eso no quieren hacer un almuerzo abundante. Prefieren esperar al final del día, cuando ya no requieren tanta energía. Pero la cuestión es que si te sientes pesado y adormilado después de comer, es debido a una digestión débil. Ese *agni* débil ya debe estar más fortalecido después de las tres primeras etapas de *Reprográmate*. Es probable que ya te sientas con más hambre en el día y menos hambriento y antojadizo en la noche, pues estás más en armonía con los ritmos naturales del cuerpo.

Sin embargo, la cultura tiene una fuerte influencia. Puede que pienses (especialmente si estás leyendo esto antes de empezar la Etapa Tres) que será imposible lograrlo. A tu familia le gusta tener una gran cena, todos juntos, después del trabajo o la escuela. Te gusta salir con amigos en la noche, comer algo y tomarte unas copas. Lo entiendo.

Yo solía socializar mucho a la hora de la cena. Y me decía que podía seguir conviviendo con los amigos sin comer mucho, pero cuando todo el mundo comía y comía, me sentía fuera de lugar sin pedir algo.

Como dije antes, esta manera de comer es solamente un hábito, y cambiarlo es más fácil de lo que crees. Y no tienes que dejar de socializar. Después de tomar el guggul se vuelve difícil comer de más o cosas que te caen pesadas, nada más por convivir. El guggul te ayuda a sentir claramente cuándo debes comer más o menos. Si te excedes en la cena, la parte social no será tan divertida, porque te sentirás incómodo cada vez que vayas en contra de tu cuerpo, y te resultará evidente.

Esto ya no va a ser la frase teórica de "comer como príncipe y cenar como mendigo": va a ser una realidad en tu organismo. La sobreestimulación del circuito de dopamina se suma a la excitación de comer fuera de casa, pero cuando la bioquímica se normaliza la comida es solamente uno de los componentes de la velada, y estar con tus amigos es lo principal.

Por otro lado, al avanzar en la Etapa Tres te darás cuenta de que cenar ligero es un "sacrificio" mucho más pequeño de lo que pensabas. Mi idea de una cena ligera es comer alrededor de la mitad de lo que consumes a mediodía, con más vegetales, sopas y guisados caldosos, y menos alimentos altos en grasas y carne, que requieren mucha energía digestiva. Ahora estás más en contacto con tu "familia interna" (tus órganos) y te das cuenta del precio que pagas cuando los maltratas. Yo ya no disfruto las cenas excesivas, pero eso no significa que no puedo sentarme con la familia y los amigos para acompañarlos con algo ligero. Antes salíamos a cenar con amigos varias veces por semana. Ahora no puedo verlo igual: si me excedo con la comida o la bebida, me siento muy mal por varios días. Ahora trato de salir con los amigos a mediodía. Si los planes nocturnos son inevitables, pido platillos ligeros y me concentro en mis amigos y en la conversación. No salgo para atascarme de comida. Salgo para disfrutar de la gente que quiero. Lo cierto es que ahora que mis hábitos se han vuelto más saludables mi círculo social también ha cambiado y las personas con las que convivo habitualmente tampoco disfrutan de las grandes comilonas nocturnas. Incluso mis familiares, que creí que nunca se adaptarían a estos cambios, poco a poco fueron adoptando los nuevos hábitos cuando tuvieron diversos problemas de salud y se dieron cuenta de que se sienten mejor comiendo menos en las noches.

El problema no es que te vaya a hacer falta socializar en las cenas, sino que hasta ahora tu SNE no ha estado funcionando correctamente. Hasta que se regularice, este tipo de cambios te cuesta mucho. Pero una vez que recobre el balance te preguntarás cómo pudiste vivir de la antigua manera. Por eso no recomiendo este cambio antes de empezar a tomar guggul. Muchos de mis pacientes empiezan siendo los únicos en sus familias que hacen elecciones saludables, pero ya no tienen otra opción, simplemente no aceptarían seguir sintiéndose como antes, pesados, hinchados y agotados todo el tiempo. A veces los familiares se unen al programa después de dos o tres años, otras veces no lo hacen, pero a mis pacientes se les va haciendo más fácil mantener sus buenos hábitos. Los beneficios superan los subidones temporales de dopamina una vez que el SNE retoma las riendas, así que vivir de esta manera no solamente vale la pena, sino que se vuelve inevitable. Es como un interruptor bioquímico —no mental— que se enciende y hace que los hábitos saludables se vuelvan fáciles y espontáneos.

Sin crudezas

El siguiente cambio en tu estilo de vida puede sonar extraño: te pido que no comas vegetales crudos. Puedes comer fruta en crudo (excepto manzanas, siempre deben ser cocinadas) pero, fuera de eso, debes cocinar todos tus alimentos. Quizá no te suene muy lógico, se cree que las dietas crudívoras ayudan a perder peso y todo el mundo te

¿QUÉ HAY DEL DESAYUNO?

Muchos pacientes me preguntan qué deben hacer con el desayuno cuando cambian su comida más abundante al mediodía. Esto realmente depende de tu *agni* y de cómo te sientes en la mañana. Mi digestión no es tan fuerte como para que se me antoje un desayuno pesado. Casi siempre tomo un vaso de agua tibia con limón al despertar, y quizá un poco de leche tibia después, pero no como nada más hasta las 10:00 a.m., cuando tomo una colación de fruta o algunas almendras. Mi almuerzo sí es abundante, pues a mediodía suelo tener mucha hambre. La cena es ligera, con frecuencia nada más un plato de sopa o vegetales asados.

No obstante, cuando hago más ejercicio me da más hambre en la mañana y sí desayuno. Observa cómo te sientes en las mañanas. Si estás hambriento desayuna, pero ten presente que vas a comer con abundancia a mediodía. Si no tienes hambre, no te obligues a comer. Cada quien es diferente. Puede que ames los desayunos, o que no te interesen para nada. Toma nota de cómo te sientes después de varios días de que tu comida más fuerte sea el almuerzo. Puede que se te antoje más el desayuno, o quizá menos. En cualquier caso, respeta las reacciones de tu cuerpo y confía en sus instintos.

dice que hay que comer más ensaladas. Pero en este caso no es así. Cocinar tus alimentos es necesario por dos razones:

1. Calentar la comida incrementa el flujo sanguíneo en el tracto digestivo, y eso mejora la asimilación.
2. La comida se vuelve más fácil de digerir porque se rompen algunas de las matrices celulares y los nutrientes quedan disponibles y son más fáciles de absorber.

Hay investigaciones que apoyan este punto de vista. Un estudio analizó la disponibilidad de nutrientes en vegetales al cocinarlos y el hallazgo fue que cocinarlos en agua (hervidos o al vapor) sirvió para preservar mejor su contenido de antioxidantes, en especial de carotenoides, pero también de vitamina C. La capacidad antioxidante de las verduras mejoró con todos los métodos para cocinarlas. El estudio infiere que se debe a que "la matriz celular se suaviza y así aumenta la posibilidad de extraer los principios activos de los vegetales".[3]

Más allá de los nutrientes, los vegetales crudos pueden ser difíciles de digerir. Cualquier persona con síndrome de intestino irritable lo sabe. Puedes masticar y masticar, pero la comida cruda, dura y fría puede volver pesada la digestión, especialmente cuando no está trabajando a toda su capacidad. Cuando ya hayas terminado el programa de *Reprográmate*, podrás comer grandes ensaladas para el almuerzo (nunca recomiendo la comida cruda en la noche, pues el *agni* está en su punto más bajo), pero por ahora evítalas y opta por vegetales cocinados. Hazlos al vapor, salteados, asados, como sea, pero dale esa ayuda a tu sistema digestivo. Cocinarlos en ghee (mantequilla clarificada) los hace todavía más digeribles porque el ghee aumenta el *agni*. Hablaremos más del ghee en el siguiente capítulo.

En cuanto a las bebidas, ya expliqué los beneficios de tomarlas tibias o calientes cuando te di la receta del té Reprográmate. A partir de ahora, aplica esto a todo lo que tomes y simplemente di no al hielo. El agua simple debe estar tibia o a temperatura ambiente, y lo demás que tomes tiene que estar al tiempo, nada de bebidas refrigeradas. Ni té helado, ni limonada con hielos, ni cerveza o refrescos helados, nada refrigerado. Cuando comiences a tomar únicamente agua al tiempo y tés herbales tu digestión mejorará.

Para los amantes de las ensaladas

Si te encanta comer ensaladas al mediodía, no tienes que abandonarlas. Puedes calentarlas en una sartén durante un par de minutos antes de servirlas; las verduras no tienen que quedar bien cocidas, sólo saltéalas ligeramente. Las ensaladas tibias son deliciosas, en especial las de tubérculos rostizados o las de hojas verdes salteadas con vegetales asados. Incluso cuando hayas terminado con el programa de *Reprográmate*, considera calentar tus ensaladas en invierno. En verano, con tu digestión ya fortalecida y tu *agni* encendido podrás digerir sin problemas esas crujientes lechugas que tanto amas en tu comida del mediodía.

Meditación: desintoxica tu cerebro a diario

Aunque pensé en agregar la meditación al programa en etapas previas, he esperado hasta ahora porque quiero estar segura de que estás listo para practicarla. La meditación es una potente medicina para el cerebro y también es un componente necesario para la desintoxicación mental. Con frecuencia hablo con mis pacientes sobre cómo las emociones comienzan a aflorar, como toxinas mentales, a medida que el cuerpo elimina toxinas físicas a un nivel más profundo. Ahora que ya completaste la Etapa Tres y has estado tomando guggul, seguramente te has dado cuenta de que tus emociones están a flor de piel. Puede que estés pasando por altibajos: momentos de gran alegría seguidos por ataques de tristeza y desánimo. Puede que estés más irritable que de costumbre o que te sientas enojado sin saber por qué. Recuerda que cuando la depresión se desata en el cuerpo suele convertirse en ira, que es de donde proviene. Significa que tus emociones tóxicas están saliendo a la luz, y eso es bueno, pero si no tienes una estrategia para lidiar con ellas corres el riesgo de que te abrumen e incluso de abandonar el programa. Las emociones son poderosas, pero también lo es la meditación.

Además de ayudarte a manejar tus emociones, la meditación hace mucho más. Para empezar, tiene un efecto directo antiinflamatorio en el cerebro y en todo el cuerpo. La meditación revierte las reacciones de estrés y su cascada de señales bioquímicas,[4] y también mejora la función inmunitaria.[5] Incluso se ha utilizado con éxito para tratar dolores crónicos.[6] Regula la manera en que las neuronas disparan sus impulsos y así hace que el sistema nervioso central sea más inteligente y mejora la conexión con el SNE. Diversos estudios señalan que la meditación reduce la gravedad de las disfunciones intestinales, como las molestias digestivas[7] y el síndrome del intestino irritable.[8] La meditación es sumamente beneficiosa para el cerebro: mejora la atención y el autocontrol[9] y es un tratamiento efectivo para los trastornos por ansiedad[10] y para el trastorno por déficit de atención con hiperactividad (TDAH) tanto en adultos como en niños.[11] La meditación es particularmente útil para recobrar el control de tus antojos. Como ya sabes, los antojos son causados por sobreestimulación de los centros de placer en el cerebro, lo cual conduce a la neuroadaptación y la adicción, pero la meditación bloquea esa reacción de estimulación excesiva y le enseña al cerebro a no dejarse confundir por ella. Se ha demostrado que la meditación reduce el abuso de sustancias.[12] Asimismo, meditar aumenta de manera gradual y natural la producción de serotonina, así que te sentirás mejor y se reducirán los síntomas de la desintoxicación. Cientos de estudios demuestran dichos efectos. Es indiscutible que se trata de una práctica positiva, y es tan poderosa y actúa en tantos niveles que la recomiendo como un nuevo hábito para el resto de tu vida.

¿Cómo comenzar? Yo aprendí meditación trascendental (MT), una de sus formas más ampliamente difundidas, originaria de la India. Me parece que la MT es bastante fácil de practicar y altamente benéfica. A mí me funciona de maravilla y es el estilo que recomiendo a mis pacientes. La MT se hace con mantras, es decir que repites en tu mente un sonido usando técnicas especiales que requieren de un instructor, que se asegura de que lo hagas correctamente. Puedes tomar un curso para aprender MT, que es mi recomendación personal, o bien de otras técnicas, si lo prefieres. Muchas de ellas se explican en libros, aplicaciones, videos, sitios en línea o discos compactos que te sirven de guía para aprender y practicar la técnica que escojas. Los estudios indican que todos los tipos de meditación brindan beneficios, aunque la MT suele tener mejores resultados. Simplemente sentarte en silencio, sin distracciones y concentrarte en tu respiración durante unos 15 o 20 minutos, una o dos veces al día, te traerá beneficios evidentes. Lo más importante es encontrar una práctica de meditación que te guste y se te facilite y comenzar a practicarla con regularidad.

¡A dormir temprano!

Por último, quiero que estés en la cama a las 10:00 p.m. Esto posiblemente sea más temprano de lo que acostumbras, pero es uno de los mejores hábitos que puedes adoptar para mejorar tu salud. Por las mismas razones por las que quiero que hagas tu comida más abundante a mediodía, ahora te pido que te duermas temprano. Es la manera óptima de sacar ventaja de tus ritmos circadianos naturales. La energía dedicada a la desintoxicación es más alta a las 10 de la noche, y si te quedas despierto después de esa hora agarras un segundo aire. Eso se convierte en energía mental y es probable que después no te puedas dormir con facilidad y te quedes despierto un par de horas más. Y puede que te dé hambre a medianoche. Eso se debe a que al mantenerte despierto desviaste la energía que estaba destinada a desintoxicar tu organismo. Entre las 10 de la noche y las dos de la mañana es cuando debes tener el sueño más profundo y reparador.

Dormir temprano también es importante porque evitas los problemas derivados de la falta de sueño, ya que la mayoría de nosotros debemos levantarnos temprano. Una buena razón para adelantar la hora de ir a la cama es que dos hormonas que regulan el apetito —la grelina, que manda la señal de que tienes hambre y necesitas comer, y la leptina, que indica que ya estás satisfecho y deberías dejar de comer— se desequilibran cuando hay falta de sueño. Por eso es que las personas que no duermen lo suficiente tienden a sentirse más hambrientos y a comer de más, en especial azúcares, y tienden a pesar más.[13] El sueño es una inversión fundamental en tu salud, aunque tengas que grabar tu programa favorito nocturno para verlo en otro momento.

En *Reprográmate* es probable que ya tengas una mayor sensibilidad a los ritmos naturales de tu cuerpo y busques dormirte más temprano. Te pido que escuches estos llamados de tu cuerpo, ya que dormir bien es esencial para una buena desintoxicación. Si no hay manera de que logres dormirte a las 10 de la noche por tu trabajo, planea todo para que duermas cerca de ocho horas cada noche y cumple con todos los demás protocolos de este programa.

Tu cuerpo en la Etapa Cuatro: cómo te vas a sentir

Ésta es la etapa en que las cosas suelen asentarse, ya te sientes mucho mejor, hay mejoras evidentes y los hábitos que acabas de establecer ayudan a sellar los cambios bioquímicos para el resto de tu vida. Cuando los pacientes se acostumbran a las modificaciones de la Etapa Cuatro sienten que recobran el equilibrio, como si los hubieran liberado de una prisión. Su estado de ánimo es más estable, tienen más energía y claridad mental, menos antojos y han perdido peso extra. Pero lo más importante es que se sienten preparados para llevar a cabo todos los cambios que ahora saben que quieren hacer en su vida. Ya no son obstáculos insuperables, sienten una nueva seguridad en sí mismos, porque cuentan con una serie de herramientas para enfrentar cualquier desafío con una actitud distinta. Los desafíos son parte de la vida, pero ahora tienes los motores encendidos para enfrentarlos.

Por cuánto tiempo continuar

Cuando sientas que dominas tus antojos, tu estado de ánimo sea bastante estable, poseas claridad mental y hayas perdido el peso sobrante estarás listo para pasar a la fase de mantenimiento de *Reprográmate*.

Capítulo 7

Vivir en encendido permanente

Ahora que ya terminaste las cuatro etapas de este programa es tiempo de determinar si tu fuego digestivo está permanentemente encendido y con la potencia necesaria. ¿Cómo saber si ya lo lograste? La señal más importante de que estás listo para pasar a la fase de mantenimiento es que tu cuerpo y tu mente saben lo que necesitas para sentirte bien y estar saludable. Estás en contacto contigo mismo cada día y puedes sentir si lo que escoges hacer o comer le cae bien a tu cuerpo y tu mente.

En este punto te pido que vuelvas a contestar el cuestionario de inteligencia digestiva, en la página 140. Esto será una buena indicación del progreso que has conseguido y de qué tanto te falta por hacer. Tu nuevo puntaje te dirá si debes continuar con la Etapa Cuatro por un tiempo más o si ya cumpliste con esos objetivos y te toca pasar al mantenimiento para que tu *agni* siga encendido.

Una vez que lo contestes, lo primero es decidir qué partes de *Reprográmate* quieres conservar por el resto de tu vida. Esto varía para cada individuo, pues las reacciones favorables a cada cambio en el estilo de vida son muy personales. Por ejemplo, por nada en el mundo dejaría de tomar triphala, fibra suplementaria ni el té Reprográmate, porque me hacen sentir muy bien. Mi cuerpo responde a esas tres cosas de manera muy positiva y evidente, así que no necesito mayor motivación para seguirlas consumiendo cotidianamente. Tampoco hace falta que me convenzan de que tomar lassi (una bebida preparada con yogur, de la que hablaré más adelante) a mediodía es bueno, porque cuando lo bebo no siento pesadez en la tarde. Si no hago mi meditación matinal, lo resiento todo el día. Mi estrés aumenta cuando no medito, porque ya tengo una neuroadaptación al estado de calma que consigo meditando. Cuando estoy estresada, mi familia sabe que lo mejor es darme un tiempo para ir a meditar, porque eso mejora mi ánimo de manera fácil y rápida. A veces siento que debo meditar en ese preciso momento, sin dilación, sin que nada me detenga, simplemente debo hacerlo. La neuroadaptación positiva es una especie de "adicción" benéfica que te hace necesitar intensamente los hábitos que te mantienen saludable y te hacen sentir mejor, pensar con claridad y mantener tu peso normal.

Lo siguiente es considerar cuáles son tus hábitos actuales, a diferencia de los anteriores. Sabes que tu *agni* es poderoso cuando ya tienes una neuroadaptación a conductas positivas y tu SNE (y no las bacterias oportunistas) toma las decisiones respecto a lo que comes. Cuando estás en un círculo virtuoso de retroalimentación, en vez de en uno vicioso de antojos sin control, sabes bien lo que tu organismo necesita. Te queda claro cuándo necesitas un tiempo para desconectarte y meditar o para tomar un poco de caldo de pollo o para irte a dormir. Y así es como te cuidas a ti mismo y conduces todo en tu vida.

Cuando las cuatro etapas han hecho su labor y ya estás neuroadaptado a estas nuevas conductas, puedes pasar a una rutina de mantenimiento que es posible practicar en la mayoría de las circunstancias. Cuando tengas una fiesta o salgas de viaje o sencillamente sea fin de semana, podrás darte un gusto y comer algún platillo suculento sin arruinar tu progreso, porque tu fuego digestivo estará encendido para procesarlo sin problemas. Sin embargo, te sugiero que integres la mayor cantidad de hábitos de este programa a tu vida cotidiana. No debe resultarte tan difícil, ya que llevas bastante tiempo practicándolos.

Hábitos de mantenimiento cotidianos

Puedes adaptarlos según tus preferencias, pero éstas son mis recomendaciones generales para mantener la salud:

- Si ya habías aumentado tu dosis de triphala puedes volver a reducirla, pero sigue tomándolo a diario. Mi recomendación suele ser de 1000 mg a no más de 2000 cada noche.

- Ahora que tu digestión funciona como nunca, no tienes que tomar fibra suplementaria con tanta frecuencia. Recomiendo la mezcla de psyllium y linaza molida una o dos veces por semana. Si notas que tu digestión se alenta puedes añadir más fibra hasta que se regularice.

- Muchos de mis pacientes siguen tomando el té Reprográmate porque se acostumbran a su sabor y sus beneficios. Mi recomendación suele ser que lo tomes entre semana y descanses los fines de semana. También puedes ajustar tu consumo del té de acuerdo con las estaciones del año y el clima. Tu cuerpo necesita un poco más de calor y ayuda con la digestión en otoño e invierno, cuando comemos platillos pesados y hace frío. Por eso sugiero tomar el té de lunes a viernes en otoño e invierno y reducirlo a dos o tres veces por semana en primavera y verano. Yo lo tomo un par de veces por semana, pero cuando salgo de viaje, tengo compromisos estresantes, me enfermo o el clima es muy frío, vuelvo a tomarlo cinco días a la semana o a diario.

- Recomiendo a la mayoría de mis pacientes seguir tomando ashwagandha y brahmi todos los días. Son hierbas neurorregenerativas que pueden consumirse regularmente sin efectos negativos y le brindan tantos beneficios al cerebro a medida que envejecemos que creo que prácticamente todo el mundo debería tomarlas. Si ya habías elevado tu dosis, ahora puedes bajarla a entre 400 y 500 mg dos veces al día para cada hierba. Es una dosis de mantenimiento muy razonable.

- Es recomendable seguir cocinando con el curry Reprográmate con la mayor frecuencia posible. Si lo haces a diario, de maravilla; no es excesivo. Una solución rápida para los momentos en que siento mi digestión alterada o muy lenta es tomar una cucharadita de este polvo de curry disuelta en un vaso grande de agua tibia.

- La meditación es un elemento esencial en mi vida y no tengo más que alabanzas para sus efectos. Si puedes seguir practicándola una o de preferencia dos veces al día por el resto de tu vida recibirás múltiples beneficios mentales y corporales.

- Siempre que sea posible, continúa con los cambios en tu estilo de vida: que tu comida más abundante siga siendo la del mediodía y trata de irte a dormir a las 10:00 p.m. la mayoría de las noches. Mientras más lo hagas, más se te facilitará. Sé que la cultura está diseñada en torno a otros horarios, pero si sigues cenando ligero y durmiéndote temprano te sentirás más ligero, fuerte, con claridad mental y más energía, y así vencerás uno de los hábitos más perniciosos de la cultura occidental.

Remedios ocasionales o estacionales

Los hábitos que enlisto a continuación no son necesarios todos los días. Ahora que tu conciencia corporal es mucho mayor, tienes la capacidad de darte cuenta cuando tu organismo necesita ayuda extra, ya sea nutricional o digestiva.

- Sugiero consumir guggul por temporadas. Puedes tomarlo al principio del otoño por un mes, y al principio de la primavera, también por un mes. Son los momentos ideales para hacer una desintoxicación profunda, pues el organismo se prepara para el cambio de clima, y el guggul te ayudará a la transición. Es como una limpieza de primavera (y de otoño) para todo tu sistema digestivo. En particular la primavera es un momento del año en que tu hígado naturalmente comienza un proceso de desintoxicación, y añadir guggul te dará mejores resultados. Recientemente yo he usado un poco de guggul a fin de año, un momento en que solemos descarrilarnos de los hábitos saludables, porque me ayuda a mantener la mesura con las comilonas navideñas.

- También recomiendo el purgante de jengibre por temporadas. Puedes prepararlo en otoño o invierno, o en cualquier momento en que sientas que tu *agni* pierde potencia. A mí me funciona muy bien en otoño, cuando siento que mi digestión se alenta un poco.

- Puedes seguir disfrutando del caldo Reprográmate y del jugo Reprográmate, pero no tiene que ser constantemente si no lo deseas. Hazlos parte de tu recetario habitual si te gustan y te hacen sentir bien. Pueden resultar de gran ayuda cuando consumas guggul, al principio del otoño y de la primavera. También puedes recurrir a ellos cuando necesites algo de nutrición concentrada, como antes y después de un viaje o cuando trabajas muchas horas extra. Lo cierto es que no tienen efectos negativos, así que lo dejo a tu criterio.

- Siempre que sientas que tu digestión se debilita (estás indigesto, hinchado, con gases) o con fatiga mental, poco creativo y motivado, o comiences a ganar peso, vuelve a evitar la comida cruda y las bebidas frías. Cocina toda tu comida (puedes comer fruta cruda, salvo las manzanas, que siempre deben estar cocidas) y evita todas las bebidas frías hasta que te sientas mejor. Esto suele suceder en otoño e invierno, cuando te cuesta mantener el calor corporal y la digestión suele alentarse. Si decides nunca volver a tomar bebidas heladas, de maravilla, será una gran ayuda para tu digestión.

Cuándo repetir el programa de *Reprográmate*

Ya que el plan de *Reprográmate* es una desintoxicación muy poderosa, recomiendo hacerlo dos veces al año, durante las épocas en que el cuerpo naturalmente entra en una etapa de limpieza profunda: primavera y otoño. No tienes que quedarte tanto tiempo en cada etapa como la primera vez. Si te sientes razonablemente bien al comenzar el programa, con una semana por fase debe ser suficiente para preparar el organismo para el cambio de estación. Si has recaído en malos hábitos y sientes que necesitas una limpieza más intensa, quédate una semana más en cada etapa o el tiempo que sea necesario. Nunca es bueno acelerarse. La salud es un proceso continuo y *Reprográmate* es tu vehículo. Relájate, rejuvenece y cuídate de nuevo, y todo mejorará en tu vida.

Yo me he vuelto bastante estricta con mi estilo de vida y mis hábitos porque tengo una "adicción" positiva al bienestar de mi cuerpo y sigo muchos de los principios que te compartiré en los siguientes capítulos, pero esos cambios de estación son evidentes en el cuerpo también para mí. *Reprográmate* está pensado como un programa permanente de mantenimiento basado en las reacciones del organismo, así que te pido seguir atento a cómo te sientes y actuar en consecuencia. Mi objetivo es que llegues al punto en que puedas detectar cuándo necesitas hacer cosas o tomar algo que sabes que te va a ayudar. Obviamente, esto no sucede de la noche a la mañana. Escuchar a tu cuerpo toma mucha práctica, pero mis pacientes lo consiguen con persistencia, y tú también puedes lograrlo.

El camino del medio

Finalmente, quiero enfatizar una cosa: la rigidez excesiva nunca es buena. Cuando me volví vegetariana por primera vez y luego vegana, fui muy rígida al respecto. No comía carne ni ningún producto derivado de animales, pero no tardé en darme cuenta de que no era beneficioso para mi cuerpo. Tardé mucho en convencerme de tomar caldo preparado con huesos y luego reincorporar el ghee y el lassi a mi dieta, pero esos cambios me hicieron mucho bien. Sigo considerándome casi vegana, porque creo (y las investigaciones lo demuestran) que es la manera más saludable de alimentarse, así como la más humana y respetuosa del medio ambiente.

Cuando somos extremadamente rígidos solemos llegar a un punto en que los beneficios disminuyen. Se pierde la flexibilidad mental y también corporal. Por otra parte, también he pasado por fases muy laxas en las que recaigo en malos hábitos y resiento los daños de manera muy evidente. Para cada quien hay un punto medio en el que reside la felicidad y el equilibrio, y debemos encontrarlo por nosotros mismos. En mi familia, una vez por semana mi hijo escoge dónde vamos a comer y nos divertimos sin pensarlo tanto. Ocasionalmente me doy un gusto con los postres, que incluso se consideran medicinales en ciertas recetas tradicionales y en pequeñas cantidades en el Ayurveda. Evito los alimentos procesados e industriales la mayor parte del tiempo, pero procuro verlo de manera relajada y buscar el punto de equilibrio. Eso ayuda a mantener el equilibrio mental y corporal, y ahora que tu fuego digestivo está encendido y mantiene su potencia, tu organismo puede manejar los desvíos ocasionales.

Lo lograste. Has completado el plan de *Reprográmate*, y lo mejor es que tu nuevo estilo de vida y sus beneficios apenas comienzan. Ahora podrás enfrentar cambios que antes no te sentías capaz de llevar a cabo. Es probable que ya hayas hecho varios de manera espontánea, pero seguro vienen más. En la siguiente sección del libro tengo más información valiosa para ti sobre cómo vivir y seguir mejorando tu salud una vez que terminaste este plan.

CUARTA PARTE

Secretos para vivir turboencendido

Capítulo 8

Sabiduría alimentaria ancestral para el mundo moderno

No he mencionado mucho sobre cambios en tu alimentación porque antes de encender tu fuego digestivo no estabas preparado para llevarlos a cabo. No iba a obligarte a abandonar así como así la comida a la que tu cerebro y tu intestino eran adictos. No quise que te enfocaras en qué alimentos escogías, más allá de poner atención a la reacción de tu cuerpo ante la desintoxicación y el proceso curativo de tu digestión. Eso debe ser lo primero. Sin atender el estado inflamatorio tóxico, los intentos por cambiar tu dieta serían temporales y, al final, fallidos.

Pero ahora es distinto y ya estás listo, así que por fin podemos hablar con seriedad de eso que haces tres o más veces al día: comer.

¿Qué estás comiendo?

Ahora que ya completaste el programa de *Reprográmate* es probable que tu dieta haya cambiado espontáneamente y quizá de manera significativa. Pero tal vez el cambio haya sido parcial hasta ahora y quieres ir más allá. Seleccionar tus alimentos es una de las mejores maneras de seguir mejorando tu salud y continuar tu progreso.

¿Qué sí debes comer, entonces? Actualmente la gente está más informada sobre nutrición, pues la información está al alcance de la mayoría, pero al mismo tiempo hay mucha confusión. Cuando escuchas y lees sobre distintas perspectivas de la alimentación y te parece que todas tienen su parte de razón, puede ser difícil decidir qué hacer. El resultado es que muchos temen comer alimentos específicos o, por el contrario, se dan por vencidos y comen lo que sea, indiscriminadamente.

Evitar cierto tipo de alimentos es válido cuando se trata de comida industrial altamente procesada, pues en definitiva contribuye al estado inflamatorio tóxico, con su alto contenido de aditivos químicos que ni siquiera existían hasta hace poco y su exceso de grasa, endulzantes y harinas refinadas. Pero el miedo va más allá y muchos de mis pacientes viven aterrorizados por los carbohidratos y la grasa o tienen una relación de amor-odio con el azúcar. Esto suele suceder después de años de teorías nutricionales varias y dietas "milagro".

Tenerle miedo a la comida no es el punto. El punto es que si fortaleces tu digestión, tu organismo completo, incluyendo tu cerebro y tu SNE, se vuelve menos vulnerable a los efectos dañinos de las harinas refinadas, las grasas y el azúcar, que cuando los comes con un sistema digestivo lento, débil y con lesiones. Los productos industrializados nunca son buenos para la salud, pero las versiones integrales y caseras de platos con granos enteros, grasas saludables y azúcares sin procesar pueden ser muy beneficiosas, y por otro lado, una digestión potente puede tolerar ocasionalmente algo de comida procesada sin causarle demasiado estrés al organismo. De hecho, en Ayurveda se cree que si tienes un *agni* potente y un organismo en equilibrio, puedes incluso ingerir veneno y resistirlo; en cambio, si tienes una digestión débil, hasta los alimentos más saludables se convierten en venenos.

Es obvio que no se trata de comer nada venenoso. Pero así es como mucha gente percibe ahora a los carbohidratos, la grasa y el azúcar, como venenos, no solamente porque hayan leído o alguien les dijo que son dañinos, sino porque en verdad se sienten mal al comerlos. Pero incluso personas que meticulosamente evitan esos alimentos "malos" suelen no sentirse tan bien y no entienden por qué. Lo veo con mucha frecuencia y, dado que mi consultorio suele atraer un número creciente de gente que quiere cuidar su salud, una de las quejas que más escucho cuando llegan a su primera cita es "como todo lo que debo y sigo sin sentirme saludable" o "si no tengo ninguna enfermedad crónica, de acuerdo con otros médicos que he consultado, ¿por qué no me siento bien?"

Algunas de estas personas tuvieron alguna enfermedad crónica y se recuperaron gracias a severas restricciones dietéticas y otras prácticas, pero pese a todo el esfuerzo que hacen para ser selectivos con sus alimentos, siguen sintiendo que apenas sobreviven. Y es cierto, pues en cualquier momento ese estado precario de salud —de rigidez dietética sin el beneficio de la vitalidad y la energía renovada— podría volver a convertirse en enfermedad. Esa salud frágil solamente se mantiene en las condiciones más rigurosas y eso, para mí, sigue siendo como vivir aprisionado, en una mejor cárcel que la de la adicción y la enfermedad declarada, pero prisión al fin. Es como pasar de una celda de confinamiento solitario a esa cárcel en la que estuvo Martha Stewart, pero no es libertad.

La razón por la cual las restricciones dietéticas por sí solas pueden ayudarte a conseguir un equilibrio precario que técnicamente no puede calificarse de enfermedad, pero tampoco es un estado de salud estable y vibrante es, una vez más, la digestión. Si tu digestión es poderosa, te sientes fuerte, vital, lleno de energía y no tienes que vivir en una cárcel dietética. No tienes que cuidar cada gramo de carbohidratos, grasa, azúcar refinada o lo que sea que te guste comer y crees que no puedes permitirte, y menos si lo que escoges son las versiones saludables de esos grupos de alimentos: granos enteros (como el arroz integral), grasas saludables (como aguacates, ghee, aceite de coco extravirgen y procesado en frío) y azúcares naturales como el jarabe de maple puro o el azúcar de coco.

Con una digestión sana y un *agni* bien encendido, puedes seguir comiendo tus platillos favoritos con moderación. Si son deliciosos, pesados y rebosantes de calorías, un SNE sano le dirá a tu cerebro que no necesitas comerlos todo el tiempo ni en grandes cantidades. Por digestión sana, ya sabes que me refiero a una nueva neuroadaptación a alimentos naturales y ricos en nutrientes, un cerebro y un intestino con la permeabilidad correcta y sin lesiones, un microbioma equilibrado y un SNE fuerte y bien conectado con el cerebro. En conjunto, te dicen claramente que esos ricos platillos pueden formar parte de tu vida en ocasiones especiales, cuando quieres consentirte, pero no ser dictadores que controlen tu rutina cotidiana.

El objetivo final de *Reprográmate* es liberarte de todas las prisiones, la de la enfermedad y las disfunciones digestivas, pero también la de las restricciones dietéticas severas. Mi propósito es que vivas de manera que los hábitos saludables se conviertan en un placer para ti y que los mantengas porque quieres, porque te hacen sentir bien y te mantienen sano, no porque tengas que obedecerlos, como en un ciclo de falta y castigo, o te sientas bajo amenaza (¡come lo que te digo!, si no, enfrenta las consecuencias). Quiero que tu sistema digestivo fortalecido te permita sentirte bien aunque no tengas las mejores opciones disponibles todo el tiempo. Quiero que tengas *resiliencia digestiva*. Eso no significa pase libre para comer comida altamente procesada y llena de toxinas de manera regular, pero si pasa de vez en cuando, esa resiliencia digestiva te permitirá recobrar el equilibrio sin necesidad de esfuerzos sobrehumanos.

Pero sanar el sistema digestivo toma tiempo. Aunque ciertas personas tengan la fortuna de lograrlo en menos meses y su digestión puede alcanzar gran fortaleza al terminar las cuatro etapas a ritmo acelerado, para muchos es necesario extender esas fases. El tiempo que tarda tu sistema digestivo en curarse depende del nivel de daño que haya sufrido. Sin embargo, después de completar las cuatro etapas mis pacientes suelen estar listos y pedirme información nutricional. Se sienten dispuestos a hacer más cambios en su estilo de vida y sienten que será más fácil y natural implementarlos. Quieren saber cómo comer de modo que no se agrave ningún problema de salud ni se frene su progreso, pero que también resulte interesante y disfrutable. Se dan cuenta de que algunos de sus platillos favoritos ahora los hacen sentir mal, pero tampoco quieren aprender a comer bien solamente por ensayo y error. Se necesita información confiable y es en esta parte del libro que la obtendrás. En resumen:

1. Deberías poder comer casi cualquier alimento natural y sano y sentirte bien la mayor parte del tiempo. Pero...
2. Mucha gente no puede comer cualquier cosa, ni siquiera alimentos saludables, sin sentirse mal.

¿Dónde se rompe la lógica? Tú ya has logrado un enorme avance, pues *Reprográmate* te ha ayudado a ser más sensible a los alimentos que no te benefician y a detectar los que te caen bien, y tu sistema digestivo es mucho más fuerte que antes. Pero puede que todavía sientas que necesitas restringir tu dieta o, por el contrario, que sientas un impulso de rebeldía ante todo tipo de restricciones alimenticias. Así que ahora que realmente estás pensando más lo que comes, puede que no sepas bien a bien qué hacer al respecto.

Pero no temas: lo que has logrado en *Reprográmate* te ayudará a llegar a la información y las conclusiones que se presentan en este capítulo por ti mismo. En realidad, aunque solamente siguieras con la parte de mantenimiento del programa, de seguro llevarías a cabo muchos de los cambios que sugiero a continuación de manera espontánea, poco a poco, en el curso de entre tres y cinco años. Quizá ya hayas implementado varios antes de leer este capítulo.

Pero si te sientes listo para ir más allá, no tienes que esperar años. Te voy a ahorrar todo ese tiempo, pues ya que estás bioquímicamente preparado para hacer ajustes en tu dieta, este capítulo contiene una guía de alimentación. Recuerda que cambiar tu manera de comer no fue necesario inicialmente para sanar tu sistema digestivo y comenzar a perder peso. Ahora que ya conseguiste esos objetivos, puedes llevar tu salud física y mental al siguiente nivel, si eso deseas.

Come alimentos integrales

Comencemos con una premisa básica y un consejo que puede que te resulte obvio. No hace tanto tiempo, los alimentos integrales, los ingredientes naturales a partir de los cuales se cocinaba, eran el único tipo de comida disponible. Es sólo en los años más recientes (en la escala de la historia humana) que los productos alimenticios procesados, empaquetados y refinados no nada más están ampliamente disponibles, sino que son los preferidos por la mayoría de la gente. Se dice que no se puede detener el progreso, pero ésta es una de las áreas en las que el progreso nos ha hecho más daño. La comida contiene información para nuestro cuerpo. La complejidad e integralidad de los alimentos naturales es "educativa" para nuestra bioquímica, y ayuda a mantener un intestino sano e "inteligente" al enseñarle a preferir cosas que lo benefician. La comida artificial y procesada, en cambio, envía información incompleta, alterada o falsa al sistema digestivo. Es maleducar a nuestro paladar y nuestro estómago, dejarlo en la ignorancia. La comida natural es el profesor brillante y dinámico que te enseña cosas que te sirven, herramientas para la vida, y la comida industrial es el maestro aburrido, falto de vocación, egoísta e indiferente que finge cumplir con sus horas de clase solamente para su propio beneficio, cuya mala actitud y falsa información puede engañarte, afectar tu progreso y dañar tu futuro.

Desafortunadamente, nos hemos alejado tanto del sabor y la apariencia de la comida real que hemos olvidado todos sus beneficios, estamos tan acostumbrados a los malos maestros que ya no nos damos cuenta de lo malos que son y pensamos que comer así es lo "normal". La información que quiero que reclames y tengas siempre presente, como parte de tu derecho a comer comida real, para la que tu cuerpo está adaptado, es que la comida en su forma natural, como se ve cuando la cosechas, arrancándola de una rama, sacándola de la tierra (o bien cuando crías o cazas a un animal), es necesaria y segura para tu cuerpo y no un enemigo.

Los alimentos naturales, integrales no vienen enlatados, empaquetados, altamente procesados. Es comida sin conservadores, químicos, colores, sabores, aromas artificiales, ni toneladas de sal, azúcar y grasa. Es fresca, como un mango o unos espárragos; contiene todos sus elementos originales (como el arroz integral) y no se le quitan elementos (como en la harina refinada) y puedes cocinarla de incontables maneras, al horno, salteada, al vapor, en sopas, guisados, ensaladas, en fin, pero sigues reconociendo su forma, su sabor, y tu cuerpo identifica y aprovecha sus nutrientes fácilmente.

Pero lo que la mayor parte de la gente come, en especial en Occidente, es comida rápida. Esto sucedió poco a poco; al principio la comida venía parcialmente cocinada, enlatada o congelada para terminarla de cocinar en casa. Luego le agregaron conservadores, sabores, aromas, colores artificiales y todo lo que alarga su vida de anaquel. Tuvieron que hidrogenar las grasas, fraccionar el azúcar, retacarla de químicos para que siguiera viéndose más o menos como comida. Ahora esos productos están tan procesados que ya es prácticamente imposible reconocer el alimento original del que se supone que provienen al desempacarlo y meterlo al horno de microondas.

¿Podemos volver a algo más cercano a la dieta para la que nuestro organismo está adaptado desde hace siglos? Por supuesto, pero no es tan fácil como decirlo, pues la comodidad y la rapidez son motivaciones muy poderosas en este mundo acelerado. Para algunas personas, volver a comer y cocinar ingredientes naturales es un gran vuelco en sus costumbres, para otros quizá no es un concepto tan extraño, pero igual necesitan aumentar la cantidad de comida integral en su dieta.

Como en todo lo demás relacionado con tu salud, te recomiendo que vayas con calma. Quiero aclarar que cuando te recomiendo consumir alimentos integrales no estoy exigiendo que cambies tu manera de comer al cien por ciento y de la noche a la mañana. Quienes están acostumbrados a la falta de esfuerzo que implica la comida rápida se pueden sentir abrumados por la idea de tener que cocinar. Ni siquiera conocen bien los ingredientes ni saben comprarlos ni prepararlos. Por eso recomiendo ir paso a paso, pero en la dirección correcta. Es una transición.

Comienza por escoger uno o dos alimentos cada día en su forma natural, como si los hubieras recolectado o cosechado: cómete una pera en lugar de una galleta de paquete, o verdura al vapor en lugar de croquetas prefritas y congeladas de vegetales. Me tomó un par de años realmente adoptar estos nuevos hábitos, entiendo si a ti te toma eso o más. No siempre es posible consumir alimentos integrales en cada una de nuestras comidas, pero si tratas de comerlos la mayor parte del tiempo le darás a tu cuerpo mayor densidad nutricional en cada bocado, que es lo que el organismo necesita para funcionar adecuadamente.

Advertencia para los vegetarianos

Si realmente buscas mejorar tu digestión y tu salud, evita los productos vegetarianos procesados (como hamburguesas vegetarianas, bebidas de soya o imitaciones de carnes, postres y demás), pues aunque creas estar cumpliendo con tus preceptos vegetarianos al comerlos, en realidad muchos de estos productos están hechos con soya transgénica y altamente procesada, además de aditivos y mucha sal, azúcar, grasa y almidones refinados. Si bien hay algunas marcas que cuidan sus productos y los elaboran con fruta, verduras, granos y leguminosas reales, son minoría y sus costos suelen ser elevados, mientras que la mayoría de los que encuentras en supermercados son productos de soya industrializada que, además de todo, es muy pesada para la digestión. Es mejor que tú mismo cocines platillos vegetarianos sencillos y, en dado caso, los granos o leguminosas en forma de croquetas o los hongos, como los portobellos o shiitakes a la parrilla, son mucho mejores opciones que una imitación de hamburguesa hecha con soya procesada.

Escoge los granos correctos

Últimamente hay mucha información sobre los supuestos peligros de los granos. Me parece que hay mucha confusión al respecto, en especial a raíz de la popularidad de las dietas bajas en carbohidratos y estilo paleo. Muchas personas que se la pasan a dieta creen que los granos son malos para todos en general. Lo cierto es que sí hay argumentos firmes sobre los efectos dañinos del exceso de carbohidratos, en especial los simples, las harinas refinadas. Sin embargo, tiendo a ser escéptica ante argumentos unilaterales que afirman que todo un grupo de alimentos es malo para todo el mundo, pues así se niega la diversidad biológica. Decir tajantemente que "los granos son malos" no concuerda con el Ayurveda. Cualquier cosa en exceso puede hacernos daño y es cierto que la población estadounidense tiende a comer demasiadas harinas refinadas, pero los granos por sí mismos no son el problema. Para la medicina ayurvédica los granos enteros son considerados como alimentos muy nutritivos, pero pesados, así que deben ser consumidos de acuerdo con la potencia de tu *agni* y con tu tipo de cuerpo.

A medida que envejecemos, la digestión se vuelve cada vez más débil y por eso recomiendo reducir el consumo de carbohidratos, en especial de azúcares, a mis pacientes de mayor edad, para mantener un microbioma balanceado y reducir la ingesta de calorías, ya que la masa muscular disminuye y, generalmente, también el nivel de actividad física. Por otro lado, para ciertos individuos y pueblos, el envejecimiento trae cambios corporales como el adelgazamiento y la pérdida de estatura y fuerza muscular, que pueden beneficiarse de pequeñas cantidades de granos, que dan sustento y nutrición concentrada.

Pero las cosas han cambiado en nuestra cultura. En Estados Unidos la obesidad en la edad madura abunda (eso sí es antinatural) y los granos, en especial las harinas refinadas, agravan esa condición. Al envejecer nos cuesta más digerir los granos porque se suman los desequilibrios digestivos relacionados con ese aumento de peso anormal a los de la edad. A eso se deben los problemas más comunes con el consumo de granos y el que tantas personas afirmen tener alergias o sensibilidad al gluten. Pero, recapitulando, los granos deben ser nutritivos a medida que envejecemos, consumidos en pequeñas cantidades, porque la ingesta calórica total debe disminuir gradualmente con la edad. En lugar de eso, lo que vemos es que los granos se han vuelto tóxicos para personas que están envejeciendo y que además tienen sobrepeso y un índice de masa corporal elevado.

¿Qué hacer ante esto? ¿Evitar los granos para siempre? No. Lo que hay que hacer es sanar la digestión y equilibrar el sistema digestivo para que los granos te resulten beneficiosos, como debe ser. Mientras haces progresos con tu dieta y tu digestión y sigues adelante con la fase de mantenimiento de *Reprográmate*, una buena regla es que tu porción de vegetales en cualquier comida siempre debe ser mayor a la de granos. Cuando el *agni* es débil (mala digestión) suelo recomendar únicamente los granos más digeribles, como arroz basmati añejado. Si los granos siempre te han caído pesados, puede que los semirrefinados, procesados en frío, te resulten más fáciles de digerir, hasta que tu digestión se fortalezca. El arroz integral tiene más nutrientes que el blanco tipo basmati, pero si no puedes asimilarlos no te sirven de mucho. De hecho, se vuelven tóxicos en el intestino y se transforman en *ama*. Lo nutritivo para cada persona depende de lo que su intestino pueda digerir.

Quienes sufren de inflamación, resistencia a la insulina y niveles de glucosa inestables también deben ser precavidos con todo tipo de carbohidratos, hasta que su condición mejore. En general, para perder peso y con el envejecimiento, no se recomienda una dieta alta en granos. Con la edad, es normal que la digestión se debilite, y eso significa que lo ideal es que sientas una inclinación natural a comer menos, cosa que suele suceder cuando no hay adicciones a la comida. Sin embargo, si mantienes tu buena salud y un *agni* potente, los granos son ricos y nutritivos, y pueden formar parte de tu dieta consumidos con moderación.

Una vez que tu digestión sane, los granos enteros pueden estar entre los productos básicos de tu alacena, en especial si no comes carne y los digieres sin problemas. Piensa en cuántas culturas en todo el mundo sobreviven con una dieta rica en granos y carbohidratos, ya sea arroz o tubérculos ricos en almidón, como la yuca. Miles de millones de personas los comen a diario y están perfectamente saludables. En estas poblaciones, donde la mayor parte de la comida se cocina en casa con ingredientes naturales, no vemos las terribles consecuencias para la salud que sí se ven en Estados Unidos. Creo que esto se debe a que comemos demasiados azúcares refinados y granos altamente procesados en grandes cantidades, lo cual ha dañado la salud digestiva de mucha gente en los últimos años. El azúcar y los granos en grandes cantidades son inflamatorios, y más cuando son procesados industrialmente, de modo que pueden contribuir al síndrome del intestino permeable, así como al del cerebro permeable. Pero consumidos con moderación, como parte de una dieta centrada en ingredientes integrales de origen natural y con una digestión sana y fuerte, no deben causar problemas.

INTEGRAL *VS.* REFINADO

Un grano integral es al que no se le quita ninguna parte (como el germen o el salvado) y no se le agrega nada (conservadores, saborizantes, inhibidores de germinación), como ejemplo podemos mencionar el arroz integral, quinoa, avena, mijo, teff, alforfón o trigo sarraceno, espelta y amaranto. Estos granos se venden a granel o en paquetes o bolsas, pero vienen enteros, sin elementos de menos ni de más. Son muy distintos de los granos procesados, productos en los que se usa solamente una pequeña porción del grano; en general, suele ser el almidón, de modo que se pierde la mayor parte de las vitaminas, minerales y la fibra. Ejemplos: la harina blanca (a la integral industrializada la procesan igual, solamente le "regresan" una parte del salvado), el arroz blanco y los granos en hojuelas y saborizados, como las hojuelas de avena instantáneas ya endulzadas y saborizadas, los "cereales" industriales para el desayuno o los arroces precocidos.

Otras culturas cocinan los carbohidratos con inteligencia, de manera que el organismo pueda asimilarlos más fácilmente; le añaden otros elementos a los granos para cocinarlos, no los conservadores, jarabe de maíz y grasas hidrogenadas que hay en los granos industrializados, sino hierbas y especias que ayudan a la digestión y a normalizar la glucosa en la sangre. Estos condimentos naturales también mejoran el sabor de los alimentos ricos en carbohidratos sin crear un alza extrema en la dopamina y desatar la respuesta adictiva, además de ayudar a equilibrar el azúcar en la sangre después de una comida abundante en carbohidratos.

Un ejemplo son los ingredientes del curry Reprográmate que ya consumes. Sus especias ayudan a normalizar el azúcar en la sangre y la respuesta a la insulina; el amla, en particular, es un tratamiento tradicional contra la diabetes.[1] En la India el amla es parte de la dieta cotidiana y ayuda a contrarrestar algunos de los problemas que los estadounidenses experimentan cuando comen carbohidratos sin contar con estas especias. La cúrcuma se usa en la India como preventivo tradicional contra la demencia senil, y las investigaciones modernas demuestran que tiene un efecto medible en síntomas conductuales y psicológicos de la demencia.[2] La India tiene menores tasas de enfermedad de Alzheimer que Estados Unidos.[3] Si bien la alimentación en la India se basa principalmente en carbohidratos, la diferencia es que son integrales y que los cocinan con especias ricas en antioxidantes, antiinflamatorias y moderadoras de la glucosa sanguínea, por lo cual no se desatan disfunciones digestivas y, por extensión, tampoco disfunciones cerebrales. También recordemos que la comida tradicional en la India no incluye comida industrializada que afecta al SNE y altera el modo en que el cuerpo responde a los carbohidratos.

Por supuesto, esto no significa que con espolvorear polvo de curry sobre tu dona no vas a tener problemas. Hablo de la combinación de dos medidas fundamentales como hábito cotidiano: escoger carbohidratos complejos, como granos integrales, y vegetales ricos en almidón como los camotes, y cocinarlos con especias que ayudan al cuerpo a asimilarlos de la manera más beneficiosa. Comer de esta manera te ayudará a vivir sin miedo a los carbohidratos saludables. Pero incluso esos carbohidratos saludables requieren de un sistema digestivo sano para digerirlos correctamente y no todo el mundo (en especial personas de edad avanzada) puede soportarlos en grandes cantidades.

¿Qué hay del pan... y el gluten?

A la gente le encanta el pan. Hay algo reconfortante y ancestral en él y no sé quién fue el primero en decir que "el pan es la esencia de la vida", pero sin duda es uno de los alimentos básicos para millones de personas. Lo comemos rebanado, en sándwiches, antes y durante las comidas. Sin embargo, gran parte del pan que está a la venta en tiendas y supermercados definitivamente no es un alimento sano e integral (pese a que eso diga en la etiqueta).

De hecho, el pan lleva a confusiones. Muchos de los panes que se anuncian como integrales o con granos enteros contienen harina blanca como primer ingrediente y una cantidad mínima de harina integral (que es básicamente harina blanca común a la que se le "regresa" un poco de salvado). Así es incluso el pan que se promueve como cien por ciento integral: el trigo se muele y la harina se mezcla con levaduras industriales, jarabe de maíz u otros endulzantes, conservadores, acondicionadores de la masa y gluten extra, para hacerla más ligera y esponjosa, al costo de volverlo más dañino para el intestino y promotor de las bacterias oportunistas. Hace poco encontré un pan integral y poco procesado, que nada más contiene granos enteros germinados, levadura natural, agua y sal; claro que su consistencia no tiene nada que ver con la del pan de paquete industrializado. Si puedes amasar una rebanada de tu pan hasta formar una bolita de migajón, quiere decir que no es un alimento integral y por lo tanto no es recomendable. El auténtico pan integral sabe mucho más como los panes europeos: es más duro, con una corteza firme y crocante y una miga densa, consistente. Para mí, son mucho más sabrosos, tienen un sabor más complejo e interesante.

Una de las razones por las que creo que la gente no puede soltar el pan blanco y el pan dulce es que la harina refinada y el azúcar te dan un subidón de dopamina. Pero una vez que tu dopamina se normalice gracias al programa de *Reprográmate*, es muy probable que prefieras el auténtico pan de granos enteros. El punto no es dejar de comer pan para siempre, sino reparar tu sistema digestivo y luego buscar panes hechos con granos integrales y levaduras naturales (masa madre), que no contengan azúcares añadidos, químicos ni conservadores, y entonces sí observar tus reacciones, a ver si con tu digestión fortalecida puedes tolerarlos y en qué cantidad.

Hay otro punto importante a considerar en este tema: de todas las proteínas contenidas en los granos, hay una con la que recomiendo especial precaución, pues además está presente en muchísimos productos alimenticios de consumo cotidiano. Se trata del gluten, la proteína del trigo, la cebada y el centeno, que no solamente se encuentra en la comida hecha con esos granos, sino que se extrae y se añade a todo tipo de productos, como salsa de soya, aderezos de ensalada, sopa enlatada, comidas congeladas, cereales para el desayuno, helados y muchos más, por no mencionar los productos hechos con harina de trigo, como galletas dulces y saladas, todo tipo de panes, bagels, tortillas de harina, pasteles, barritas de cereales, granola, etc. Muchas marcas comerciales de pan no solamente contienen el gluten natural del trigo, sino gluten añadido.

Hay buenas razones para restringir el gluten e incluso evitarlo del todo, en especial mientras reparas tu tracto digestivo con *Reprográmate*. Incluso con un aparato digestivo en buena forma, el gluten no se digiere por completo, ya que los humanos no contamos con las enzimas necesarias para digerir las grandes cantidades de gluten que el trigo actual contiene. Cuando no hay síndrome del intestino permeable ni sobrecarga tóxica en el organismo, la mayoría de la gente puede tolerar el gluten en cantidades moderadas (es decir, no a diario;

cuando mucho una vez por semana, idealmente tres o cuatro veces al mes). ¿Por qué es tan diferente el trigo hoy en día? En primer lugar, consumimos mucho más que antes y mucho más de lo debido, así que nuestra exposición al gluten es constante. El trigo se encuentra en una enorme cantidad de alimentos industrializados y mucha gente acostumbra comer a diario pan, galletas dulces y saladas, pasta, bagels y repostería.

Por otro lado, la gran mayoría del trigo disponible comercialmente ha sido altamente hibridado y tiene nuevas propiedades, ya no es el trigo del que se habla en textos antiguos y contiene mucho más gluten que en el pasado. Incluso cuando consumes productos de trigo orgánico puede haber contaminación cruzada (por el viento, los insectos y las abejas, que no saben de fronteras entre cultivos orgánicos y convencionales), así que es difícil saber si realmente se trata de trigo saludable.

En Ayurveda y otras tradiciones ancestrales el trigo se utilizaba casi inmediatamente después de molerlo, porque se sabía que se ponía rancio con rapidez debido al proceso de oxidación, en un plazo de alrededor de dos semanas. La harina de trigo que usamos ahora casi siempre es mucho más vieja. Si en el transcurso de *Reprográmate* sientes que tienes sensibilidad y reacciones molestas por algún alimento y no detectas qué es, prueba no consumir nada con gluten durante al menos un mes, a ver si te sientes mejor. Si notas diferencias marcadas, es tiempo de decirle adiós al gluten, al menos hasta que tu digestión esté sana y fortalecida. Entonces quizá puedas comer gluten en alimentos de calidad cada semana o un par de veces al mes. Si tus reacciones negativas continúan, no vale la pena seguirlo consumiendo.

Domar a la dulzura

A la gente le encanta el azúcar, pero tienden a considerarlo mala y pecaminosa. Qué problema. Entonces, ¿no debemos comer lo que más nos gusta? El Ayurveda contempla lo dulce de muy distinta manera, pues incluso el azúcar es considerada medicinal en ciertas situaciones. Lo dulce es uno de los seis sabores ayurvédicos y juega un importante papel en la digestión. En la India el azúcar de uso más común es el jaggery (similar al piloncillo o panela), que se vende en forma de conos o pedazos de jugo de caña cristalizado, oscuro y sin refinar. Suele añadirse a las fórmulas ayurvédicas para normalizar trastornos neurológicos, tiene un fuerte sabor y no puedes comerlo en grandes cantidades. Por esta razón, los postres y alimentos dulces no son considerados inherentemente malos, como el azúcar refinada, ni siquiera están contraindicados para quienes desean bajar de peso.

No hay problema con el azúcar en su forma natural y en pequeñas cantidades. El problema (igual que con el trigo) es que en la cultura occidental refinamos el azúcar de manera drástica y la consumimos en exceso. El azúcar que la gran mayoría de la gente consume en Occidente hoy en día ya no contiene ninguno de sus nutrientes naturales. El jugo de caña recién exprimido contiene calcio, cromo, cobalto, cobre, hierro, magnesio, manganeso, fósforo, potasio, zinc y vitaminas A, C, B1, B2, B3, B5 y B12, además de otras sustancias activas que todavía ni siquiera reciben un nombre. Sin duda es un desperdicio despojarlo de todos esos nutrientes y desecharlos. Cuando se consume en demasía, el azúcar refinada es el más peligroso de todos los carbohidratos por el daño que puede causar al tracto digestivo y, por extensión, al cerebro. Pero no digo esto para demonizar al azúcar, sino para aclarar los hechos y que así puedas equilibrar tu consumo de azúcar. Puedes aprender a disfrutarla en su forma natural, en cantidades limitadas, de vez en cuando, para que en verdad sea un deleite para tu paladar, una manera especial de consentirte.

Has avanzado un largo trecho en esta dirección con el plan de *Reprográmate*. Es posible que tu consumo de azúcar ya se haya reducido espontáneamente, pero quizá quieras ir más allá. Ahora que estás controlando tus antojos y regulando la glucosa sanguínea, estás listo para tomar algunas decisiones informadas y a largo plazo sobre los dulces que escoges comer.

Te sugiero hacer los cambios lentamente para una mayor probabilidad de éxito. Se trata de una lista progresiva: cuando ya te sientas cómodo con el primer paso, puedes continuar con el siguiente.

1. **Cambia los azúcares refinados por su forma natural.** Este paso no es complicado si sueles comer en casa, es un poco más difícil si sueles comer galletas, pan dulce o repostería con tu café en la oficina o estás acostumbrado a los caramelos y postres empaquetados de la máquina expendedora. Procura evitar los postres a menos que los elabores tú mismo o estés seguro de que los hacen con azúcares naturales. Puedes llevar tus dulces y postres caseros al trabajo o cuando salgas de viaje, para evitar la tentación de comprar comida chatarra. Entre los azúcares naturales están el azúcar orgánica de palma de coco, el azúcar de caña sin refinar (jaggery, piloncillo, panela, papelón), azúcar de dátil, miel de abeja y jarabe de maple puro (sin jarabe de maíz, glucosa ni otros ingredientes o saborizantes añadidos). Al hacer esta transición es probable que tu antojo de cosas dulces se reduzca. Estos azúcares naturales son más satisfactorios porque también contienen nutrientes. Recuerdo que cuando era niña en la India no podíamos comer dulces en exceso, porque el sabor del jaggery era muy intenso, así que con un pedacito quedábamos satisfechos. Recuerda que mientras menos refinado sea un endulzante, menos estimulará tus reacciones adictivas, y así no sentirás el impulso de comer más y más azúcar.

2. **Reduce tu consumo de azúcares naturales.** Un objetivo recomendable es que comas un postre con azúcar natural añadida a la semana, máximo dos. Si te cuesta mucho hacerlo de golpe, comienza eliminando el postre un día de la semana, sigue con dos días sin postre y así sucesivamente.

3. **Disminuye tu consumo de granos.** Incluso los granos enteros tienen un impacto en tu insulina, y si bien no recomiendo eliminar por completo los granos integrales de tu dieta, sí te pido reducir las porciones y procurar no comerlos en la noche. De esta manera ayudas a tu cuerpo a ajustarse y equilibrar la insulina y la glucosa en la sangre. Siempre que sea posible cocínalos con curry Reprográmate.

4. **Reduce o elimina los jugos de fruta y bebidas dulces.** La fruta tiene fibra y muchos nutrientes, pero en forma de jugo es casi pura azúcar, incluso cuando está recién exprimido y no contiene endulzantes añadidos. Cuando la exprimes o la echas al extractor, le quitas la pulpa y la fibra (el bagazo que se tira) a la fruta, sus azúcares naturales llegan rápidamente al flujo sanguíneo y el efecto es similar al del azúcar refinada, pues estimula los circuitos de adicción y te hace querer más. Si amas los jugos, debes mantener una proporción de 90% de verduras y 10% de fruta, como en las recetas de los jugos Reprográmate. En mi casa los jugos de fruta son como dulces para mi hijo. Una vez a la semana puede escoger el postre que quiera y con frecuencia pide jugo de fruta.

5. **Reduce tus porciones de fruta a dos o tres por día.** La fruta es un alimento excelente y nutritivo, pero contiene mucha azúcar natural y muchas veces le agregamos más: granola, yogur comercial endulzado, miel, imitaciones de crema batida, etc. Disfrútala como postre a medida que reduces tu ingesta de azúcar añadida, pero no te excedas si quieres seguir perdiendo peso. Se dice que las frutas son los dulces de la naturaleza, pero con el tiempo verás que no quieres comerla con tanta frecuencia, ya que tu cuerpo se volverá más sensible al nivel de dulzura en los alimentos. Los licuados de fruta o *smoothies* tan populares pueden contener cuatro o cinco porciones de fruta por vaso y eso es excesivo para un día. Obviamente, si se trata de escoger entre azúcar refinada y fruta, siempre quédate con la fruta.

Recuerda que éstas son medidas generales que vas a adoptar cuando quieras y te sientas preparado. No dejes que esa voz punitiva te apabulle con ideas de culpa. Si te comes un chocolate, no pienses que ya lo arruinaste todo. *Reprográmate* no es para nada un programa basado en las privaciones, se trata de hacer los cambios que quieres en tu vida, así que el ritmo lo determinas tú. La cantidad de azúcar que debes reducir o mantener en tu dieta es personal y depende de tu inteligencia digestiva después de terminar todas las etapas del plan. Las anteriores son únicamente sugerencias para quienes sienten que su sistema digestivo necesita más apoyo. El cambio real y permanente es un proceso, es natural que haya retrocesos.

LA ESCALERA DEL AZÚCAR

Si quieres mejorar la calidad y minimizar la toxicidad de los endulzantes que consumes, puedes ir subiendo la escalera, desde los peores en la base hasta los mejores en la cima. Tu primera tarea es eliminar por completo los endulzantes artificiales. Deja de usarlos tan pronto como puedas y mejor utiliza azúcar blanca regular. Es en serio, incluso el azúcar refinada es mejor que los endulzantes industriales.

De hecho, el único tipo de endulzantes que no debes usar nunca son los artificiales. Ahora se sabe que están relacionados, paradójicamente, con el aumento de peso[4] y con un mayor riesgo de síndrome metabólico (prediabetes) que el provocado por el azúcar regular. Un interesante estudio conectaba estos efectos con la manera en que los endulzantes artificiales alteran el microbioma del intestino y así inducen la intolerancia a la glucosa.[5] Creo que uno de los mecanismos de este proceso es que los endulzantes artificiales provocan inflamación, lo cual afecta al microbioma intestinal y aumenta los antojos de comida dulce y reconfortante. Al seguir exponiendo al paladar a sabores dulces, aumenta el deseo de seguir comiendo cosas azucaradas.[6]

Si te gusta la stevia, puedes usarla en vez del azúcar blanca. Es una hierba naturalmente dulce y no sé de estudios que muestren efectos secundarios negativos, pero en lo personal no me gusta. Cuando la consumo he notado que me inflamo y a mi familia le pasa igual. Te puedes saltar este peldaño de la escalera y pasar a los endulzantes naturales y sin refinar. Finalmente, reduce también la cantidad de endulzantes naturales y, cuando sea posible, prefiere la fruta como postre. Tómate todo el tiempo que necesites, pero sigue subiendo esta escala para ayudar a tu flora intestinal y reducir tu nivel de toxinas, inflamación y baja energía.

Fruta
⇧
Endulzantes naturales sin refinar
⇧
Stevia
⇧
Azúcar refinada
⇧
Endulzantes artificiales

Nota: No uses miel de abeja en bebidas calientes ni en repostería o platos horneados. Cuando la miel se expone al calor se forma una toxina llamada hidroxi metilfurfural (HMF).[7] Al calentarla también se alteran otros de los compuestos químicos que contiene; por ejemplo, aumentan sus peróxidos. Además, la miel caliente es más difícil de digerir, sus moléculas se vuelven como pegamento, se adhieren a las membranas mucosas y obstruyen todos los canales del cuerpo (llamados *srotas* en sánscrito), lo cual dificulta la desintoxicación y produce más desechos (*ama*). Charak, antiguo sabio del Ayurveda, escribió: "pocas cosas tan dañinas como el ama que proviene de la miel que se ingiere de manera inapropiada". Por todo lo anterior recomiendo comer miel al tiempo o añadirla a alimentos y bebidas tibios, que puedas tocar con la mano sin quemarte.

Come más plantas

Los alimentos de origen vegetal, como las verduras, frutas, leguminosas, nueces y semillas, pueden ser la fuente principal de nutrientes en tu dieta y a medida que avanzas en el plan de *Reprográmate* es probable que se te antojen más y quieras menos carne. Comer plantas te hace sentir bien, son altas en nutrientes y, cuando son orgánicas, son los alimentos menos tóxicos que puedes consumir.

Los frijoles (judías) y otras legumbres, como las lentejas y los garbanzos, son excelentes fuentes de proteína y un buen ejemplo de productos parcialmente procesados, pero que siguen siendo integrales y beneficiosos para el organismo. Las alubias y los garbanzos que vienen enlatados únicamente en agua con sal, sin conservadores, siguen estando cerca de su forma natural. Los frijoles y garbanzos secos son todavía más cercanos a su estado natural, pero se requiere más tiempo para prepararlos, ya que hay que remojarlos durante unas horas (para eliminar los antinutrientes de sus cáscaras y hacerlos más digeribles) antes de cocerlos. Enjuaga los garbanzos y las alubias enlatados y disfrútalos en cualquier momento, como base para una sopa, ensalada o curry, por ejemplo. A algunas personas les cuesta digerir los frijoles, alubias y garbanzos, aunque les guste su sabor. La medicina ayurvédica los considera algo difíciles de digerir, pero por sus beneficios para la salud siguen siendo buena opción alimenticia. Para facilitar su digestión hay que ponerlos a remojar en agua simple a temperatura ambiente con una pizca de semillas de fenogreco, entre seis y ocho horas. Luego se añaden especias al cocinarlos (puedes usar polvo de curry Reprográmate), para darles sabor y mejorar la digestión todavía más. Si después de utilizar estos trucos de cocina te siguen causando indigestión, será mejor limitarte a comer frijoles mungo y lentejas en cantidades moderadas, hasta que tu sistema digestivo se fortalezca. Mucha gente nota que después de comenzar a comerlos en cantidad mínima pueden aumentar sus raciones progresivamente sin sentir molestias, ya que el cuerpo comienza a secretar mayor cantidad de las enzimas que ayudan a digerirlos, hasta que pueden comer todas las leguminosas que quieren, sin problemas.

No todos los lácteos son iguales

En la medicina ayurvédica los lácteos ocupan un papel fundamental como alimentos curativos. En la India las vacas y los lácteos bovinos (leche, calostro bovino, yogur, ghee, incluso la orina) tienen propiedades medicinales, y las vacas son reverenciadas, ya que se cree que son encarnaciones de la Divina Energía Femenina, y se supone que la leche es rica en *ojas*, un líquido corporal que se considera fuente de salud. Podríamos decir que el *ojas* es el antídoto del *ama*. La presencia de *ojas* en los lácteos está determinada en buena parte por la manera en que son tratadas las vacas; literalmente, si son vacas felices o no. Por esto mismo, cuando en tratados ayurvédicos se habla de las propiedades curativas de los lácteos, se asume que provienen de animales sanos, criados humanamente, con alimentos vegetales y en un entorno natural.

Por supuesto, dichos tratados se refieren a los lácteos disponibles hace milenios, no a los productos altamente procesados de hoy. La leche es muy distinta en la India; por ejemplo, nunca se bebe fría. Por el contrario, se ordeña la leche y de inmediato se pone a calentar; en cuanto hierve se apaga el fuego y se sirve. La leche es dulce y cremosa, por eso, como mencioné en el primer capítulo, cuando nos mudamos a vivir a Estados Unidos, mi hermana y yo no podíamos tomar leche porque nos sabía muy amarga y así fue durante años. Finalmente acabé por acostumbrarme, pero ahora lo que tomo es lassi, una bebida muy digestiva de leche bronca (cruda, sin pasteurizar ni homogeneizar) fermentada.

Pese a que la leche es menos fresca en Occidente, sigue siendo beneficiosa, pero mi consejo es escogerla cuidadosamente. Provengo de una cultura en la que la leche siempre se hierve, por lo que no me opongo a la pasteurización, que consiste en calentar la leche a alta temperatura durante poco tiempo para eliminar las bacterias. Mi recomendación es comprar leche bronca y hervir solamente la cantidad que se va a consumir, justo antes de beberla. La leche bronca no se procesa de la misma manera que la industrial y está más cerca de su estado natural, contiene más enzimas y bacterias que nos ayudan a digerirla. Incluso mis pacientes con alergias severas a los lácteos suelen ser capaces de consumir leche bronca, una vez que su tracto digestivo está sano. Hay un pequeño riesgo de contaminación bacteriana con la leche bronca, pero al hervirla queda eliminado. En casa bebemos leche en crudo ocasionalmente, pero siempre la hiervo, para volverla más digerible. Suelo usarla para hacer yogur casero, la base del lassi.

¿QUÉ HAY DE LA INTOLERANCIA Y LA SENSIBILIDAD A ALGUNOS ALIMENTOS?

Tal vez creas que eres intolerante a los lácteos o sensible al azúcar, el gluten, la grasa o los carbohidratos. Quizá lo seas. Quizá no.

Algunas personas creen que sentirse cansadas o un dolor de estómago después de comer son signos de sensibilidad alimentaria (piensan que "no pueden comer carbohidratos" o que "no puden digerir las grasas"). Pero es la fuerza de tu digestión la que determina tus sensibilidades e intolerancias alimentarias. Si tienes un agni muy alto, puedes comer literalmente de todo (como le sucede a la mayoría de los adolescentes). A medida que creces tu agni disminuye, por lo que te vuelves más sensible a la comida. Sin embargo, nuestra cultura ha llevado esto al extremo, y lo que observamos hoy no tiene precedentes. Nos hemos enganchado con hábitos tan poco saludables que estamos agotando nuestro agni, así que nuestras sensibilidades han aumentado exponencialmente. Añade a esto los alimentos sintéticos que nuestros cuerpos no son capaces de reconocer y el problema empeora. Encender el agni reparará tu digestión, así como muchas de tus sensibilidades.

En este punto es donde creo que muchos de los libros publicados sobre dietas y salud que se centran en un solo grupo de alimentos están equivocados. En un sistema digestivo débil, casi cualquier alimento puede producir inflamación y resultar tóxico. Si crees que reaccionas a los lácteos o a los granos quizá tengas razón, pero nunca lo sabrás con certeza hasta que sanes tu tracto digestivo. Si los componentes de tu comida, como las proteínas de la leche, se cuelan desde tus intestinos hacia el torrente sanguíneo, tu cuerpo las verá como extrañas y activará una respuesta inmunitaria hacia ellas. Pero si esas mismas proteínas se quedan en tu tracto digestivo como se supone que hagan, podrías no tener ningún problema. Con esto no quiero decir que no vayas a tenerlo en absoluto, pues en algunas personas (como aquellas con deficiencia de lactasa) los lácteos pueden producir malestar aún *dentro* del tracto digestivo. Quizá te sientas así ahora mismo, y seguirás sintiéndote de este modo hasta que sanes tu intestino. Esto se debe a que algunos alimentos son tóxicos simplemente porque agravan lo que ya de por sí es un problema.

Es como ponerle sal a una herida. El problema no es la sal, es la herida. Para sanar completamente tu tracto digestivo tienes que atender sus heridas. Una vez que sanen será como frotarle sal a una sección saludable de piel: no dolerá para nada. Así que *Reprográmate* sana la herida y luego te ayuda a decidir, con base en las respuestas de tu organismo, lo que puedes y no tolerar. Mientras tu tracto digestivo no encuentre alivio seguirás reaccionando a muchas cosas, pero una vez que esté curado por completo descubrirás que sólo unos cuantos alimentos causan problemas. En el caso de los lácteos, especialmente cuando vienen de fuentes saludables (orgánicos, no homogeneizados o lácteos enteros sin procesar) y siempre con moderación, encontrarás que lo que pensabas que era un problema se convertirá en un elemento nutritivo de tu dieta.

El mayor problema con la manera en que se procesa la leche en Occidente es la homogeneización, que me parece más preocupante. Se trata del proceso de pulverizar la leche a presión para reducir el tamaño de sus glóbulos de grasa de modo que la nata ya no forme una capa separada en la parte superior y el líquido luzca homogéneo y más blanco. ¡Pero si la nata es lo más rico! El problema con la homogeneización es que una vez que la grasa se pulveriza en partículas mucho más pequeñas es mucho más fácil que escapen del sistema digestivo prematuramente. Pasan sin ser detectadas por el radar digestivo y entran al sistema circulatorio sin haber sido asimiladas. Recuerdo que cuando cambié de tomar leche homogeneizada a tomar leche bronca sin homogeneizar pude digerirla mucho mejor. Si crees que tienes problemas para digerir lácteos, puedes probar ese cambio, pues quizá solamente necesites leche más cercana a su estado natural.

Por experiencia personal y como testigo de la de miles de pacientes que creían tener intolerancia a la lactosa, sé que primero sanar el tracto digestivo y luego cambiar a la leche bronca suele eliminar molestias y señales de intolerancia. Al reintroducir los lácteos en su dieta lo hacemos lenta y progresivamente. Es recomendable no consumir tanta como antes, pero tomándola esporádicamente y en porciones moderadas no hay problema. Otro tip para ayudarte a reintroducir la leche en tu dieta es hervirla con una pizca de cúrcuma en polvo y otra de jengibre (ya sea en polvo o fresco, recién rallado), con lo cual se vuelve más rica y fácil de digerir.

PARA LOS MÁS QUESEROS

¿Adivinas cuál es la razón número uno que citan muchos para no volverse veganos? Es el queso. Te puede encantar, pero quizá no te hayas dado cuenta de lo difícil que es digerirlo, incluso en las mejores circunstancias. El queso es similar al gluten, pues no es fácil de asimilar y por lo mismo no debe ser consumido en grandes cantidades. Piensa cómo queda en una pizza al día siguiente: se ve como una capa de plástico, duro y gomoso, y no cambia incluso después de más días. Es pesado para la digestión y si tu inteligencia digestiva sigue algo baja, es mejor que evites el queso (y el gluten), al menos temporalmente.

Si no puedes vivir sin queso, el que yo recomiendo es el paneer (en su defecto puedes usar ricotta orgánico), un queso fresco de la India que suele prepararse en casa, pues es fácil de elaborar.

Paneer casero

2 litros leche bronca orgánica, sin homogeneizar
¼ taza jugo de limón verde o amarillo, recién exprimido

Calentar la leche en la estufa a 80° Celsius (175° Fahrenheit), utilizar un termómetro de dulces para lograr la temperatura adecuada, revolver con frecuencia para evitar que se pegue al fondo de la olla (que no debe ser de aluminio). Apagar el fuego y agregar el jugo de limón de cucharada en cucharada, revolviendo suavemente hasta que comiencen a formarse pequeños grumos. Dejar enfriar los grumos a temperatura ambiente y escurrir el suero sobre un colador forrado con manta de cielo doble (colocado sobre un recipiente más grande, o bien amarrar la manta de cielo al tubo del fregadero), sin aplastar los grumos de queso. Una vez escurrido, enjuagar suavemente para eliminar el sabor del limón, sazonar al gusto con sal de mar o dejarlo natural y formar una bola o prensar en forma de disco con un plato pesado. Conservar refrigerado.

En la India el paneer (ya prensado, en forma de bloques) suele cocinarse con espinacas y otros vegetales, pero también lo puedes comer solo si se te antoja mucho.

De todos los productos lácteos que recomiendo, el lassi está en primer lugar de mi lista. Se trata de una bebida de yogur diluido con agua, muy popular en la India, que provee proteínas y también tiene una función probiótica, además de ser deliciosa. Hay dos tipos: dulce y salado. Los dulces llevan azúcares naturales, saborizantes naturales como agua de rosas y especias como cardamomo, pero el que más recomiendo es el salado, con especias digestivas.

En el proceso de curación de tu sistema digestivo, mientras las bacterias nocivas mueren y las beneficiosas se multiplican, puedes ayudar consumiendo productos con más bacterias positivas. Te preguntarás por qué no te he recomendado tomar suplementos probióticos o beber lassi antes de esta etapa. Mis pacientes también suelen cuestionarlo; la razón es que tu tracto digestivo todavía no estaba preparado. Hasta que desintoxicas el intestino y comienzan a reducirse las colonias de bacterias dañinas, las bacterias buenas que consumes no pueden hacer gran cosa, es como mandar niños exploradores a la Segunda Guerra Mundial. El medio ambiente en tus intestinos es demasiado hostil para que sobrevivan. Incluso el yogur natural puede ser pesado para un sistema digestivo en reparación, por eso mejor recomiendo beber lassi, pues el agua y las especias que se le agregan al yogur lo vuelven más digerible.

La medicina ayurvédica comparte este punto de vista. Si bien ciertos alimentos fermentados son beneficiosos para un sistema digestivo sano y fuerte, por las bacterias buenas que contienen, pueden ser difíciles de asimilar para alguien con digestión débil. Al evitar los alimentos fermentados (pepinillos y otros encurtidos, miso, tempeh, sauerkraut, salsa de soya, vinagre, vino y cerveza, yogur, en especial endulzado) mientras el tracto digestivo sana, los tratamientos ayurvédicos disminuyen la irritación. Y una vez que el proceso curativo está en marcha, puedes comenzar a tomar lassi, como un primer paso en la reintroducción de la comida fermentada saludable en tu dieta. El lassi es suave y refrescante, ya que se prepara con una parte de yogur por tres de agua (incluso puedes hacerlo más diluido los primeros días), no cae pesado y facilita la absorción de los nutrientes del yogur. Si tienes intolerancia a los lácteos, te recomiendo preparar tu propio yogur casero con leche bronca (o leche orgánica entera, de preferencia sin homogeneizar) y tomar únicamente una cucharada de yogur disuelta en una taza de agua al tiempo, una vez por semana, hasta que te sientas cómodo y puedas aumentar la cantidad. En tiendas en línea hay distintos modelos de yogurteras o puedes conseguir búlgaros vivos, para estar seguro de que los probióticos en tu lassi sean frescos.

Ésa es otra de las razones por las que prefiero recomendar lassi en lugar de suplementos con probióticos: cuando haces tu propio yogur puedes estar seguro de que los lactobacilos que contiene están vivos y sanos. En cambio, los que se venden en bebidas azucaradas comerciales no resultan beneficiosos, pues incluso aunque algunos lactobacilos llegaran vivos a tu intestino después de su fabricación, transporte y almacenamiento, la cantidad de dulce que contienen reactiva la respuesta adictiva desatada por las bacterias dañinas. Algo similar sucede con los suplementos; cuando tomas una cápsula de probióticos, ¿cómo sabes cuánto tiempo lleva en el anaquel? Pueden ser años, así que las bacterias que alguna vez contuvo difícilmente siguen vivas y menos pueden llegar en buen estado a tu intestino. Con el lassi, sabes que las bacterias están activas, reproduciéndose en el cultivo de yogur fresco y que no están mezcladas con azúcar que cambie su composición. Cualquier compuesto o nutriente que ingieras en forma de comida siempre será asimilado de manera más completa y más fácil y rápidamente que los suplementos, ya sean cápsulas, gotas o pastillas.

Lassi sin lácteos

En general, es mejor preparar el lassi con leche de vaca, que tiene mayores propiedades curativas consumida en esta receta tradicional de la India. Pero si no puedes tolerar los lácteos vacunos o tu digestión está muy debilitada, prueba con yogur de leche de cabra o de leche de coco para tu lassi. Puedes elaborar tu propio yogur, mezclando un poco de yogur ya listo con la leche de cabra o de coco, dejándolos en un lugar tibio para que los cultivos se multipliquen, igual que con el yogur de leche de vaca. O puedes comprar yogur orgánico de cabra o de coco en tiendas naturistas, pero en su versión natural, sin endulzar, para tu lassi digestivo. Evitar los endulzados es especialmente importante en las primeras semanas que consumes lassi, para permitir que las bacterias buenas se multipliquen y puedan contener a las dañinas cuando ya bebas lassi dulce.

Hay numerosas investigaciones sobre probióticos, entre las cuales hay evidencias de que el yogur natural (con probióticos vivos y sin endulzar) estimula el sistema inmunitario[8] y ayuda a perder peso.[9] Ahora que ya recuperaste el equilibrio digestivo, beber lassi ayuda a mantener un microbioma sano y variado. Las bacterias beneficiosas ahora sí tienen un ambiente propicio para reproducirse, así que es tiempo de volver a incorporarlas a tu dieta.

Suelo utilizar dos distintas recetas de lassi para beber con la comida, pero el mejor para sanar el intestino es el lassi con especias, al que yo llamo digestivo, pues no se endulza y no desata recaídas en la adicción al azúcar. Tómalo con tu comida al mediodía, te puede caer pesado si lo bebes más tarde. Yo acostumbro tomarlo tres veces por semana.

🥛 Lassi digestivo

Para 1 porción

¾ de taza agua a temperatura ambiente

¼ de taza yogur orgánico natural (sin endulzantes ni saborizantes)*

½ cucharadita de Curry Reprográmate, o cantidad al gusto

1 pizca sal marina o del Himalaya

* Si tu puntaje en el cuestionario de inteligencia digestiva fue bajo, recomiendo comenzar con yogur orgánico sin grasa, para que sea todavía más fácil digerirlo, y beberlo en una versión diluida, con 1 cucharada de yogur en ¾ de taza de agua. Cuando tu digestión se fortalezca puedes pasar al yogur descremado y luego al de leche entera, incrementando la cantidad de yogur poco a poco hasta llegar a la cantidad especificada en la receta original.

Opcional. Puedes tostar ligeramente el polvo de curry en una sartén a fuego muy bajo y removiendo constantemente, o en un molde de vidrio o cerámica en el horno grande o el hornito tostador (sólo recuerda apagar el fuego en cuanto suelte sus aromas, pues el calor del recipiente o sartén seguirá tostándolo y no debe quemarse), para que quede más rico y aromático.

Mezclar todos los ingredientes con batidor de globo, tenedor o en la licuadora. Beber de inmediato.

El otro producto lácteo que recomiendo es el ghee, que es mantequilla clarificada, a la que se le retiran los sólidos, solamente queda un aceite dorado claro. El ghee es suave y calmante, y no se quema como la mantequilla, así que puedes cocinar con él. Un poco de ghee y sal marina o del Himalaya vuelve más interesante cualquier plato de granos o vegetales. Yo lo tengo siempre en la despensa y lo uso en lugar de aceite vegetal o mantequilla. Antes era difícil encontrarlo fuera de la India, pero ahora se puede encontrar en supermercados orientales, restaurantes de comida de la India y tiendas naturistas. También puedes elaborarlo tú mismo, hay muchas recetas en línea.

Hay otro aspecto de los productos lácteos del que quisiera hablar aquí, y aunque parezca que no tiene mucho que ver con tu salud y tu peso, en realidad sí es relevante. Se trata de la manera en que son tratados los animales de los que se extrae la leche que tomamos, y eso es pertinente cuando consumimos lácteos, caldo preparado con huesos y/o carne. Por supuesto, están los argumentos éticos y contra la crueldad hacia los animales, pero el que aquí discutiremos más ampliamente es la salud del ganado. Si las vacas son inyectadas con antibióticos y hormona del crecimiento a lo largo de su vida, es más probable que sean animales enfermos. Hay estudios que corroboran la relación entre el uso de antibióticos a largo plazo y padecimientos como la enfermedad intestinal inflamatoria y el cáncer, además de que se sabe que el uso de antibióticos en el ganado aumenta el desarrollo de patógenos resistentes a los medicamentos, que ponen en riesgo tanto la salud de los animales como la nuestra. Muchos se preocupan también por el uso de hormona del crecimiento. Es un tema del que hay diversas investigaciones en curso y, si bien un estudio reciente sugiere que la hormona del crecimiento bovina "tiene poca o nula actividad biológica" en humanos, una revisión de múltiples estudios encontró que sí tiene un efecto dañino en la salud de las vacas. El uso de hormona recombinante de crecimiento o somatotropina bovina en vacas aumenta su riesgo de sufrir mastitis, fertilidad reducida, diarrea y otros trastornos digestivos, cojera y lesiones en las patas. Eso, por supuesto, no es bueno para las vacas, pero tampoco para nosotros. Por ejemplo, el aumento de mastitis, una infección en las ubres, significa que la leche de esas vacas puede contener mayor cantidad de los antibióticos usados para tratar la infección.

La conexión entre la salud animal y humana no tiene que ver únicamente con los residuos químicos. Recuerda que para el Ayurveda la mente y el cuerpo están siempre conectados. Cuando los animales son criados en condiciones de estrés y hacinamiento, a veces de franca tortura, tienen reacciones físicas; tal como en los humanos, el estrés desencadena una cascada de disfunciones físicas que afecta todo el organismo. Algunos de estos animales de cría, en especial los más grandes, son bastante inteligentes y experimentan miedo y tensión (que por otro lado no requieren de una inteligencia avanzada). Las condiciones en las que se mantiene a estos animales cambian la calidad de su carne y su leche, porque la bioquímica del animal se modifica en respuesta al estrés. Por esto, cuando escogemos un producto lácteo o cárnico, recomiendo tomar en cuenta ese factor: los animales estresados y enfermos no pueden producir alimentos saludables.

En mi familia investigamos distintas granjas lecheras en California y compramos lácteos de las que mejor tratan a su ganado. Un primer paso es comprar lácteos orgánicos. El siguiente sería considerar si a las vacas se les permite alimentarse con lo que comerían naturalmente, si pueden pastar en praderas o están cautivas todo el día, con qué frecuencia pueden moverse y caminar y qué tan limpio es su establo. Por mi parte, limito mi consumo de lácteos a los que benefician mi salud, como el ghee y el lassi, y me aseguro de que los que consumo provengan de animales saludables que no requieren administración de antibióticos ni hormona del crecimiento. Eso es lo que también recomiendo a mis pacientes y a ti.

FLORA TONE

Además del lassi, que ayuda a repoblar el intestino con bacterias beneficiosas, me gusta mucho usar y suelo recetar un suplemento herbal llamado Flora Tone de VPK (véase la lista de proveedores, página 315). Tómalo por entre ocho y doce semanas, comenzando con dos tabletas, dos veces al día, hasta tres tabletas, tres veces al día. Es una poderosa ayuda para equilibrar el microbioma intestinal; tan poderosa que incluso podrían volver temporalmente los síntomas de desintoxicación, con la muerte de grandes colonias de bacterias oportunistas. Pero los síntomas irán aminorando y te sentirás mucho mejor que antes. Después de este tratamiento inicial también recomiendo tomar Flora Tone cada año, por entre seis y ocho semanas, como parte del plan de mantenimiento.

Algunos de mis pacientes requieren ayuda extra con un programa más intenso, para eliminar la sobrepoblación de bacterias parasíticas en su tracto intestinal, si siguen mostrando signos de desequilibrio en su microbioma después de terminar el programa de *Reprográmate*. Se trata de programas completamente personalizados, por las reacciones que acompañan la muerte de grandes colonias de bacterias dañinas y que requieren de un monitoreo muy cuidadoso, para que el hígado no se sobrecargue al remover todas las endotoxinas que se producen en este proceso de limpieza. No recomiendo ese tipo de programas en este libro porque requieren de supervisión constante, pero Flora Tone es un excelente sustituto, ya que su acción es bastante suave y la mayoría de mis pacientes pueden tolerarla. Si tus reacciones son muy intensas y crees tener un problema grave con tu microbioma intestinal, recomiendo que acudas de inmediato con un doctor ayurvédico, naturópata o de medicina funcional.

Reduce tu consumo de carne y pescado (o elimínalo)

Los estadounidenses comen mucha carne. Si bien comer carne les funciona a ciertas personas y sienten que la necesitan, otros pueden vivir perfectamente sin ella. Yo aliento una dieta casi por completo vegetariana por muchas razones, pero una de las principales es que la carne es difícil de digerir. El cuerpo humano no está diseñado para procesar las grandes cantidades de carne que mucha gente come a diario. Se sabe que el consumo excesivo de carne conlleva diversos riesgos para la salud; algunos de ellos son de esperarse, como el incremento en el riesgo de muerte por ataques cardiacos,[10] enfermedad coronaria arterial y derrames cerebrales,[11] y otros son inesperados, como el aumento en el riesgo de desarrollar diabetes tipo 2,[12] que suele asociarse más con el consumo excesivo de carbohidratos.

Muchos estudios han examinado varios componentes típicos de dietas vegetarianas *versus* dietas omnívoras (que incluyen carne y productos animales, además de plantas) y en general han encontrado menores tasas de enfermedades cardiovasculares, cáncer (en especial de colon) y obesidad en veganos (que no consumen ningún tipo de carne ni derivados animales, incluyendo los lácteos) y vegetarianos.[13] Otro estudio revisó la mortalidad en vegetarianos *versus* no vegetarianos y encontró significativamente menos muertes por enfermedad cardiaca isquémica en vegetarianos. Los ovolactovegetarianos (vegetarianos que sí comen huevos y lácteos) y los que sí comen pescado tenían tasas de mortalidad 34% menores que los carnívoros. En los veganos eran 26% menores, y 20% más bajas en quienes comen carne sólo ocasionalmente.[14]

Los anteriores argumentos pueden o no convencerte de reducir tu consumo de carne, pero es probable que haber seguido el plan de *Reprográmate* ya te haya ayudado a reducir tus porciones. La mayoría de mis pacientes disminuyen espontáneamente en cerca de 50% su ingesta de carne durante el programa, o bien lo hacen en esta etapa avanzada por recomendación mía, cuando me piden consejo para identificar los alimentos que los hacen sentirse "intoxicados" de vez en cuando. Cuando deciden rebajar su consumo, en general me dicen que no les cuesta trabajo y que lo sienten natural por la nueva relación, más sana, que establecen con su cuerpo. No es indispensable comer carne, pero si quieres seguir comiéndola puedes hacerlo.

La excepción (de la que ya hablamos antes) es el caldo preparado con huesos, que es mucho más fácil de digerir que la carne y tiene una composición bastante más rica en nutrientes que los músculos o la carne de un animal. Creo que la mayoría de la gente se puede beneficiar del consumo ocasional de este tipo de caldo, por ejemplo cuando están en un proceso de desintoxicación, en periodos de estrés o de agotamiento físico. En la India, cuando la gente está en una serie de tratamientos ayurvédicos (*panchakarma*, véase el capítulo 10) y su salud es frágil, los médicos recetan caldo hecho con huesos para fortalecerla.

La cantidad de carne y productos animales que puedes consumir depende de tu tipo de cuerpo y el estado de tu sistema digestivo, pero si vas a hacerlo, lo que recomiendo es que la carne esté lo más cerca posible de su estado natural. Evita la carne y derivados de animales enfermos, maltratados, confinados, a los que se alimenta con piensos que no son naturales para esa especie: es lo menos que podemos hacer, creo yo, ya que si el animal no está sano o vive en sufrimiento, su carne y derivados serán tóxicos.

Un ejemplo obvio de esto es que los músculos de los animales estresados no poseen suficientes reservas de glicógeno. El glicógeno es importante para la industria ganadera, porque cuando los niveles son altos en el tejido muscular se desarrolla ácido láctico después de que el animal se sacrifica, y el ácido láctico retarda el desarrollo de bacterias. Los animales estresados consumen sus reservas de glicógeno, producen poco ácido láctico al morir y su carne se conserva menos tiempo, por lo que es más probable que se eche a perder antes de ser consumida y provoque intoxicaciones.[15]

Muchos expertos ganaderos también creen que el estrés y el sufrimiento cambian el contenido de vitaminas, minerales y proteínas de la carne, además de afectar su textura, suavidad, color y vida de anaquel.[16] Tal como en los humanos, el estar o no enfermos y estresados determina si el organismo es saludable o está lleno de endotoxinas, así como nosotros nos llenamos de endotoxinas que provienen de bacterias dañinas en el intestino cuando estamos enfermos o bajo estrés. Estas endotoxinas no se disipan al cocinar la carne, resisten el calor. La industria cárnica batalla con esta situación, incluso se llegó a plantear administrar un líquido antilarvas para carne en atomizador, ¡qué asco! Cuando hablo de la carne como alimento integral y saludable, me refiero a la que no ha sido hiperprocesada y que proviene de animales que vivieron sanos. En mi opinión, la carne que no cumple con esos requerimientos no es un alimento saludable.

Más allá de las investigaciones sobre el consumo de carne, hay un animado debate sobre si los humanos debemos o no comerla y en qué cantidad. Algunos estudios cuestionan si todos los tipos de carne deben ser puestos en la misma categoría, ya que lo típico es que se incluyan como si fueran lo mismo tanto la carne de animales criados con pastura en praderas a campo abierto, como los embutidos rebosantes de aditivos y conservadores, producidos con carne de animales confinados, alimentados con piensos artificiales, antibióticos y hormona de crecimiento. Lo cierto es que investigaciones más recientes sugieren que cada tipo de carne tiene efectos muy distintos en el cuerpo. La carne de animales criados con piensos vegetales o que pastan al aire libre contiene niveles mucho mayores de ácidos grasos omega-3 —las grasas saludables que muchas personas no obtienen en cantidad suficiente—, así como otras grasas buenas, como el ácido linoleico, además de antioxidantes. Asimismo, este tipo de carne contiene más ácido esteárico, que no aumenta el colesterol, mientras que la de animales alimentados con granos o piensos industriales y que viven en confinamiento contiene más ácidos palmítico y mirístico, que son grasas saturadas que sí suben los niveles de colesterol.[17] En resumen: si decides seguir comiendo carne, asegúrate de que provenga de animales saludables.

Intercambios de alimentos para alimentar tu *agni*

Hay muchas maneras muy sencillas de intercambiar tus alimentos habituales, que quizá no te ayuden a sentirte bien y bajar de peso, por otros con una mayor densidad de nutrientes y beneficios para tu salud. Éstas son mis sustituciones favoritas:

En vez de:	Prueba:
Mantequilla o margarina	Ghee (mantequilla clarificada, sin los sóilidos de la leche) orgánico hecho con mantequilla de vacas criadas con pastura. Muchos estudios indican que consumirlo con moderación (entre 5 y 10% de la dieta diaria) mejora los niveles de colesterol y otros lípidos.[18]
Sal de mesa refinada	Sales naturales sin blanquear, como la sal marina, y especialmente la del Himalaya. Esta sal de color rosado es rica en minerales fáciles de asimilar y libre de aditivos químicos y cloro, que se usa para blanquear la sal común. En la medicina ayurvédica se usa para tratar trastornos inflamatorios y autoinmunes. En México puedes buscar sal rosa de Celestún o flor de sal de Colima.
Azúcar refinada y/o endulzantes artificiales	Azúcar de coco, jaggery (piloncillo, panela, papelón), jarabe de maple auténtico o miel de abeja. ¡El azúcar no tiene por qué ser blanca!

Cuando implementes estos cambios en tu alimentación, ten en mente que lo mejor es ir paso a paso, lentamente. No te sientas mal si tu intención es reducir o eliminar algo y al final de todos modos lo comes. Esto es parte de un proceso y los cambios lentos son los que al final permanecen. Lo más importante es hacerle caso a las señales que te da tu cuerpo. Poco a poco será mejor para detectarlas y obedecerlas, a medida que crezca tu inteligencia digestiva. Si algo se te antoja mucho, prueba un poco, detente y fíjate en las reacciones de tu organismo. Si te provoca cansancio, hinchazón, acidez o dolor de estómago, recuérdalo para la próxima vez. Si te sirve para la memoria, escríbelo. Incluso puedes transformar tu diario de antojos en uno de reacciones a los alimentos, para registrar cómo te sientes con cada cosa que comes. Esto te puede resultar muy útil para determinar patrones inconscientes y ver qué alimentos le caen bien a tu cuerpo y cuáles te dañan. Estás creciendo, cambiando, evolucionando, a medida que tu cuerpo sana y se fortalece. Permite que suceda y sabrás exactamente qué debes comer. Lo mejor es que será lo que *quieras* comer, lo que más se te va a antojar. Los cambios serán espontáneos.

Capítulo 9

Conoce tu tipo de constitución y aliméntate de acuerdo con él

Ahora que ya estás implementando principios dietéticos básicos puede que se te haya ocurrido que no todos debemos alimentarnos igual. Y es muy cierto. Quizá has notado que a algunas personas la dieta vegana les cae muy bien, y a otras no les funciona. Algunos se sienten de maravilla consumiendo proteínas animales, pero a otros les cuesta asimilarlas. Hay una buena razón para eso y tiene que ver con la constitución individual.

Quizá recuerdes (si tienes suficiente edad para ello) que hace años era común categorizar los tipos de cuerpos en ectomorfos, mesomorfos y endomorfos. Los ectomorfos tienen cuerpos angostos, delgados y altos. Los mesomorfos son bien proporcionados, con buen desarrollo muscular, mientras que los endomorfos son de líneas suaves y redondeadas. La idea era que no puedes cambiar tu tipo de cuerpo, pero sí mantenerlo en el mejor estado y sacarle provecho. En Ayurveda se usa ese concepto desde hace siglos, pero de una manera más detallada y compleja, en la que los tipos se conocen como *doshas*, y tres de ellas corresponden más o menos a los tipos ectomorfo, mesomorfo y endomorfo. Sin embargo, las *doshas* toman en cuenta muchos rasgos más, como el temperamento y la personalidad, hábitos y preferencias, color y textura de la piel y el cabello, entre otros. La forma del cuerpo es un indicador importante de tu *dosha*, pero como parte de un panorama más amplio.

Este conocimiento ancestral se obtuvo mediante un estudio detallado de los tipos humanos, sus tendencias y rasgos físicos, mentales, emocionales y espirituales, así como de la observación sistemática de qué ayuda y qué perjudica a cada uno. No hay equivalentes científicos modernos para las *doshas* (aunque la novedosa teoría de la endobiogenia busca cuantificar este antiguo sistema), pero observo las cualidades de cada una todo el tiempo en mi consultorio, y la comida y los consejos de salud para cada *dosha* siempre mejoran la salud de mis pacientes.

Tu *dosha* o tipo de constitución es como una plantilla para un enfoque más individualizado del cuidado de la salud. La razón por la cual esto es tan importante es que una vez que desintoxicas tu organismo y te sientes más sano y fuerte, conocer tu *dosha* y lo que te indica sobre tu alimentación y tu estilo de vida puede ayudarte a personalizar tu dieta para tus necesidades específicas. Si bien para muchos con eliminar el *ama* y cambiar a alimentos integrales es suficiente, si tú quieres seguir avanzando hacia una salud óptima este capítulo te lleva al siguiente nivel. Esto te servirá en especial si después de completar el plan de *Reprográmate* y hacer los cambios sugeridos en el capítulo 8 todavía tienes reacciones a ciertos alimentos y no puedes identificar claramente qué es lo que te cae mal. Quizá es que tu cuerpo reacciona a alimentos que no son adecuados para tu *dosha*.

Identifica tu *dosha*

Las tres *doshas* son *vata* (similar a ectomorfo), *pitta* (similar a mesomorfo) y *kapha* (similar a endomorfo). Todo ser humano es considerado una mezcla de estos tres tipos, con sus correspondientes cualidades, aunque lo más común es que predominen una o dos.

DOSHAS Y CIENCIA

La noción de que la gente tiene distintos perfiles fisiológicos y psicológicos mete en problemas a los científicos (¡o debería!), en especial a quienes, como yo, tratan pacientes a diario. Siempre que hay avances en tratamientos para la salud, a una parte de la población le funcionan, hay otro grupo al que no le sientan bien y otros más que de hecho empeoran. Cuando me piden interpretar una investigación en términos de qué debe hacer alguien en particular, lo primero que pregunto es qué tipo de personas fueron estudiadas y cuál era su inteligencia digestiva. Las diferencias individuales en el grupo de gente que participa en cada estudio explican por qué algunas personas se benefician de una alimentación vegana, mientras que otros no, o que ciertos individuos se sientan de maravilla con una dieta paleo y para otros sea intolerable. De esa misma manera, ciertos antidepresivos funcionan para determinados pacientes y no para otros. Las estatinas parecen beneficiar a algunos y dañar a otros. Y en cuanto a los alimentos vistos individualmente, las distintas reacciones de cada quien son incontables, es algo personal. Lo que es medicina para unos, es veneno para otros.

Un área de investigación que creo que terminará por estudiar esto es la epigenética, que últimamente ha presentado indicios de que el medio ambiente afecta la expresión de los genes. Las *doshas* añaden otra capa a eso, ya que todos somos una combinación de genes y el medio ambiente que nos rodea puede hacer que esos genes se activen o no. Nuestras *doshas* o tipos de constitución también tienen que ver en cómo el medio influye en determinados genes. Es un tema fascinante y la ciencia se acerca cada vez más a entenderlo.

En algún momento, idealmente, la medicina moderna tendrá que asumir que cuando haces estudios debes contar con una población homogénea genéticamente y con un estado digestivo similar y *doshas* semejantes para obtener resultados confiables. Incluso en ese caso, los resultados serán relevantes sólo para esa población particular. La medicina occidental apenas comienza a entender esto.

Puedes ser un *vata* puro, pero es probable que seas *vata-pitta* o *vata-kapha*. Quizá eres todo un *pitta*, pero seguramente tienes algunas cualidades de *vata* o *kapha*, o cualquier otra combinación posible. En casos raros la gente es una mezcla a partes iguales de las tres. Las sutiles combinaciones y concentraciones de estos tres tipos dan cuenta de las incontables diferencias que vemos en cada individuo. Qué interesante, ¿no crees?

Las tendencias de las *doshas* se manifiestan en forma de rasgos fisiológicos y emocionales en el cuerpo, y ahora que ya pasaste por las cuatro etapas de *Reprográmate* podrás detectarlos con mayor facilidad que antes. Ahora te das cuenta de qué le cae bien o mal a tu estómago, qué te pide tu cuerpo y qué te daña. Todo eso tiene que ver con tu combinación muy personal de *doshas*.

Hablo de las *doshas* en este punto porque generalmente es cuando mis pacientes quieren profundizar en cuestiones de salud y alimentación. Quieren explorar de acuerdo con sus propias necesidades y tendencias y afinar sus dietas todavía más. Tu *dosha* será una guía adicional. Por ejemplo, puede ser que *sientas* que necesitas sopas y tés todo el día, pero quizá *pienses* que lo que debes comer son ensaladas. Si descubres que tu *dosha* predominante es *vata*, reconocerás que los alimentos tibios, reconfortantes y nutritivos son exactamente lo que necesitas, y que los alimentos fríos y crudos no te sientan tan bien, por tu tipo de constitución. Incluso la dieta más sana, de alimentos integrales, no le funciona igual a todo el mundo, es tu *dosha* la que determina los detalles.

Entonces, ¿cuál es tu *dosha*? A continuación viene el cuestionario que yo utilizo en mis seminarios para determinar la(s) *dosha(s)* predominante(s). Hay cuestionarios todavía más largos y detallados, pero creo que éste es bastante bueno para determinar tus tendencias generales. La mejor manera de identificar tu *dosha* es consultar a un médico ayurvédico en persona, pero esto es un buen primer paso. Una vez que determines tu tipo de constitución te daré una descripción de las cualidades de tu *dosha* y recomendaciones específicas para tu alimentación y estilo de vida. Recuerda que son solamente sugerencias. Son herramientas que puedes usar para continuar tu travesía hacia la salud. Implementa los cambios poco a poco, incorpora los que te hagan sentir mejor y te prometo que notarás la diferencia cuando esos alimentos y hábitos formen parte de tu rutina cotidiana.

Cuestionario de doshas

TIPO DE CUERPO

A. Soy delgado y alto, con articulaciones prominentes y músculos lisos.

B. Tengo un cuerpo de tamaño mediano, simétrico, con buen desarrollo muscular.

C. Tengo un cuerpo robusto, grande y redondeado.

PIEL

A. Mi piel es seca y áspera.

B. Mi piel es cálida, tiende a enrojecer y se irrita fácilmente.

C. Mi piel es suave, húmeda y grasosa.

CABELLO

A. Mi cabello es seco, quebradizo, rebelde, erizado.

B. Mi cabello es fino, escaso, prematuramente canoso.

C. Mi cabello es abundante, sedoso y ondulado.

OJOS

A. Mis ojos son pequeños y activos.

B. Tengo una mirada penetrante, de águila.

C. Tengo bonitos ojos, grandes, de mirada dulce.

ARTICULACIONES

A. Mis articulaciones son delgadas y prominentes, tienden a crujir.

B. Mis articulaciones son flexibles y se sienten sueltas.

C. Mis articulaciones son grandes, firmes y bien marcadas.

TEMPERATURA CORPORAL

A. Mis manos y pies usualmente están fríos y prefiero climas cálidos.

B. Mi cuerpo usualmente está tibio durante todo el año y prefiero los climas fríos.

C. Me adapto a casi cualquier temperatura, pero no me gustan los días fríos y húmedos.

ESTRÉS

A. El estrés me pone ansioso, preocupado.

B. El estrés me pone irritable, intenso, agresivo.

C. El estrés me deprime, me vuelve retraído.

SUEÑO

A. Tengo el sueño ligero y tendencia a despertarme con facilidad.

B. Duermo bien, por lo general necesito menos de ocho horas de sueño para sentirme descansado, tengo sueños vívidos.

C. Mi sueño es pesado, largo y profundo, en las mañanas tardo en despertar.

CLIMA

A. El clima que menos me gusta es el frío.

B. El clima que menos me gusta es el cálido.

C. El clima que menos me gusta es el húmedo.

PESO

A. Tiendo a perder peso con facilidad.

B. Mantengo mi peso estable.

C. Subo de peso con facilidad.

APETITO

A. Mi apetito es variable y tengo una digestión delicada.

B. Me siento incómodo si me salto alguna comida, puedo comer casi cualquier cosa.

C. Me gusta comer, pero puedo saltarme comidas con facilidad y tengo una digestión lenta.

EVACUACIONES

A. Mis evacuaciones tienden a ser duras, con estreñimiento ocasional.

B. Mis evacuaciones tienden a ser sueltas, con diarrea ocasional.

C. Mis evacuaciones tienden a estar bien formadas o a ser pegajosas, con estreñimiento ocasional.

PERSONALIDAD

A. Soy animoso y entusiasta por naturaleza. Me gusta el cambio.

B. Soy intenso y decidido. Me gusta ser eficiente y tener el control.

C. Soy de carácter tranquilo y cariñoso. Me gusta apoyar a los demás.

ACTIVIDAD

A. Me gusta estar en movimiento, me cuesta quedarme quieto.
B. Disfruto actividades que tengan un propósito, en especial si es competitivo.
C. Me gustan las actividades tranquilas y quedarme en casa.

CAMINAR

A. Camino a paso veloz.
B. Camino con actitud decidida.
C. Camino despacio, con ritmo y una actitud relajada.

ESTADO DE ÁNIMO

A. Mi estado de ánimo cambia con frecuencia, tiendo a la ansiedad.
B. Mi estado de ánimo cambia lentamente, pero me enojo con facilidad.
C. Mi estado de ánimo suele ser estable, la mayoría de las cosas no me afectan.

MEMORIA

A. Aprendo y olvido con la misma rapidez y facilidad.
B. Tengo buena memoria.
C. Aprendo lentamente, pero tengo buena memoria a largo plazo.

ORGANIZACIÓN

A. Soy bueno para arrancar proyectos, pero no tanto para completarlos.
B. Soy organizado y puedo enfocarme en un proyecto de principio a fin.
C. Necesito ayuda para empezar, pero soy bueno para supervisar proyectos hasta completarlos.

DINERO

A. Gasto el dinero casi tan rápido como lo gano.
B. Es importante para mí tener dinero y lo gasto en productos caros y lujosos.
C. No me gusta gastar dinero, prefiero ahorrarlo para momentos de necesidad.

EN RELACIONES, SUELO PREGUNTAR...

A. ¿Cuál es el problema conmigo?

B. ¿Cuál es el problema contigo?

C. ¿De verdad hay algún problema?

CUANDO ESTOY FUERA DE EQUILIBRIO, ME SIENTO COMO...

A. Una hoja en el viento.

B. Un infierno en llamas.

C. Una rama retorcida y nudosa.

MI LEMA ES...

A. Vivir el momento.

B. No hay fruto sin esfuerzo.

C. Vivir feliz y despreocupado.

Cuenta cuántas respuestas de cada letra tuviste y anota el resultado aquí.

A: ☐

B: ☐

C: ☐

Si tienes mayoría de A: eres principalmente *vata*.

Si tienes mayoría de B: eres principalmente *pitta*.

Si tienes mayoría de C: eres principalmente *kapha*.

Si tienes un empate en dos letras o te acercas a él, eres una mezcla de ambos tipos, y la letra con más puntos es tu *dosha* dominante. Si tienes casi la misma cantidad de puntos en cada letra, eres *tridóshico*, un balance de los tres tipos, algo poco común. Después de las descripciones de cada *dosha*, explicaré cómo manejar las recomendaciones que a veces parecen contradecirse cuando tienes casi el mismo puntaje para dos de los tipos. Comencemos por describir cómo es cada tipo.

Vata

En las presentaciones en diapositivas para mis conferencias escojo algunos personajes que representan las versiones clásicas de cada *dosha*. El ejemplo clásico de *vata* sería Audrey Hepburn o, si prefieres caricaturas, el Correcaminos. Los *vata* tienden a ser esbeltos, enjutos, de extremidades alargadas y huesos finos, pero hay excepciones, especialmente cuando están desbalanceados y tienen un *agni* débil (baja inteligencia digestiva) que los hace desarrollar depósitos de grasa subcutánea blanda, que se siente suelta. No es lo natural para este tipo de cuerpo.

Cuando están en equilibrio, los *vata* son de rápido aprendizaje, muy creativos e intuitivos. Fuera de balance tienden a la ansiedad, todo los pone nerviosos, suelen sufrir de insomnio y estreñimiento. El exceso de energía *vata* puede conducir a problemas neurológicos, como demencia en la vejez, porque el área en la que los desequilibrios de *vata* se concentran es el colon, el órgano digestivo en el que se aloja la mayor cantidad de bacterias intestinales y que por lo tanto ejerce mayor impacto en el sistema nervioso.

Los *vata* tienden a ser irregulares en todo, más cuando están fuera de balance. Tienen digestión irregular, sueño irregular y estados de ánimo fluctuantes. Ésta es la *dosha* con cambios de humor inesperados, de los que suelen decir que se mueren de hambre, y luego se les olvida comer. A veces duermen en exceso, otras pasan la noche en vela. Tienden a sufrir síntomas más graves de síndrome premenstrual que las otras *doshas*; hay que tener en cuenta, sin embargo, que cerca de la menstruación todas las mujeres pasan por un incremento temporal de energía *vata*. Por todo esto, los *vata* se benefician más que las otras *doshas* de una rutina tranquila y regular. Los ambientes calmados y la comida caliente, rica y nutritiva ayudan a equilibrarlos.

El ejercicio intenso o excesivo los sobreestimula, y los *vata* en realidad no suelen necesitar tanto movimiento, pues ya están llenos de energía. Hacer yoga, enfocándose especialmente en los estiramientos y la flexibilidad, les resulta muy beneficioso, así como los movimientos suaves y rítmicos.

Cuando los *vata* engordan, la grasa es del tipo subcutáneo, suave, blanda, que se desprende de los músculos y se vuelve muy visible, especialmente si son de baja estatura y huesos finos, por lo que se sienten muy expuestos; son los que más suelen hablar de su propio aumento de peso. Estéticamente, los *vata* odian el peso extra, porque su cuerpo es naturalmente esbelto, así que se sienten fuera de equilibrio, pero en etapas tempranas este tipo de depósitos de grasa son los menos dañinos, porque son superficiales.

Irónicamente, en etapas iniciales, los mismos procesos que hacen que los *vata* adelgacen son los que en exceso los hacen engordar. Por ejemplo, tomar café y agua helada supuestamente te hace perder peso, y pueden tener ese efecto de manera temporal en los *vata*, pero cuando la energía *vata* se acumula en exceso, les provoca el efecto contrario, ya que esas bebidas impactan negativamente su digestión y la persona comienza a acumular *ama*.

Para calmar y aquietar a los vata se recomienda:

- Cocinar los ingredientes e ingerir los alimentos calientes
- Bebidas calientes
- Alimentos suaves y húmedos, como sopa, potajes de cereales, pasta
- Alimentos aceitosos, con grasa saludable, como *ghee* (mantequilla clarificada), aceites vegetales, nueces, aguacate (palta)
- Alimentos dulces

Alimentos beneficiosos para los vata

GRANOS

- Arroz (integral y basmati)
- Avena
- Quinoa
- Trigo (no modificado)

LEGUMBRES

- Frijoles mungo amarillos partidos
- Lentejas (en especial las rojas)
- Sopa de frijol mungo entero
- Tofu

VEGETALES

- Alcachofa
- Betabel
- Calabaza amarilla y de Castilla
- Camote
- Espárrago
- Espinaca
- Hojas de mostaza
- Yuca (mandioca, casava)
- Zanahoria

LÁCTEOS

- Ghee
- Lassi
- Leche (tibia)
- Mantequilla
- Queso (suave y fresco, como ricotta, requesón, paneer)
- Suero de leche

ENDULZANTES

- Azúcar de caña sin refinar o mascabado
- Dátiles
- Jarabe de maple natural y puro
- Melaza
- Miel
- Piloncillo (jaggery, panela, papelón)

ACEITES

- Todos

NUECES Y SEMILLAS

- Todas las nueces, excepto cacahuate (maní)
- Semillas en pequeña cantidad

ESPECIAS

- Anís
- Canela
- Cardamomo
- Clavo de olor
- Comino
- Hinojo
- Fenugreco
- Jengibre
- Jugo de limón
- Laurel
- Pimienta negra
- Sal del Himalaya
- Semillas de mostaza
- Tamarindo

FRUTAS

- Bayas, frutos rojos
- Cereza
- Chabacano
- Ciruela
- Durazno
- Granada
- Higo
- Limón verde y amarillo
- Mango
- Manzana y frutas deshidratadas, mejor cocinadas
- Melón
- Naranja
- Papaya
- Pera
- Piña
- Plátano (banana)
- Todas las frutas dulces y jugosas
- Toronja
- Uva

Nota: la fruta deshidratada siempre debe remojarse un rato antes de comerla

CARNE

- Carne roja
- Huevo
- Pescado y mariscos
- Pollo

Para mantener su salud los vata deben evitar:

- Alimentos secos, ligeros, crujientes.
- Comida fría y cruda.

- Una alimentación completamente vegana. *Vata* es la única *dosha* que requiere algo de proteína animal de vez en cuando, en especial cuando se siente fuera de equilibrio, pero la mayoría no necesitan gran cantidad. Si eres *vata* y te niegas a consumir carne, considera la posibilidad de al menos incluir en tu dieta lácteos orgánicos de leche bronca y sin homogeneizar, huevos de granja orgánicos y caldo preparado con huesos de pollo orgánico, de animales criados en libertad.

Alimentos a evitar por los vata

GRANOS

- Alforfón (trigo sarraceno)
- Avena cruda (como en la granola o muesli)
- Cebada
- Centeno
- Granola
- Maíz
- Mijo

LEGUMBRES

- Todas, excepto frijoles mungo amarillos, lentejas rojas y tofu

VEGETALES

- Brócoli
- Col (repollo)
- Coles de Bruselas
- Coliflor
- Germinado de alfalfa
- Lechuga y hojas verdes crudas (aunque suelen gustarles las ensaladas)
- Papa
- Verduras crudas

ESPECIAS

- Ajo crudo
- Cebolla cruda
- Todas las picantes, como chiles y pimienta de Cayena

FRUTAS

- Arándano
- Manzana cruda
- Fruta deshidratada u orejones sin remojar
- Fruta verde

Ejemplo de menú para vata

Desayuno	Manzanas cocidas con canela, cardamomo y pasas
Comida	Arroz basmati con vegetales (espárrago, calabacita italiana) al curry con *ghee*; pollo rostizado
Colación	Dátiles, mantequilla de nueces, fruta fresca (excepto manzana cruda)
Cena	Sopa de lentejas

Consejos para mantener a vata *en equilibrio*

- **Mantén un horario regular.** Trata de levantarte y acostarte a la misma hora todos los días, o la mayoría. Establece horarios para tus comidas y respétalos siempre que sea posible. Para un *vata* es difícil mantener hábitos, pero la regularidad les resulta benéfica y tranquilizadora.
- **Duerme lo suficiente.** *Vata* es la *dosha* que más sueño necesita, alrededor de nueve horas por noche.
- **Conserva el calor y la humedad corporal.** El clima frío y seco les hace daño. Los *vata* deben envolverse en cobijas y tomar té todo el día en invierno. Cuando hace calor, hay que aprovechar y salir a asolearse. Los *vata* adoran broncearse.
- **Practica ejercicio con moderación.** Escoge una actividad suave, como caminata o yoga, que te hará mucho bien. Los *vata* pueden disfrutar del yoga caliente (bikram).

- **Calma la ansiedad.** La meditación y los ejercicios de respiración profunda pueden ayudar a tranquilizar la energía excesiva de los *vata*.

Pitta

Los *pitta* son personas que obtienen grandes logros, ambiciosos y determinados. Martha Stewart es un buen ejemplo de esta *dosha*, y Sam Bigotes es un ejemplo de *pitta* desequilibrado. Demasiada energía *pitta* puede causar ira, irritabilidad y una cara enrojecida. Cuando los *pitta* suben de peso, tiende a ser inflamatorio, con estancamiento linfático y "falsa grasa". Con el programa de *Reprográmate*, los *pitta* suelen perder peso con rapidez, en cuanto la linfa comienza a circular con fluidez y la inflamación cede.

Los *pitta* viven en ascuas, literal y metafóricamente. Su tipo de cuerpo es de talla mediana, estatura promedio y buen desarrollo muscular. Suelen tener cabello rubio o rojizo, escaso y fino, con tendencia a la calvicie, mirada penetrante y voz aguda y tajante. Con frecuencia tienen una presencia intimidante y son buenos para ganar las discusiones.

Los *pitta* se benefician más que las otras *doshas* rodeados de la naturaleza. Los paisajes naturales los rejuvenecen y tranquilizan, son el remedio perfecto para la irritación y el enojo. Los *pitta* deben procurar mantenerse frescos, para contrapesar su ardiente temperamento. El clima frío es el más agradable para los *pitta*, que suelen mantener el calor corporal cuando todo el mundo se congela en invierno. Deben practicar deporte con moderación y evitar ser demasiado competitivos.

Cuando los *pitta* suben de peso, yo suelo describirlo como "kilos de enojo". Es peso excesivo relacionado con la inflamación y suele estar acompañado de dolor, articulaciones hinchadas, erupciones e irritaciones cutáneas. No se trata de grasa blanda, como en los *vata*, sino de inflamación por retención de líquidos relacionada con el calor excesivo tan característico de los *pitta*. Es el aumento de peso más incómodo.

Esta *dosha* es particularmente propensa al estancamiento linfático o "falsa grasa". Todo el calor y la inflamación se concentran en el líquido acumulado. Por lo mismo, la comida fresca los ayuda a bajar su temperatura interna y a que circule mejor la linfa. Gracias a *Reprográmate*, los *pitta* reducen considerablemente la inflamación, así que llevan buena parte del camino adelantado. Esta *dosha* debe tener especial cuidado con los alimentos que aumentan la temperatura corporal.

Los *pitta* suelen tener salud de hierro y una buena digestión, así que logran salirse con la suya en cuanto a comer alimentos chatarra con el menor daño aparente cuando son jóvenes. Sin embargo, una vez que la inflamación comienza y su intestino se vuelve permeable, todo va cuesta abajo, a menos que se tomen medidas para sanar su digestión y reducir la inflamación. Los alimentos alcalinos son los que mejor funcionan para este fin. Los *pitta* son la única *dosha* a la que le va bien con los alimentos crudos, una vez que su digestión ha sanado, en especial en verano y al mediodía. Los *pitta* no soportan el clima caluroso y los alimentos crudos y frescos ayudarán a mantener la inflamación a raya cuando ya han fortalecido su digestión.

Los *pitta* son extraordinariamente productivos, y más cuando logran controlar el calor interno y evitar el estancamiento linfático. Son creativos, decididos, llenos de energía y entusiasmo.

Para mantener en equilibrio a los pitta *es recomendable:*

- Comer alimentos jugosos, como uvas, mango, pepino y lechuga
- Vegetales refrescantes, como kale, arúgula, melones, agua de coco
- Líquidos en abundancia y platillos acuosos o caldosos
- Bebidas al tiempo o tibias

Alimentos recomendables para los pitta

GRANOS

- Arroz blanco (basmati, jazmín, texmati)
- Avena
- Amaranto
- Cebada
- Kamut
- Quinoa
- Trigo (no modificado y con moderación, máximo una vez a la semana)

LEGUMBRES

- Alubias (habichuelas) rojas
- Chícharos deshidratados
- Frijol mungo
- Garbanzo
- Soya en productos no fermentados (tofu y edamame; no tempeh, ya que la fermentación aumenta el calor corporal)

  Todas las demás leguminosas en cantidades moderadas, como las alubias blancas y las lentejas amarillas, rojas y negras

VEGETALES

- Acelga
- Alfalfa germinada
- Alcachofa
- Apio
- Berza (kale)
- Bok choy
- Brócoli
- Calabaza (zapallo) amarilla
- Calabaza (zapallo) de invierno
- Calabaza italiana (zucchini)
- Camote
- Chícharo
- Cilantro
- Col
- Coles de Bruselas

- Coliflor
- Ejote
- Espárrago
- Lechuga
- Okra

- Papa
- Pepino
- Perejil
- Verduras de hoja verde (excepto espinaca)

LÁCTEOS

- Crema
- Ghee
- Lassi dulce (con especias que equilibran a los *pitta*)
- Leche (calentarla en la estufa o servirla tibia)

- Mantequilla
- Paneer (o queso ricotta o requesón orgánicos)
- Queso cremoso (en porciones moderadas)

ENDULZANTES

- Azúcar de caña sin refinar (como Sucanat) con moderación
- Azúcar de coco
- Dátiles
- Jaggery (piloncillo, panela, papelón, rapadura)

GRASAS

- Aceite de coco
- Aceite de girasol (con moderación)
- Aceite de oliva (con moderación)
- *Ghee* (mantequilla clarificada)

NUECES Y SEMILLAS

- Almendras (blanqueadas y en pequeñas cantidades)
- Coco
- Pepitas de calabaza (con moderación)
- Semillas de girasol (con moderación)

ESPECIAS

- Azafrán
- Cardamomo
- Cilantro
- Comino
- Cúrcuma

- Eneldo
- Hinojo
- Menta
- Romero
- Semilla de cilantro

FRUTA

- Ciruela
- Manzana
- Dátil
- Granada
- Higo
- Mango

- Melón
- Naranja
- Pasas
- Pera
- Pérsimo
- Uva

CARNE

- Clara de huevo
- Pavo (guajolote)
- Pescado (de agua fría, como abadejo de Alaska, bagre, tilapia, trucha)

- Pollo (la carne blanca únicamente)

Para mantener su salud, los pitta deben evitar:

- Comida picante
- Alimentos agrios

- Alimentos ácidos, como el vinagre
- Platillos muy salados

Alimentos a evitar por los pitta

GRANOS

- Alforfón (trigo sarraceno)
- Arroz integral (de grano corto)

- Maíz
- Mijo
- Centeno

VEGETALES

- Algas marinas
- Betabel
- Cebolla
- Espinaca
- Nabo
- Rábano
- Tomate rojo y sus derivados, como salsa de tomate y cátsup
- Zanahoria

LÁCTEOS

- Crema agria
- Queso (en especial maduro y salado, como feta y queso azul)
- Yogur

ENDULZANTES

- Azúcar refinada
- Melaza
- Miel

ACEITES

- Ajonjolí (sésamo)
- Canola
- Cártamo
- Maíz
- Mostaza
- Cacahuate

ESPECIAS

- Ajo
- Asafétida (*hing*, de uso común en la India)
- Chile
- Fenugreco
- Jengibre
- Laurel
- Mostaza
- Paprika
- Pimienta negra
- Pimienta de Cayena
- Rábano picante
- Salsa cátsup (ketchup)
- Salsa de soya
- Semilla de mostaza

FRUTAS

- Aceituna
- Bayas (frutos rojos)
- Cereza
- Ciruela deshidratada

- Durazno
- Limón verde y amarillo

- Toronja
- Frutas ácidas

CARNES

- Cerdo
- Cordero
- Mariscos

- Res
- Yema de huevo

Ejemplo de menú para pitta

Desayuno	Avena con pasas, coco rallado sin endulzar, un poco de azúcar de coco
Comida	Sopa, arroz, frijoles, lentejas, vegetales, verduras de hoja (salvo espinaca), proteína animal (si no es vegetariano), incluso postre, como arroz con leche de coco y mango. A los *pitta* les gustan las comidas abundantes a mediodía, pues los mantiene en calma por el resto de la jornada.
Colación	Melón, agua de coco, coco deshidratado
Cena	Vegetales a la parrilla o rostizados, granos

Recomendaciones para mantener el equilibrio

- **Actividades creativas y apasionantes.** Los *pitta* necesitan canalizar su ambición, para que no los arrastre, por eso deben enfocarse en lo que les apasiona, para volverse productivos y usar su energía positivamente. Así pueden convivir mejor con los demás y utilizar su vena competitiva para el bien común.
- **Suficientes horas de sueño.** Los *pitta* necesitan alrededor de ocho horas de sueño para mantener su ánimo estable y no volverse irritables y cortantes.

- Practicar ejercicio en intervalos cortos e intensos, como correr, escalar, nadar, andar en bicicleta. Los *pitta* son buenos velocistas y disfrutan del ejercicio al aire libre, que contribuye a su equilibrio. Por su naturaleza competitiva, los *pitta* tienden a ejercitarse hasta el agotamiento, cosa que deben evitar.
- Cuidar lo que dicen y cómo lo dicen. Los *pitta* tienen lenguas afiladas y pueden lastimar a otros sin querer. Hacerse conscientes de esta tendencia y modular sus reacciones es terapéutico y puede mejorar sus relaciones. Está muy bien ser listo y ambicioso, pero no es tan bueno ser intolerante y perfeccionista en tu vida personal y laboral.
- Evitar convertirse en adictos al trabajo. Deben recordar que también hay que descansar y divertirse.

Kapha

La *dosha* más relajada, tranquila y de buen carácter es *kapha*, y la gente en la que predomina este tipo posee un temperamento tolerante que naturalmente evita las tensiones, el estrés, las peleas y las emociones que sacan a la gente de sus casillas. Por eso mismo, los *kapha* suelen ser muy populares, a todo el mundo le gusta estar con gente que no pierde los estribos por pequeñeces. Oprah Winfrey es un buen ejemplo del tipo *kapha*, con su actitud positiva y tranquilizadora que hace sentir bien a los demás. Un ejemplo en dibujos animados sería Winnie the Pooh, el osito alegre y cariñoso que ama la miel con locura.

Físicamente, los *kapha* tienden a ganar peso con facilidad, suelen ser de huesos grandes, robustos y pueden pasar largos periodos sin comer. No obstante, disfrutan mucho la comida y su debilidad son los lácteos y los dulces, que empeoran su tendencia a la gordura. Es la única *dosha* que se beneficia de ayunar cada cierto tiempo.

Este tipo de constitución tiende a la congestión y a problemas respiratorios. Tienen gran resistencia (deben utilizarla) y son buenos corredores de fondo. Usualmente tienen una piel suave, tersa y luminosa, cabello oscuro y brillante, voz agradable, cantan bien y poseen buena memoria. Cuando están fuera de equilibrio, pueden sentirse desmotivados, perezosos y pasar demasiado tiempo echados, comiendo dulces, quesos y botanas.

El estilo de vida sedentario es atractivo para los *kapha* y realmente deben hacer un esfuerzo para levantarse del sillón y entrar en acción. A esta *dosha* le va bien moverse y comer cosas ligeras y estimulantes, para combatir la tendencia a los excesos y a sentirse indispuestos. El ejercicio vigoroso les ayuda mucho, así como el clima cálido y seco, incluso desértico, para contrarrestar su naturaleza húmeda y fría.

Cuando los *kapha* tienen kilos de más, se trata de un peso agradable a la vista, ya que tienen huesos grandes y estructurados, de modo que queda bien repartido y les da una mayor presencia. El problema es que es el tipo de grasa más peligroso porque se deposita alrededor de los órganos y del corazón. Al principio pueden engordar un poco y ni siquiera se nota, no se forman bultos visibles como en el caso de los *vata*. Los *kapha* simplemente se van expandiendo, se ven más anchos, pero mantienen su estética de líneas suaves y voluptuosas. Históricamente, este tipo de cuerpo se ha considerado hermoso y deseable, como puede verse en muchas pinturas antiguas; sin embargo, es el tipo de grasa más difícil de eliminar y la que puede contribuir al lento desarrollo de enfermedades crónicas, por lo que los *kapha* deben tratar de eliminar los kilos de más para que sus órganos no lleven esa carga extra.

Hay que aclarar que el problema de los *kapha* con la gordura no es una cuestión de estética contemporánea, ni de acoso a los que no cumplen con sus exigencias, sino un problema de salud, ya que incluso los *kapha* más equilibrados y con buena digestión tienden a acumular grasa en la parte media del cuerpo. Debido a esto, deben monitorear su peso de manera constante. Si crees ser tipo *kapha*, es recomendable que te peses un par de veces al mes para notar si aumentas fuera de las fluctuaciones normales (descartando la tendencia a la retención de líquidos antes de la menstruación en mujeres, por ejemplo). Por todo lo anterior, una dieta vegana baja en grasa es crucial para la salud de este tipo de constitución; las dietas bajas en carbohidratos y altas en grasa les resultan desastrosas. Asimismo deben cuidar su consumo de granos, que son pesados y dulces (en terminología ayurvédica) y aumentan la energía *kapha*.

La dieta recomendada para *kapha* es baja en grasa y calorías, vegana, rica en nutrientes y con un consumo limitado de fruta. Es la más difícil de seguir, pero les hace mucho bien. Cuando los *kapha* logran romper su ciclo de adicción a la comida, son por naturaleza los más saludables del mundo. Tienen un sistema inmunitario fuerte, gran equilibrio interno, y si un meteorito cayera en la Tierra y se acabara toda la comida, los *kapha* serían los que sobrevivirían para continuar la raza humana.

Recomendaciones para mantener el equilibrio de los kapha:

- Comida tibia, con ingredientes cocinados (no crudos)
- Alimentos secos, como palomitas de maíz, tortitas de arroz
- Platos ligeros, bajos en grasa y aceites
- Bebidas tibias o calientes
- Una dieta predominantemente vegetariana o vegana

Alimentos recomendables para los kapha

GRANOS

- Granos añejados (madurados por al menos un año para volverlos más digeribles)
- Alforfón (trigo sarraceno)
- Arroz
- Avena
- Cebada

- Centeno
- Maíz
- Mijo
- Quinoa

LEGUMBRES

- Todo tipo de leguminosas, como lentejas, garbanzos, frijoles mungo, frijoles adzuki, chícharos y alubias rojas y blancas
- Evitar el tofu en general, a menos que haya que escoger entre tofu y carne; en ese caso, el tofu siempre será mejor opción para *kapha*

VEGETALES

- Alcachofa
- Apio
- Berenjena
- Betabel (en porciones pequeñas)
- Brócoli
- Calabaza italiana (zucchini)
- Cebolla
- Chícharo
- Col
- Coliflor
- Ejote
- Espárrago
- Germinados
- Okra (freírla en seco, no cocinar hasta eliminar su viscosidad)
- Papa
- Pimiento
- Rábano
- Vegetales de hoja verde
- Zanahoria

LÁCTEOS

- *Ghee* (en pequeñas cantidades)
- Lassi salado (no dulce)
- Leche descremada (máximo dos veces por semana)
- Suero de leche

ENDULZANTES

- Miel de abeja

ACEITES (en pequeñas cantidades)

- Canola (colza)
- Cártamo
- Girasol
- Linaza
- Maíz
- Mostaza

NUECES Y SEMILLAS

- Pepitas de calabaza
- Semillas de girasol

ESPECIAS

- Todas, excepto sal

FRUTAS

Nota: De todas las *doshas*, las personas con tipo de constitución *kapha* y cualquiera con un desequilibrio de la energía *kapha* (con exceso de peso) deben ser muy cuidadosos con su consumo de fruta. Los sabores dulces hacen que se acumule un exceso de energía *kapha* y dañan en especial a quienes tratan de bajar de peso. Deben limitarse a una, máximo dos porciones de fruta al día.

- Arándano
- Chabacano
- Fruta deshidratada
- Granada
- Manzana
- Pera

Para mantener su salud, los pitta *deben evitar:*

- La comida en grandes cantidades, en especial en la noche
- Alimentos y guisos pesados
- Comida fría
- Alimentos acuosos o caldosos
- Sabores dulces, salados o agrios en exceso
- Bebidas frías

Alimentos a evitar por los kapha

GRANOS
- Arroz
- Avena
- Granos no añejados
- Trigo

LEGUMBRES
- Tofu (aunque es preferible a la carne)

VEGETALES
- Aguacate
- Batata (boniato)
- Camote
- Tapioca

LÁCTEOS
- Crema agria, dulce, batida
- *Ghee* en grandes cantidades
- Helado
- Leche entera
- Mantequilla
- Queso
- Yogur

ENDULZANTES
- Azúcar de caña y todos sus derivados

ACEITES
- Todos (no deben ingerir más de 1 cucharadita al día)

SEMILLAS Y NUECES
- Todas

ESPECIAS
- Sal

FRUTAS

- Ciruela deshidratada
- Coco
- Mango
- Melón
- Naranja
- Piña
- Plátano

CARNES

- Los *kapha* deben limitar al máximo su consumo de carnes de todo tipo, por su lenta digestión y su tendencia a subir de peso.

Ejemplo de menú para kapha

Desayuno	Si no tienes mucha hambre puedes saltarte el desayuno o tomar una infusión herbal. Si tienes hambre, recomiendo manzanas cocidas, potaje de mijo o fruta deshidratada.
Comida	Vegetales salteados en seco con poco aceite y polvo de curry, cebolla, ajo, pimientos, pimienta negra y poca sal marina o del Himalaya. Añadir granos o leguminosas de la lista de alimentos recomendables para *kapha*.
Colación	Para los *kapha* es mejor evitar comer entre comidas, pero si realmente lo necesitas puedes comer un poco de palomitas de maíz o pepitas de calabaza, ambas sin sal.
Cena	Los *kapha* realmente no necesitan cenar, pero si tienen hambre, un tazón de sopa de verduras o de lentejas antes de las 7:00 p.m. calmará su apetito. La mayoría de los *kapha* tienen su *agni* en ceros después de esa hora, así que las cenas tardías les hacen mucho daño.

Recomendaciones para mantener a los kapha en equilibrio

- **¡Ponte en movimiento!** Los *kapha* necesitan estímulo y actividad física constante, para evitar su tendencia a la pereza y a quedarse sentados por largas horas.
- **No duermas en exceso.** Los *kapha* son la *dosha* que menos horas de sueño necesita, y pese a eso son los que suelen dormir más de lo debido. Normalmente, con siete horas de sueño o menos se sienten bien, así que bien pueden (incluso deberían) levantarse al amanecer.
- **Masajes de drenaje linfático.** Los masajes profesionales son muy benéficos para *kapha*, ya que sus sistemas digestivo y linfático, que tienden a ser lentos, necesitan ese tipo de estimulación.
- **Suelta las cosas.** Si bien los *kapha* son de temperamento calmado y dejan ser a todo el mundo, también pueden volverse posesivos y acumuladores cuando están fuera de equilibrio. Se aferran a los objetos y rutinas y no quieren desprenderse de las cosas ni permitir los cambios. Trabajar en el desapego les viene muy bien. Deben recordar que todo es temporal y que la vida fluye siempre hacia adelante, como los ríos, en lugar de estancarse. Ese continuo movimiento es positivo, aunque a los *kapha* les puede costar aceptarlo.

Qué hacer si tienes dos o tres doshas predominantes

La mayoría de la gente tiene más de una *dosha* predominante. Si eres una combinación de dos, ¿cómo saber cuál hay que balancear, qué alimentos comer, qué cualidades desarrollar? Primero debes leer ambas secciones sobre tus *doshas* dominantes, pues necesitarás toda la información.

Lo siguiente es enfocarte en equilibrar la *dosha* que sientas en mayor desequilibrio en este momento; probablemente puedas identificarla de inmediato. Lo sabrás por las cualidades de determinada *dosha* que más te irriten y causen problemas en un momento dado. Por ejemplo, una persona *pitta-vata* debe concentrarse en equilibrar la parte *pitta* cuando se sienta acalorada, irritable o cortante con los demás, y en los días en que se sienta más nerviosa, ansiosa y volátil (por ejemplo, cuando esté de viaje o con SPM), trabajar en el equilibrio de su energía *vata*. Una persona *vata-kapha*, para dar otro ejemplo, debe buscar un mejor balance de *vata* cuando se sienta ansiosa o esté de viaje, pero debe cambiar y enfocarse en *kapha* cuando se sienta adormilada, perezosa, desmotivada o si sube de peso. Un *kapha-pitta*, a su vez, debe centrarse en alimentos favorables para *kapha* con el fin de no subir de peso y mantener su nivel de energía, pero cuando se sienta irritable o acalorado, hay que apaciguar la energía *pitta*. Recuerda que todos tenemos parte de las tres *doshas*, e incluso la menos dominante en ocasiones puede aflorar y causar problemas. Es bueno saber cómo equilibrarlas a todas.

Cuando todas las *doshas* están en equilibrio lo mejor es enfocarse en la más dominante de acuerdo con la estación del año. En verano hay que centrarse sobre todo en *pitta*; en otoño y principios del invierno, en *vata*; en la segunda mitad del invierno y la primavera, en *kapha*.

DIETAS DE MODA Y *DOSHAS*

Hay muchas dietas que se ponen de moda, y la razón por la cual le funcionan a ciertas personas y a otras incluso les hacen daño, tiene mucho que ver con sus respectivas *doshas*. Por ejemplo, tengo pacientes en mi consultorio que llevan la dieta paleo y se sienten de maravilla, pero para otros es un desastre. Alguien con predominancia de *pitta* puede comer muchos frutos rojos, espinaca, alimentos ácidos y carne roja por llevar la dieta paleo y sentirse mal, mientras que la proteína animal en esa misma dieta paleo puede ser beneficiosa para un *vata*. Lo que se puede hacer es adaptar la dieta especial que más te guste (vegana, alcalina, paleo, la que sea) a tu tipo de constitución, basándote en las listas de alimentos y los demás principios que enuncio en este libro, pero en general lo que he visto es que cierto tipo de dieta va mejor con determinada *dosha*.

- **Vata:** Es el único tipo al que le hace bien la **dieta paleo** a largo plazo, ya que se beneficia con el consumo regular de pequeñas cantidades de proteína animal. Los *vata* necesitan más peso para aterrizarse, y la pesada proteína animal los ancla. Las verduras y frutas de la dieta paleo pueden adaptarse a las necesidades de los *vata*. Irónicamente, la peor dieta para esta *dosha* es la crudivegana, que les causa molestias digestivas; sin embargo, muchos *vatas* comen ensaladas todo el tiempo.
- **Pitta:** Esta *dosha* suele tener un exceso de calor y acidez, así que la dieta alcalina les podría ayudar, ya que incluye alimentos ligeros y refrescantes como verduras de hoja verde, pepino, apio, chícharos, manzanas y melones. Los *pitta* suelen tener antojos de carne y comida muy especiada y picante, que les causa molestias digestivas si se come regularmente o en exceso. Los *pitta* deben moderar su consumo de carne, ya que eleva la temperatura corporal, y ser especialmente precavidos con el gluten, ya que, igual que la carne, provoca inflamación, lo cual afecta el intestino de por sí caliente de los *pitta*. Una vez que su digestión ha sanado, *pitta* es la *dosha* que mejor se siente comiendo ocasionalmente platillos crudos, como una ensalada al mediodía.
- **Kapha:** Es la única *dosha* que se beneficia al máximo de una dieta vegana. Los alimentos ligeros y estimulantes son lo que este tipo necesita para levantarse del sillón y compartir su alegría y sus sabios consejos con los demás. Por supuesto, los *kapha* son los menos inclinados a adoptar una dieta vegana; de hecho lo que más se les antoja son los lácteos y la carne, pero en realidad les resulta más fácil digerir vegetales y con una dieta vegetariana o vegana se sienten increíblemente bien. Los *kapha* veganos suelen vivir hasta una edad avanzada y disfrutar de excelente salud, ya que son naturalmente longevos. Esta *dosha* es la que menos carne y derivados animales necesita, puede evitarlos por completo y nada más incluir caldo preparado con huesos en periodos de curación y desintoxicación. Su dieta cotidiana ideal incluye abundantes vegetales cocinados y servidos con granos ligeros.

¿Realmente necesitas alimentarte de acuerdo con tu *dosha*?

Después de terminar el programa completo de *Reprográmate*, si has seguido las recomendaciones de cada etapa y continúas comiendo alimentos naturales e integrales, el resultado es que tienes una mayor conciencia corporal y has pasado por cambios de hábitos voluntarios y espontáneos que te hacen sentir muy bien, así que tal vez ya no sientas necesario ajustar tu dieta a las especificaciones de tu *dosha*. Y no hay problema, ya que comer de acuerdo con tu tipo de constitución en este punto es lo indicado solamente para quienes sienten que todavía hay desequilibrios en su digestión y buscan ayuda extra. Qué tan estrictamente debes seguir estas indicaciones depende de tu inteligencia digestiva final. Una vez que tu digestión se ha sanado y fortalecido, puedes romper las reglas de tu *dosha* y seguir sintiéndote bien la mayoría de las veces, ya que un *agni* poderoso puede asimilar una dieta bastante diversa.

Sin embargo, me he dado cuenta de que a la larga (típicamente en el curso de tres a cinco años), si el régimen de mantenimiento continúa y los pacientes siguen haciendo el plan de desintoxicación anual de *Reprográmate*, su cuerpo naturalmente tiende a pedirles los alimentos más adecuados para su *dosha* y los más frescos en cada temporada. En otras palabras, si comer de acuerdo con tu *dosha* te parece muy complicado en este momento, no te preocupes, ya que no es un requerimiento para mantener tu salud digestiva. Simplemente pon un separador en este capítulo del libro, para volver a leerlo más o menos cada año. Es muy probable que progresivamente te acerques a estas recomendaciones de manera espontánea, o al menos se te antojen más los productos de temporada.

No hay prisa. No debes forzar estos cambios, debes seguirlos únicamente cuando tu cuerpo te los pida. Este capítulo es una referencia para cuando tu inteligencia digestiva sea suficientemente alta y tú quieras seguir optimizando tu alimentación. Estas recomendaciones son lo que puede resultar más fácil de asimilar para tu sistema digestivo según tu tipo de constitución, pero tienes que estar listo para adoptarlas. Cuando lo estés, los alimentos de tu *dosha* te resultarán los más sabrosos y antojables, fáciles de digerir y no será un gran esfuerzo basar tu dieta en ellos.

Capítulo 10

Más sabiduría ayurvédica para el resto de tu vida

Has llegado muy lejos y progresado mucho. Has logrado grandes cosas, pero en este punto del camino quizá te sientas inspirado para ir todavía más allá. Podrías añadir cientos de prácticas, hábitos e intervenciones a tu estilo de vida para facilitar y llevar al máximo tu salud y la capacidad de tu cuerpo para asimilar nutrientes y desintoxicarse con eficacia. Hacer que tu digestión trabaje bien realmente sólo es el comienzo de la travesía. A dónde vayas desde ahí depende por entero de ti.

Puede que estés conforme con la rutina que llevas hasta ahora, después de completar el plan de *Reprográmate*, y está muy bien. Pero me ha tocado ver que muchos de mis pacientes quieren más y más información en este punto. Preguntan sobre temas de los que han escuchado o leído y quieren saber si esas prácticas los ayudarían o no. Por eso escribí este capítulo, para compartir contigo las prácticas de cuidado de la salud que yo recomiendo. Estas sugerencias son la cereza del pastel, las cosas que puedes hacer cada cierto tiempo, como las resoluciones de año nuevo o las ganas de hacer una limpieza de primavera en tu organismo.

Puede que no hayas escuchado nada sobre varias de las prácticas en este capítulo. En su mayoría son técnicas antiguas que se han modernizado y adaptado para su uso en el siglo XXI, pero su origen es el Ayurveda. Y sí funcionan. Si no estoy segura de la efectividad de un tratamiento o no lo he experimentado personalmente, no está en este capítulo. Son prácticas para que tu sanación sea todavía más profunda y completa, para que vivas con más energía, claridad mental y salud integral. Es probable que no adoptes todas las técnicas de este capítulo, pero sería bueno que leas sobre todas ellas y pongas en práctica unas cuantas, las que sientas que se adaptan más a tus necesidades.

Prueba el enjuague bucal con aceite y el limpiador de lengua

Los enjuagues bucales con aceite se han convertido en una tendencia muy popular en los círculos de salud holística, pero en realidad esta práctica no es nada nuevo, ya que forma parte de las costumbres higiénicas del Ayurveda. Enjuagarse la boca con aceite ayuda a limpiar las bacterias dañinas de las encías y entre los dientes, y así impide que pasen al sistema circulatorio. Diversos estudios demuestran que las bacterias orales pueden entrar al torrente sanguíneo mediante distintos mecanismos y causar o contribuir a serios padecimientos, entre ellos problemas cardiovasculares.[1] Otros estudios han señalado una correlación entre una mala higiene bucal y las enfermedades cardiovasculares.[2] Los enjuagues orales con aceite son una manera natural y libre de químicos que ayuda a reducir infecciones por dichas bacterias.[3]

El enjuague con aceite tiene más beneficios, ya que es una rutina de desintoxicación diaria. La teoría que subyace a esta práctica es que hay un intercambio de doble vía en la boca: hay sustancias que pueden entrar a ella, pero también salir de ella, como lo hacen a través de la piel. Por eso es que varios medicamentos y vitaminas se administran sublingualmente: es una manera efectiva de absorber sustancias y que pasen de inmediato al flujo sanguíneo. El Ayurveda lleva esto un paso más lejos, ya que reconoce que la lengua y todos los tejidos de la boca también pueden excretar sustancias: la boca puede eliminar sustancias mediante las glándulas salivales, para ayudar a limpiar la sangre y el sistema linfático. El aceite de ajonjolí, en especial, puede aumentar este efecto desintoxicante, y el aceite de coco también es una buena opción.

Puede que hayas escuchado toda clase de afirmaciones rimbombantes que aseguran que el enjuague bucal con aceite puede curar todo tipo de padecimientos, incluyendo la depresión y el acné. Permíteme ser franca y decirte que no hay evidencia clínica de eso, aunque hay evidencias anecdóticas que se han acumulado por siglos y siglos. Si eso no resulta suficiente para convencer a algunos de que vale la pena adoptar esta práctica, lo entiendo. También sé que la gente tiende a exagerar o malentender los efectos de este tipo de tratamientos. Ten en cuenta que cuando aplicas un tratamiento ayurvédico como éste, generalmente no estás haciendo una sola cosa, sino que hay una combinación de prácticas que tienen un efecto acumulativo en tu organismo. Si tu acné mejora o dejas atrás la depresión, no es solamente el enjuague bucal con aceite, sino que podría ser la suma de varias prácticas adicionales. Los efectos en tu higiene dental serán claros y directos, pero los efectos sistémicos unirán fuerzas con todo lo demás que estás haciendo.

Con todo, yo sigo creyendo que los enjuagues orales con aceite hacen lo que la medicina ayurvédica dice: son una desintoxicación fácil y suave para los tejidos de la boca y del resto del cuerpo, que puede excretar toxinas a través de la cavidad bucal. Este tipo de desintoxicaciones suaves tienen un efecto poco perceptible si lo haces solamente una vez, pero que se vuelve poderoso si la practicas a diario durante suficiente tiempo.

Después de enjuagarte la boca con aceite, al escupirlo se verá blanco y espumoso, eso significa que lo estás haciendo correctamente. Pero no lo dejes en tu boca sin moverlo, debes pasarlo por entre los dientes y que alcance el paladar y todos los rincones, como si fuera enjuague bucal mentolado regular. Después de escupirlo es normal sentir la lengua cubierta con una capa de aceite, es otro signo de que lo hiciste correctamente, y puedes ayudar a retirarla pasando con cuidado un raspador de lengua. Hablaremos más de esa herramienta en breve.

No tienes que hacerte los enjuagues con aceite y el raspado de lengua cada día, pero la regularidad es clave para obtener resultados con las prácticas ayurvédicas. Yo lo hago como parte de mi rutina cotidiana cuando estoy en casa y mis horarios son normales. Al principio puede que se sienta raro, el aceite da una sensación extraña en la boca cuando no estás acostumbrado. Si no te gusta mucho, puedes limitarte a hacerlo tres veces por semana. Si puedes hacerlo a diario es mucho mejor, pero con tres veces a la semana notarás la diferencia. Ni siquiera es necesario perder tiempo en hacerlo, ya que puedes hacer otras cosas a la vez. Yo acostumbro hacerlo en la ducha, salgo del agua, escupo el aceite, paso el raspador de lengua y me cepillo los dientes. No se trata de quedarte sentado con el aceite en la boca, perdiendo tiempo.

Si tienes problemas de higiene dental, como halitosis (mal aliento), gingivitis (encías inflamadas y sangrantes) o encías retraídas, recomiendo los enjuagues con aceite a diario. He tratado a pacientes que están a punto de gastar miles de dólares en dentistas solamente con esta práctica. Una vez que dichos pacientes logran sanar sus encías suelen seguir haciéndolo cada día, porque no quieren volver jamás a sufrir de infecciones y molestias bucales. Además, los enjuagues con aceite te dan una sensación de mucho mayor limpieza que el puro cepillado, y una vez que te acostumbras a ello sientes la boca casi sucia cuando no lo haces.

Instrucciones para el enjuague bucal con aceite

Es muy sencillo: solamente necesitas entre una y dos cucharadas de aceite de ajonjolí. También puedes usar aceite de girasol o aceite de coco tibio (para volverlo líquido desde antes, si no lo entibias de todos modos se hará líquido con el calor de tu boca), si no toleras el de ajonjolí, que es el mejor para la mayoría de la gente.

Pasa el aceite entre tus dientes succionando, haciendo espuma y moviéndolo de modo que llegue a todos los rincones de la boca, durante hasta 20 minutos. No lo tragues, ya que contiene las toxinas que vas a desechar. Al principio será suficiente con uno o dos minutos, hasta que te acostumbres y puedas aguantarlo más tiempo. Al terminar escúpelo, pasa el raspador de lengua con suavidad y cepíllate los dientes normalmente.

Raspado de lengua

Puedes limpiar tu lengua con el cepillo de dientes, pero los estudios muestran que un raspador de lengua es mucho más efectivo, ya que reduce los compuestos volátiles azufrados en la lengua en 75%, comparado con 45% si se usa solamente cepillo de dientes.[4] La mayoría de la gente tiene una ligera capa en la lengua, pero si observas la de un niño pequeño o alguien con buena digestión, la notarás un poco cubierta en la parte de atrás, pero la superficie se verá en general muy roja o rosa. Con la edad aumenta la acumulación de residuos en todo el cuerpo y eso se refleja también en la lengua.

Todo lo que necesitas para limpiar tu lengua es un raspador de lengua y unos minutos. Puedes comprar esta herramienta de plástico o metal en farmacias y supermercados, tiendas de productos para la salud y en línea; en su defecto, puedes usar una cuchara pequeña. Saca tu lengua y coloca el raspador lo más atrás que puedas. Con una presión suave, que retire los residuos pero no lastime la superficie de la lengua, raspa hasta la punta, enjuaga el raspador y repite hasta eliminar la capa que la cubre. Hazlo tres o más veces por semana, después del enjuague con aceite y antes de cepillarte los dientes. Mucha gente se sorprende con la cantidad de residuos que retira de su lengua, sobre todo al principio, ya que cuando lo haces con regularidad la capa que la cubre disminuye notablemente.

Adiós al microondas

Esto te va a sonar radical, pero igual lo diré: deshazte de tu horno de microondas. En serio. Te parecerá muy complicado —¿cómo vas a calentar agua para té, recalentar sobras, revivir la pizza del día anterior?—, pero te pido que atiendas mis argumentos, ya que demuestran que el microondas no es bueno para tu salud. Yo no tengo en casa desde hace 10 años y nunca volvería a instalarlo. Éstas son mis razones:

- Si tienes un microondas, es más probable que consumas alimentos procesados, llenos de grasa, sal, azúcar y aditivos químicos. No poder calentar fácilmente las típicas cenas congeladas o botanas procesadas para microondas te va a motivar a cocinar comida que de verdad te nutra. En mi opinión, esto es motivo suficiente para olvidarte del microondas.
- Usar el horno de microondas fomenta la idea de que la comida debe ser práctica por sobre todo, y que debe ser preparada y consumida con la mayor rapidez posible. Pero tu cuerpo nunca estará de acuerdo: si bien puedes calentar una cena congelada en un santiamén y comértela también en minutos, tu digestión va a tardar horas y horas en poder medio digerir ese mazacote de sal, grasa, azúcar, harinas refinadas y aditivos fabricado hace quién sabe cuántos meses. Los seres humanos digerimos la comida mucho mejor cuando pasamos tiempo lavando, picando, sazonando y sirviendo los alimentos, y consumiéndolos sentados, saboreando cada bocado, ya que esto le da al cuerpo la oportunidad de prepararse correctamente para recibir los alimentos, con la preliberación de las enzimas adecuadas en

respuesta a los olores y sabores de lo que vas probando al cocinar; también así es más probable que mastiques más veces, que pongas más atención a lo que comes y en general disfrutes más la experiencia. Eso te va a dejar más contento y satisfecho, con lo que es posible que incluso comas menos,[5] sin atascones que sobrecarguen tu sistema digestivo.

- Finalmente, hablemos del punto más controvertido: el que afirma que el uso de microondas altera la composición molecular de la comida de modo que la vuelve menos nutritiva, incluso tóxica. La literatura científica no ha llegado a una conclusión absoluta al respecto, pero hay evidencia de que las microondas sí modifican los alimentos de manera distinta a las estufas y hornos regulares. Por ejemplo, un estudio muestra que al meter al microondas soluciones de proteínas, hizo que las proteínas se desdoblaran a una tasa mucho mayor que con fuentes de calor normales.[6] Otros estudios obtuvieron resultados mixtos para vitaminas, minerales, antioxidantes y otros fitoquímicos, especialmente en vegetales. Así pues, todavía no hay una respuesta definitiva de parte de la ciencia moderna, y por el momento se afirma que usar microondas es seguro.

La respuesta del Ayurveda es distinta. La mayoría de la gente concuerda en que la comida de microondas sabe diferente que la preparada en la estufa o el horno común. Obviamente cambia la textura de la masa de pizza o del pan de tu sándwich. El arroz se seca, la pasta queda pegajosa, los vegetales pueden quedar muy lejos de su apariencia normal. Por supuesto, se puede argumentar que esto pasa cuando no se usa correctamente; el asunto es que mucha gente en efecto no sabe usarlo bien, pero sigue preparando o calentando ahí su comida. Para la medicina ayurvédica la comida tiene vida, pero cuando la alteramos a nivel molecular se convierte en algo a lo que nuestro cuerpo no está acostumbrado desde hace siglos y nuestro organismo no necesariamente entiende cómo procesarla. Esto puede afectar la digestión, y todo lo que perjudica la digestión debe evitarse, de acuerdo con el Ayurveda. Por esto es que no lo uso nunca, aunque la ciencia todavía no se pone de acuerdo en cuanto a que es dañino. Tú mismo puedes hacer pruebas caseras con diversos alimentos.

Cocina una papa en el microondas y otra en el horno: la diferencia es obvia. O pon una rebanada de pan en el tostador y otra en el microondas. El pan tostado es crujiente y sabroso, el del microondas queda chicloso, y en cuanto se enfría se endurece como piedra. Usa tu cocina como laboratorio y decide qué te funciona mejor.

¿Y qué mejor prueba que tu propio cuerpo? Prueba a pasar un mes sin ningún alimento de microondas, luego vuelve a comer algo preparado en horno de microondas y observa tus reacciones. En este punto, ya has desarrollado una conciencia corporal que te ayudará a ver cómo te afecta la comida de microondas. Tu sentido del gusto es más agudo y estás más pendiente de cómo te cae lo que consumes, así que apuesto a que puedes notar la diferencia. Pon atención a lo que te dice tu organismo.

Hoy en día, cuando como algo del microondas, lo cual suele suceder en casa de alguien más (nos sentamos, la comida es orgánica, todo se ve apetitoso), se me hincha el estómago y no me siento bien. Mi parte científica me empuja a saber más, así que a veces pregunto si prepararon o calentaron la comida en microondas y la respuesta siempre es positiva.

Hay muchos argumentos a favor de estos hornos y los he escuchado todos. Dicen que es más rápido, pero me parece que no toma mucho más calentar agua en la estufa o en una tetera eléctrica, y que tarda prácticamente lo mismo calentar pizza en el horno tostador que en microondas, y queda mucho mejor. Dicen que es más práctico, limpio, que usas menos trastes. Creo que ninguno de ellos hace que valga la pena el potencial sacrificio de mi salud. El microondas es más un hábito cultural, pero una vez que te acostumbras a cocinar sin usarlo, no lo extrañas.

Experimenta con enemas

Los enemas, llamados *bastis* en medicina ayurvédica, se consideran una parte importante de las antiguas terapias de purificación, como el *panchakarma*, del que hablaré más adelante. Los *bastis* tienen un papel esencial en la salud colónica y el procesamiento de las toxinas de la última etapa de la digestión. A veces las cosas se quedan atoradas y un enema puede ayudar a eliminarlas por completo.

Si bien se describe el sistema digestivo como un tubo, es obvio que no corre en línea recta, tiene numerosos dobleces, giros y torsiones. Microscópicamente, incluso sus pliegues tienen pliegues, que ayudan en la peristalsis, ya que permiten que los músculos los muevan como un acordeón, para empujar los alimentos hacia la salida. La desventaja de esta estructura es que la comida, restos de deposiciones y bacterias pueden quedar atrapadas en esos pliegues. Hay manifestaciones bastante obvias de esta situación, padecimientos como el megacolon tóxico, en la que el sujeto está tan estreñido y los desechos se acumulan a tal grado que el colon se distiende hasta su límite máximo y la carga bacterial pone en riesgo la vida de la persona. Y hay niveles menos graves, obviamente, pero en los que la gradual acumulación de desechos puede ser más que incómoda. Puede ser tóxica en menor grado al volverse crónica, a medida que aumenta la cantidad de residuos en el colon que no son eliminados con la debida rapidez.

Un enema puede limpiar el último tramo del colon, el colon bajo. La hidroterapia colónica —que siempre debe ser administrada por un profesional— limpia más arriba, lo cual puede ser más desintoxicante, pero también más riesgoso e irritante. En ciertos círculos la irrigación intestinal se ha vuelto bastante popular como práctica para el mantenimiento de la salud, pero los enemas ayurvédicos tienen un método específico: primero hay que limpiar y nutrir con agua y clorofila o ciertas hierbas, y al día siguiente o en la noche del mismo día administrar otro enema de aceite, para relubricar el colon y ayudar a disolver algunas de las toxinas liposolubles que no se eliminarán con el agua. Nunca se debe hacer un enema de agua sin que siga uno de aceite, porque el agua sola deshidrata los tejidos y se lleva también las bacterias buenas. El intestino grueso es húmedo y debe mantener su lubricación con grasas y mucosa, para conservar la población de bacterias beneficiosas. No debe quedar relucientemente limpio.

Recomiendo los enemas alrededor de dos veces al mes (sobre todo para personas a las que les cueste desintoxicarse), pero en mujeres nunca deben hacerse durante la menstruación. Una vez al mes es más que suficiente para personas que no tienen problemas para desintoxicarse. Hay protocolos de purificación ayurvédica en los que se hacen enemas más frecuentes, pero siempre bajo supervisión.

Quizá la idea no te parezca agradable y pienses que jamás harías algo así. Yo me sentía igual la primera vez que mi médico ayurvédico me recetó este tratamiento. Pero luego empecé a viajar mucho y a sentirme más incómoda, así que decidí darle una oportunidad. No podía creer lo bien que me sentía haciéndolo una vez al mes. Fue como revitalizar todo el organismo, incluyendo el sistema linfático. Alivió mis malestares premenstruales, disminuyó la inflamación, incluso mejoró mi estado de ánimo. Los enemas estimulan el nervio vago, que como ya sabes está conectado con el cerebro, y también eliminan muchas de las colonias bacterianas que afectan tu humor. Para quienes sufren de problemas dermatológicos, los enemas de clorofila son una bendición; yo recomiendo que se hagan enemas de clorofila dos veces al mes, ya sea durante o después del programa de *Reprográmate*, hasta que su piel mejore.

Si una vez al mes sigue siendo demasiado para ti, sugiero que intentes hacerlo cuando menos dos veces al año, en primavera y otoño. Muchos de mis pacientes que nunca en la vida habrían pensado en hacerse enemas, especialmente los hombres, después me dicen que, aunque les pese admitirlo, se sienten de maravilla después de uno. La primera vez suele ser la más molesta, porque hay una reacción de desintoxicación inicial. Quizá te sientas miserable durante unos días, pero no te dejes intimidar. Cada vez te sentirás mejor, y si te sientes mal al principio, es evidencia de que el tratamiento era particularmente necesario.

A continuación, las instrucciones para hacer un enema de clorofila casero, seguido de uno de aceite.

Cómo hacer un enema de clorofila

Se necesita:

Bolsas desechables para enemas (disponibles en Amazon)
Organic Liquid Chlorophyll de la marca World Organic
    (también de venta en Amazon)
Cápsulas de probióticos (opcionales)

Preparación:

* Entibiar 3 tazas de agua filtrada.
* Añadir 3 cucharadas de clorofila líquida al agua tibia.
* Mezclar una o dos cápsulas de probióticos y revolver (los probióticos son opcionales, pero recomendables; hay que escoger los que tengan al menos mil millones de colonias y de preferencia que sean de los que se venden refrigerados, me parece que tienen más posibilidades de seguir intactos).

Aplicación:

* El agua debe calentarse hasta quedar tibia, que todavía se pueda tocar. Si la calentaste de más es mejor esperar a que se enfríe.
* Al vaciar la mezcla en la bolsa debe estar puesto el tapón del tubo, para que no se derrame.

- Acuéstate sobre tu lado izquierdo (si eres diestro) e inserta el tubo entre 7 y 10 centímetros dentro del recto. Si el tubo no está prelubricado, puedes usar un poco de aceite de coco o de ajonjolí para facilitar la inserción.
- Abre el seguro o quita el tapón del tubo para que la mezcla fluya por el recto.
- Una vez que el líquido haya pasado vuelve a bloquear el tubo antes de retirarlo, para prevenir derrames.
- Procura retener el enema durante entre 5 y 10 minutos. A veces hay que administrar una pequeña cantidad del líquido (cerca de una taza) e ir al baño. Luego se aplica el resto de la mezcla para poder retenerlo mínimo 5 minutos, aunque si hay incomodidad debes ir al excusado. No recomiendo retenerlo más de 10 minutos.

Enema de aceite

- La noche del mismo día en que se administra el enema de clorofila o a la mañana siguiente, entibiar entre 1 y 2 tazas de aceite de ajonjolí orgánico, previamente curado. Si quieres adaptarlo a tu *dosha*, debes usar aceite de ajonjolí para *vata* y *kapha*, pero añadir 1 taza de aceite de coco derretido y 1 de ajonjolí para *pitta*.
- Para curar el aceite de ajonjolí añade una gota de agua al aceite a temperatura ambiente, luego caliéntalo a fuego bajo por unos minutos hasta que alcance 100° C (lo sabrás porque la gota de agua salta o "truena"). Una vez que se enfríe podrás guardarlo en un frasco de vidrio con tapa de rosca hermética para usarlo en masajes o enemas.
- Administra el enema siguiendo las instrucciones anteriores. Se recomienda usar toallas higiénicas durante las siguientes 24 horas por si hay algún pequeño derrame de aceite.
- Al igual que con el de agua, las mujeres nunca deben administrarse un enema de aceite durante la semana de la menstruación.

Ayuno intermitente
(solamente cuando es adecuado para ti)

El ayuno está de moda, en especial en su modalidad intermitente. Ayunar es un término que engloba el acto de dejar de comer alimentos sólidos durante cierto periodo (desde unas horas hasta algunas semanas), con o sin consumo de líquidos. A veces también se llega a usar el término cuando se deja de consumir determinada sustancia o alimento, como carne, azúcar o alcohol, pero no es su definición técnica. El ayuno intermitente se lleva a cabo de manera periódica. Si bien la sabiduría ayurvédica recomienda que todos dejemos pasar 12 horas sin comer entre la cena y el desayuno para mantener una buena salud, el ayuno intermitente va más allá. Hay muchas maneras de hacerlo, como pasar 16 horas, en vez de 12, sin probar alimento. Por ejemplo, si terminas de cenar a las seis de la tarde, tendrías que desayunar hasta las 10 de la mañana siguiente. Para otros, el ayuno intermitente significa ayunar un día cada semana, un fin de semana al mes o una semana al año. La idea es que el ayuno le da a tu cuerpo un descanso del proceso digestivo para poder concentrarse en la curación. Esto les funciona a algunas personas, en determinadas circunstancias; para otros, casi en todos los casos es mala idea.

¿Cómo saber si el ayuno te conviene? Lo primero que quiero dejar claro es que el ayuno y su modalidad intermitente son técnicas avanzadas. La mayoría de la gente no necesita practicarlo, en especial si han adoptado todo o parte del programa de *Reprográmate* y su dieta se compone de alimentos integrales, de acuerdo con su tipo de constitución o *dosha*. Si es así y no sientes ganas de ayunar, no lo hagas.

Hay quienes han avanzado un largo trecho en su camino de desintoxicación y quieren afinar todavía más su salud corporal y mental. Antes de emprender un ayuno debes tener tu sistema de desintoxicación en perfecto funcionamiento y debes estar bien nutrido; de otro modo, restringir tu consumo calórico no tendrá efectos positivos: no te va a desintoxicar, solamente te agotará. Si tu proceso de desintoxicación ha sido eficiente y te atrae la idea del ayuno, puede que te resulte una experiencia valiosa, pero quisiera que entendieras que el ayuno es más un esfuerzo mental que físico. Las emociones suelen desbordarse durante el proceso y eso toma por sorpresa a muchos; ayuda saberlo de antemano.

Pero más allá de que quieras ayunar, ¿realmente deberías hacerlo? Antes de tomar la decisión toma en cuenta tu *dosha* predominante:

- **Vata:** El ayuno *no* es apropiado para este tipo de constitución en la mayoría de los casos. Si en verdad quieres ayunar, hazlo únicamente en primavera, cuando el clima se vuelve más cálido. En dicha temporada recomiendo que el ayuno no dure más de un día a la semana, por un máximo de cuatro semanas. Para ese ayuno de un día toma caldo Reprográmate o tres porciones de otra sopa caldosa o líquido tibio, en las horas que corresponderían a tus comidas. Nunca ayunes sin comer nada. Otra opción que puede funcionar para algunos *vata* es simplemente saltarse una de las comidas, que puede ser la cena, o tomar nada más un tazón de caldo Reprográmate u otro tipo de caldo a esa hora. Hacerlo así te reportaría muchos de los beneficios del ayuno sin desequilibrar tu energía *vata*. Practicar ayunos más rigurosos que los que acabo de describir aumentaría demasiado la carga de tu energía *vata* y podrías sentirte muy irritable, ansioso, tenso o hiperactivo, además de que podrías dejar de asimilar nutrientes por completo y entrar en un estado de deficiencia nutricional con mucha rapidez. Incluso en el caso de que disfrutaras de algún modo extraño esta especie de estado alterado de conciencia, estarías exigiéndole demasiado a tu cuerpo y tu mente. Es más importante mantener la calma. Un rato de meditación a diario es una mejor manera de aprovechar tu tiempo.

- **Pitta:** Esta *dosha* sí puede ayunar, pero generalmente no les gusta hacerlo, ya que tienen un gran apetito. Sin embargo, para los *pitta* que comen en exceso el ayuno ocasional puede ser un modo de mantener las cosas bajo control. Una precaución importante para este tipo de constitución es que el ayuno puede incrementar su *agni* o fuego digestivo en demasía. Si empiezas a sentirte muy acalorado, molesto e irritable, puede ser momento de terminar el ayuno. Los *pitta* solamente necesitan ayunar una vez al mes como parte de su plan de mantenimiento y *nunca* deben hacer un ayuno de pura agua. La manera óptima de ayunar para ellos es suspender los alimentos sólidos un día a la semana, durante el tiempo que deseen. Sin embargo, si deciden hacerlo en esta modalidad a largo plazo (más de cuatro semanas consecutivas), deben saltarse únicamente el desayuno y la cena, y comer algo sólido a mediodía. Otra alternativa apropiada para *pitta* es hacer una dieta líquida un día a la semana, de jugo de verduras en la mañana y caldo Reprográmate a mediodía y en la noche. Los *pitta* siempre necesitan comer algo a mediodía, aunque sea solamente un tazón de caldo Reprográmate.
- **Kapha:** Ésta es la *dosha* hecha para ayunar. Los *kapha* pueden aguantar largos periodos sin alimento sólido y resulta provechoso para su fisiología. De por sí, cuando tienen disponibles únicamente alimentos saludables, tienden a comer poco. Su gran problema son los antojos. También son los que sufren menos con los efectos mentales del ayuno, la cuestión es que los *kapha* no quieren ni oír hablar de esta práctica y de lo buenos que son para ayunar, porque es la *dosha* que más conexiones emocionales tiene con la comida. Pese a lo anterior, ayunar es fácil para ellos, una vez que sus patrones adictivos quedan bajo control; por ejemplo, después de completar el plan de *Reprográmate*.
- El ayuno es favorable para los *kapha* en particular porque aumenta el número de mitocondrias (las productoras de energía

en las células) que se forman en el cuerpo, y también porque incrementa la expresión de las enzimas citocromo P450, cruciales para la desintoxicación. Puesto que los *kapha* tienden a retener grasa y toxinas con más tenacidad que las demás *doshas* y suelen sentirse bajos de energía cuando están en desequilibrio, se benefician especialmente con esos efectos. Cuando los *kapha* ayunan, todo su sistema se vuelve más eficiente. Pueden sin dificultades ayunar durante 24 horas por semana, ya sea consumiendo pura agua o en dieta líquida. No les cuesta tanto, sólo deben recordar que antes hay que controlar sus adicciones alimenticias y soltar su fuerte apego a la comida.

Si eres *kapha*, ¿qué tan complicado te resultaría dejar de comer un día completo, o saltarte una comida una vez por semana o de vez en cuando? Puede que descubras que te encantan los efectos. Nada más asegúrate de estar bien nutrido, con tu digestión trabajando sin problemas. Mantén tus buenos hábitos y nunca, pero nunca, olvides lo siguiente:

> El ayuno *no* es la solución cuando tienes hábitos poco saludables y quieres volver a encarrilarte. Es útil *únicamente* si ya llevas el rumbo correcto y tu proceso de desintoxicación ha sido exitoso. En ese caso ayunar sí puede tener efectos positivos para ti.

También debes tener en cuenta que el ayuno intermitente tiene ventajas para tu salud, pero la severa reducción calórica, cuando es persistente, puede ser destructiva para el organismo, particularmente en personas en las que hay un predominio de *vata* o *pitta* casi equivalente al de *kapha*. La comida es curativa. ¡Es bueno comer!

Prueba el *panchakarma*

Creo que el *panchakarma* tiene que entrar en la lista de cosas que hay que hacer antes de morir de todo el mundo, y que debería ser cubierto por las compañías de seguros médicos. Se trata de una terapia de purificación estacional en la que se debe visitar un centro especializado en este tipo de tratamientos, donde los pacientes reciben diversas consultas, diagnósticos ayurvédicos, recetas y tratamientos, que incluyen ejercicios de yoga y de respiración, recomendaciones dietéticas, administración de productos herbales, masaje tradicional ayurvédico (*abhyanga*), que abarca una terapia en la que se vierte suavemente aceite tibio en un hilo continuo sobre la frente (a esto se le llama *shirodhara* y es de lo más relajante, libera todas las tensiones), así como la aplicación de aceite a los pasajes nasales (*nasya*), enemas herbales (*basti*), y algunos otros tratamientos.

Lo habitual es que el *panchakarma* dure entre tres y 21 días —a veces más—, dependiendo de la gravedad de ciertos problemas de salud. Algunos de mis pacientes con enfermedades neurológicas crónicas como esclerosis lateral amiotrófica (ELA), esclerosis múltiple y mal de Parkinson se han hecho tratamientos de *panchakarma* con excelentes resultados. Yo lo hago cada año, y así llevo más de una década; en ocasiones incluso he viajado hasta la India para tratamientos muy profundos. Hacer un *panchakarma* anual ha alterado radicalmente y para bien la manera en que estoy envejeciendo. Lo recomiendo de corazón, en verdad es una experiencia muy placentera, similar a una estancia prolongada en un spa.

Los tratamientos del *panchakarma* pueden hacer mucho por ti: te relajan, hacen que tu piel quede reluciente y se ha comprobado que aumenta los índices de salud y bienestar. Por poner un ejemplo, personas que pasaron por un *panchakarma* mostraron una mayor capacidad para efectuar cambios conductuales tres meses después de los tratamientos.[7] Otro estudio deja ver una mejora en los factores de riesgo cardiovascular luego de un *panchakarma*.[8] Este tipo de protocolo de purificación me gusta porque puede ir todavía más allá que el programa de *Reprográmate* en cuanto al desalojo de las toxinas liposolubles, a las que logra eliminar mejor que cualquier otro tratamiento del que yo tenga noticia. En cierto estudio, los investigadores dieron seguimiento a un grupo de sujetos que recibieron *panchakarma* por cinco días. Midieron sus niveles en plasma sanguíneo de los altamente tóxicos BPC (bifenilos policlorados, compuestos químicos creados por el hombre que traen graves consecuencias para la salud, incluyendo cáncer) y de Beta-HCH (beta-hexaclorociclohexano, un producto residual de la elaboración de insecticidas), antes y después de la terapia ayurvédica. Normalmente el organismo puede eliminar 1% de estas toxinas en cinco días, una tasa muy baja. Estas toxinas liposolubles son las más difíciles de eliminar y están entre las más peligrosas. Con ayuda del *panchakarma* las toxinas se redujeron entre 46 y 48% en unos cuantos días.[9] No hay otro método de desintoxicación científicamente verificado que reduzca a tal grado la cantidad de toxinas liposolubles en el cuerpo humano en un periodo tan corto sin causar efectos secundarios negativos. Lo más común es que esas sustancias venenosas se queden en el organismo toda la vida. Y el *panchakarma* se deshace de buena parte de ellas en muy poco tiempo.

Por supuesto, la posibilidad de viajar hasta la India para un tratamiento de salud no es accesible para el presupuesto de muchos, y tampoco es para todos los temperamentos. Por fortuna, cada vez hay más y mejores programas de *panchakarma* en Estados Unidos, con duración variable. Espero que te informes más sobre estos tratamientos y consideres la idea de recibirlos. Para muchos de mis pacientes ha marcado una profunda diferencia, y es una herramienta poderosa para tratar padecimientos graves. El *panchakarma* es uno de los procedimientos más revitalizadores, amorosos y profundos para sanar y desintoxicarse que existen.

Si estás interesado en hacer un *panchakarma* en la India, mi recomendación es que tengas cuidado con los "*panchakarmas* para turistas". La mayoría de los centros de *panchakarma* auténticos, donde realmente consigues resultados profundos, no son hoteles de lujo, ni mucho menos. Los lugares orientados al turismo suelen ofrecer tratamientos más superficiales, que pueden ser disfrutables y relajantes, pero no alcanzarán el nivel de desintoxicación profunda de los establecimientos auténticos, que realmente pueden cambiarte la vida. Como un plus muy agradable, muchas personas concluyen su *panchakarma* con alrededor de cinco, hasta 10 kilos de menos.

Para mantenerte encendido

Por fin llegamos al final de *Reprográmate*. Si bien ya completaste todas las etapas del programa, espero que no dejes atrás sus enseñanzas. Es perfectamente posible vivir en encendido permanente, y espero que tú lo hagas. Eso es lo que quiero para ti: que logres todo lo que eres capaz de lograr. No tienes que seguir al pie de la letra todos y cada uno de los hábitos que aquí aprendiste cada día de tu vida, pero si sigues cumpliendo con los hábitos o practicando las intervenciones de estilo de vida que más te acomoden durante al menos cinco días por semana, seguirás progresando.

La desintoxicación es un proceso continuo, que dura toda la vida, pero la salud puede ser el estado en el que vivas desde ahora hasta el final de tus días, a una edad avanzada. Sigue atento a lo que te dice tu cuerpo. Pon atención a la manera en que vives y cómo te afecta. Lo que sucede en tu cuerpo y tu mente cuando comes una cosa u otra, cuando haces tal o cual cosa, cuando piensas de cierta manera o de otra. Ya hiciste el trabajo más pesado, pero la autoconciencia es para toda la vida, y las actividades que nos nutren y revitalizan nunca deberían suspenderse.

Sobre todo, recuerda que la salud tiene muchas facetas y otros tantos enfoques, cada uno capaz de brillar como un diamante tallado por un experto, y que un cuerpo saludable te permite vivir activo, despierto y con energía. La existencia misma es infinitamente compleja y el Ayurveda es la ciencia de la vida. Permite que tu propia vida sea tu campo de estudio, tu pasión, tu mayor motivación. *Reprográmate* te prepara para una vida mejor, pero no acaba en eso, ya que después de dejarte listo para vivir saludablemente comienza lo mejor: muchos días de bienestar, de descubrir qué tan lejos puedes llegar, lo mucho que eres capaz de hacer, cómo puedes ser tú mismo, en tu versión más auténtica.

Eso es vivir, es la ciencia de tu propia vida. Y puede ser lo que más te apasione: cómo vivir mejor. Una vez que estableces la conexión mente-cuerpo mediante *Reprográmate*, que te ayuda a determinar lo que es bueno para ti y lo que no, puedes emprender este proceso dinámico y siempre cambiante con pleno conocimiento e inteligencia. Puedes convertirte en el mejor experto en ti mismo. Nadie entiende tu cuerpo tan bien como tú. Solamente necesitas atender sus necesidades y liberarte de las ataduras bioquímicas que antes gobernaban tus acciones. Ahora vas por el buen camino, porque tu fuego está encendido.

Bibliografía

Agah, S., A. Mehdi Taleb, R. Moeini, N. Girji y H. Nikbakht, "Cumin extract for symptom control in patients with irritable bowel syndrome: a case series", *Middle East J. Dig. Dis.*, octubre de 2013, 5(4):217-222.

Agriculture Fact Book, cap. 2, "Profiling Food Consumption in America": <http://www.usda.govlfactbook/chapter2.pdf>.

Akhtar, M. S., A. Ramzan, A. Ali y M. Ahmad "Effect of Amla fruit (*Emblica officinalis* Gaertn.) on blood glucose and lipid profile of normal subjects and type 2 diabetic patients", *Int. J. Food Sci. Nutr.*, septiembre de 2001, 62(6):609-616.

Alcock, J., C. C. Maley y C. A. Aktipis, "Is eating behavior manipulated by the gastrointestinal microbiota? Evolutionary pressures and potential mechanisms", *Bioessays*, 2014, 36(10):940-949.

    Algunas estadísticas señalan que las tasas de muertes por Alzheimer son mucho menores en la India. Por ejemplo: tasa de muertes por Alzheimer/demencia por cada 100 000 habitantes, estandarizadas por edad y por país, de los World Health Rankings: <http://www.worldlifeexpectancy.com/causeofdeath/alzheimers-dementia/by- country/>. Ciertos estudios muestran que la incidencia de Alzheimer es sólo marginalmente menor que en regiones occidentales como Estados Unidos y Europa. Véase por ejemplo P. S. Mathuranath, A. George, N. Ranjith *et al.*, "Incidence of Alzheimer's disease in India: a 10 years follow-up study", *Neurol. India*, 2012, 60(6):625-630.

Andallu, B., y B. Radhika, "Hypoglycemic, diuretic and hypocholesterolemic effect of Winter Cherry (*Withania somnifera*, Dunal) root", *Indian J Exp Biol.*, 2000, 38:607-609.

Andrade, A. M., G. W. Greene y K. J. Melanson, "Eating slowly led to decreases in energy intake within meals in healthy women", *J. Am. Diet Assoc.*, 2008, 108(7):1186-1191.

Annapoorani, A., K. R. Anilakumar, F. Khanum, N. A. Murthy y A. S. Bawa, "Studies on the physiochemical characteristics of heated honey, honey mixed with *ghee* and their food consumption pattern by rats", *AYU: International Quarterly Journal of Research in Ayurveda*, 2010, 31(2):141-146.

Artículo en el sitio WebMD que discute el estatus médico del síndrome del intestino permeable: <http://www.webmd.com/digestive-disorders/features/leaky-gut-syndrome>.

Babita, Y., K. Sandhya Rani, B. Sulochana y S. Mamta, "A perspective study of haritaki", *Int. J. Res. Ayurveda Pharm.*, 2011, 2(5):1466-1470.

"Background on Chemicals and Waste", Programa de las Naciones Unidas para el Medio Ambiente: <http://www.unep.org/chemical sandwaste/lntroduction/BackgroundonChemicalsandWaste/tabid/1059847/Default.aspx>.

Barry, D, M. Clarke y N. Petry, "Obesity and its relationship to addictions: is overeating a form of addictive behavior?", *Am. J. Addict.*, 2009, 18(6):439-451.

Baum, L., y A. Ng, "Curcumin interaction with copper and iron suggests one possible mechanism of action in Alzheimer's disease animal models", *J. Alzheimers Dis.*, agosto de 2004, 6(4):367-377.

Beliga, M. S., y J. J. Dsouza, "Amla (*Emblica officinalis* Gaertn.), a wonder berry in the treatment and prevention of cáncer", *Eur. J. Cancer Prev.*, mayo de 2011, 20(3):225-239.

Bercik, P., E. Denou, J. Collins *et al.*, "The intestinal microbiota affect central levels of brain-derived neurotropic factor and behavior in mice", *Gastroenterology*, agosto de 2011, 14(2):599-609.

Bhattacharya, S. K., y A. V. Muruganandam, "Adaptogenic activity of *Withania somnifera*: an experimental study using a rat model of chronic stress", *Pharmacol. Biochem. Be.*, 2003, 75(3):547-555.

"Body Burden: The Pollution in Newborns", The Environmental Working Group, 14 de julio de 2005: <http://www.ewg.org/research/body-burden-pollution-newborns>.

Braak, H., U. Rub y W. P. Gai, "Del Tredici K. Idiopathic Parkinson's disease: possible routes by which vulnerable neuronal types may be subject to neuroinvasion by an unknown pathogen", *J. Neural. Transm.*, 2003, 110(5):517-536.

Bredesen, D. E., "Reversal of cognitive decline: a novel therapeutic program", *Aging (Albany NY)*, septiembre de 2014, 6(9):707-717.

Brown, R. J., M. A. DeBanate y K. I. Rother, "Artificial sweeteners: a systematic review of metabolic effects in youth", *Int. J. Pediatr. Obes.*, 2010, 5(4):305-312.

Bush, J. A., K. J. Cheung, Jr., y G. Li, "Curcumin induces apoptosis in human melanoma cells through a Fas receptor/caspase-8 pathway independent of p53", *Exp. Cell. Res.*, 10 de diciembre de 2001, 271(2):305-314.

Camilleri, M., "Serotonin in the gastrointestinal tract", *Curr. Opin. Endocrinol. Diabetes Obes.*, 2009, 16(1):53-59.

Ch'ng, C. L., M. K. Jones y J. G. C. Kingham, "Celiac disease and autoimmune thyroid disease", *Clin. Med. Res.*, 2007, 5(3):184-192.

Cohen, J., "Faster environmental testing for new synthetic chemicals and materials", *UC Santa Barbara Current*, Science + Technology section, 10 de abril de 2014: <http://www.news.ucsb.edu/2014/014070/faster-environmental-testing-new-synthetic-chemicals-and-materials>.

Collins, S. M., M. Surette y P. Bercik, "The interplay between the intestinal microbiota and the brain", *Nat. Rev. Microbiol.*, noviembre de 2012, 10(11):735-742.

Conboy, L.A., I. Edshteyn y H. Garivaltis, "Ayurveda and panchakarma: measuring the effects of a holistic health intervention", *Scientific World Journal*, 2009, 9:272-280.

Corcoran, C., P. Thomas y V. O'Keane, "Vagus nerve stimulation in chronic treatment-resistant depression", *Brit. J. Psychiat.*, 2006, 189: 282-283.

Craig, W. J., "Health effects of vegan diets", *Am. J. Clin. Nutr.*, 2009, 89(5):1627S-1633S.

Creamer, B., R. G. Shorter y J. Bamforth, "The turnover and shedding of epithelia cells", primera parte: "The turnover in the gastro-in testinal tract", *Gut*, 1961, 2,110.

Cyrex Laboratories, <http://www.cyrexlabs.com>.

Daley, C. A., A. Abbott, P. Doyle, G. A. Nader y S. Larson, "A review of fatty acid profiles and antioxidant content in grass-fed and grain-fed beef", *Nutr. J.*, 10 de marzo de 2010, 9:10.

Daniel, K. T., "Why broth is beautiful: essential roles for proline, glycine, and gelatin", Weston A. Price Foundation post: <http://www.westonaprice.org/health-topics/why-broth-is-beautiful-essential-roles-for-proline-glycine-and-gelatin/> (este artículo contiene numerosas referencias relevantes).

Davidson, R.J., J. Kabat-Zinn, J. Schumacher *et al.*, "Alterations in brain and immune function produced by mindfulness meditation", *Psychosom. Med.*, 2003, 65(4):564-570.

Del Tredici, K., U. Rub, R. De Vos, J. Bohl y H. Braak, "Where does Parkinson's disease pathology begin in the brain?", *J. Neuropath. Exp. Neur.*, mayo de 2002, 61(5):413-426.

Den, R., "Therapeutic effects of guggul and its constituent guggulsterone: cardiovascular benefits", *Cardiovasc. Drug Rev.*, invierno de 2007, 25(4):375-390.

Dutta, G., P. Zhang y B. Liu, "The lipopolysaccharide Parkinson's disease animal model: mechanistic studies and drug recovery", *Fundam. Clin. Pharmacol.*, octubre de 2008, 22(5):453-464.

Ernst, E., y M. H. Pittler, "Efficacy of ginger for nausea and vomiting: a systematic review of randomized clinical trials", *Brit. J. Anaesth.*, 2000, 84(3):367-371.

Estadísticas sobre enfermedades autoinmunes de la Asociación Estadounidense de Enfermedades relacionadas con la Autoinmunidad (AARDA, por sus siglas en inglés): <http://www.aarda.org/autoimmune-information/autoimmune-statistics/>.

Fasano, A., "Zonulin and its regulation of intestinal barrier function: the biological door to inflammation, autoimmunity, and cancer", *Physiol. Rev.*, enero de 2011, 91(1):151-175.

Fasano, A., y T. Shea-Donohue, "Mechanisms of disease: the role of intestinal barrier function in the pathogenesis of gastrointestinal autoimmune diseases", *Nat. Clin. Pract. Gastroenterol. Hepatol.*, 2005, 2,416-422.

Gaylord, S. A., O. S. Palsson, E. L. Garland *et al.*, "Mindfulness training reduces the severity of irritable bowel syndrome in women: results of a randomized controlled study", *Am. J. Gastroenterol.*, 2011, 106:1678-1688.

George, O. F., M. M. Bilek y D. R. McKenzie, "Microwaves cause a significantly higher degree of unfolding than conventional thermal stress for protein solutions heated to the same maximum temperatura", *Bioelectromagnetics*, 2008, 29(4):324-330.

Herron, R. E., y J. B. Fagan, "Lipophil-mediated reduction of toxicants in humans: an evaluation of an Ayurvedic detoxification procedure", *Altern. Ther. Health. Med.*, septiembre-octubre de 2002, 8(5):40-51.

Hishikawa, N., Y. Takahashi, Y. Amakusa *et al.*, "Effects of turmeric on Alzheimer's disease with behavioral and psychological symptoms of dementia", *AYU: International Quarterly Journal of Research in Ayurveda*, 2012, 33(4):499-504.

Holmqvist, S., O. Chutna, L. Bousset *et al.*, "Direct evidence of Parkinson pathology spread from the gastrointestinal tract to the brain in rats", *Acta Neuropathol.*, 2014, 128(6):805-820.

Jacques, P. F., y H. Wang, "Yogurt and weight management", *Am. J. Clin. Nutr.*, 2014, 99(5 Suppl):1229-1234.

Jain, S., S. D. Shukla, K. Sharma y M. Bhatnagar, "Neuroprotective effects of *Withania somnifera* Dunn. in hippocampal sub-regions of female albino rat", *Phytother. Res.*, septiembre de 2001, 15(6): 544-548.

Johnson, R. J., M. S. Segal, Y. Sautin *et al.*, "Potential role of sugar (fructose) in the epidemic of hypertension, obesity, and the metabolic syndrome, diabetes, kidney disease, and cardiovascular disease", *Am. J. Clin. Nutr.*, octubre de 2007, 86(4):899-906.

Jose, J. K., G. Kuttan y R. Kuttan, "Antitumour activity of *Emblica officinalis*", *J. Ethnopharmacol.*, mayo de 2001, 75(2-3);65-69.

Joshipura, K. J., E. B. Rimm, C. W. Douglass, D. Trichopoulos, A. Ascherio y W. C. Willett, "Poor oral health and coronary heart disease", *J. Dent. Res.*, septiembre de 1996, 75(9):1631-1636.

Kabat-Zinn, J., A. O. Massion, J. Kristeller *et al.*, "Effectiveness of a meditation-based stress reduction program in the treatment of anxiety disorders", *Am. J. Psychiatry*, julio de 1992, 149(7):936-943.

Kahleova, H., L. Belinova, H. Malinska *et al.*, "Eating two larger meals a day (breakfast and lunch) is more effective than six smaller meals in a reduced-energy regimen for patients with type 2 diabetes: a randomized crossover study", *Diabetologia*, 2015, 58 (1):205.

Key, T. J., G. E. Fraser, M. Thorogood *et al.*, "Mortality in vegetarians and non-vegetarians: detailed findings from a collaborative analysis of 5 prospective studies", *Am. J. Clin. Nutr.*, 1999, 70(3): 516-524.

Korneliussen, I., "Is meat from stressed animals unhealthy?" Publicado en línea por ScienceNordic: <http://sciencenordic.com/meat-stressed-animals-unhealthy>.

Li, X., K. M. Kolltveit, L. Tronstad e I. Olsen, "Systemic diseases caused by oral infection", *Clin. Microbiol. Rev.*, 2000, 13(4):547-558.

Lim, J. S., D. H. Lee, J. Y. Park, S. H. Jin y D. R. Jacobs, Jr., "A strong interaction between serum gamma-glutamyltransferase and obesity on the risk of prevalent type 2 diabetes: results from the Third National Health and Nutrition Examination Survey", *Clin. Chem.*, 2007, 53(6):1092-1109.

Louveau, A., I. Smirnov, T. J. Keyes, J. D. Eccles, S. J. Rouhani, J. D. Peske, N. C. Derecki, D. Castle, J. W. Mandell, K. S. Lee, T. H. Harris y J. Kipnis, "Structural and functional features of central nervous system lymphatic vessels", *Nature*, 16 de julio de 2015, 523(7560):337-341.

Lyte, M., "Microbial endocrinology in the microbiome-gut-brain axis: How bacterial production and utilization of neurochemicals influence behavior", *PLoS Pathog.*, 2013, 9(11).

Malik, V. S., M. B. Schulze y F. B. Hu, "Intake of sugar-sweetened beverages and weight gain: a systematic review", *Am. J. Clin. Nutr.*, agosto de 2006, 84(2):274-288.

Maruthappan, V., y K. Sakthi Shree, "Hypolipidemic activity of haritaki (*Terminalia chebula*) in atherogenic diet induced hyperlipidemic rats", *J. Adv. Pharm. Technol. Res.*, abril-junio de 2010, 1(2):229-235.

Meydani, S. N., y W. K. Ha, "Immunologic effects of yogurt", *Am. J. Clin. Nutr.*, 2000, 71(4):861-872. Véase también J. M. Saavedra y A. Tschernia, "Human studies with probiotics and prebiotics: clinical implications", *Brit. J. Nutr.*, 2002, 87(2 Suppl):241-246.

Micha, R., S. K. Wallace y D. Mozaffarian, "Red and processed meat consumption and risk of incident coronary heart disease, stroke, and diabetes: a systematic review and meta-analysis", *Circulation*, 2010, 121(21): 2271-2283.

Miglio, C., E. Chiavaro, A. Visconti, V. Fogliano y N. Pellegrin, "Effects of different cooking methods on nutritional and physiochemical characteristics of selected vegetables", *J. Agr. Food Chem.*, 2008, 56(1):139-147.

Mishra, L. C., B. B. Singh y S. Dagenais, "Scientific basis for the therapeutic use of *Withania somnifera* (ashwaganda): a review", *Altern. Med. Rev.*, agosto de 2000, 5(4):334-346.

Moreira, M. A., L. C. Andre y Z. L. Cardeal, "Analysis of plasticizer migration to meat roasted in plastic bags by SPME-GC/MS", *Food Chem.*, 2015, 178:195-200.

Morone, N., C. Greco y D. Weiner, "Mindfulness meditation for the treatment of chronic low back pain in older adults: a randomized controlled pilot study", *Pain*, 2008, 134(3):310-319.

Nair, V., S. Singh y Y. K. Gupta, "Evaluation of disease modifying activity of *Coriandrum sativum* in experimental models", *Indian J. Med. Res.*, 2012, 135:240-245.

Oetari, S., M. Sudibyo, J. N. M. Commandeur, R. Samhoedi y N. P. E. Vermeulen, "Effects of curcumin on cytochrome P450 and glutathione S-transferase activities in rat liver", *Biochem. Pharmacol.*, 1996, 51(1):39-45.

Oficina Regional para Asia y el Pacífico, *Guidelines for Humane Handling, Transport, and Slaughter of Livestock*, cap. 2: "Effects of Stress and Injury on Meat and By-product Quality": <http://www.fao.org/docrep/003/x6909e/x6909e04.htm>.

Pan, A., Q. Sun, A. M. Bernstein, J. E. Manson, W. C. Willett y F. B. Hu, "Changes in red meat consumption and subsequent risk of type 2 diabetes mellitus: three cohorts of US men and women", *JAMA Intern. Med.*, 2013, 173(14):1328-1335.

Pedrazzi, V., S. Sato, G. de Mattos, E. H. Lara y H. Panzeri, "Tongue-deaning methods: a comparative clinical trial employing a toothbrush and a tongue scraper", *J. Periodontol.*, 2004, 75(7):1009-1012.

Pereira, M. A., Al. Kartashov, C. B. Ebbeling *et al.*, "Fast-food habits, weight gain, and insulin resistance (the CARDIA study): 15-year prospective analysis", *Lancet*, 2005, 366(9464):1030.

Prat, A., K. Biernacki, K. Wosik y J. P. Antel, "Glial influence on the human blood-brain barrier", *Glia*, 2001, 36(2):145-155.

Ramadan, G., y O. El-Menshawy, "Protective effects of ginger-turmeric rhizomes mixtures on joint inflammation, atherogenesis, kidney dysfunction and other complications in a rat model of human rheumatoid arthritis", *Int. J. Rheum. Dis.*, abril de 2013, 16(2):219-229.

"Rapid and unexpected weight gain after fecal transplant", *Science-Daily*, 4 de febrero de 2015: <http://www.sciencedaily.com/releases/2015/02/150204125810.htm>.

Rennard, B. O., R. F. Ertl, G. L. Gossman, R. A. Robbins y S. I. Rennard, "Chicken soup inhibits neutrophil chemotaxis *in vitro*", *Chest.*, octubre de 2000, 118(4):1150-1157.

Roodenrys, S., D. Booth, S. Bulzomi, A. Phipps, C. Micallef y J. Smoker, "Chronic effects of Brahmi (*Bacopa monnieri*) on human memory", *Neuropsychopharmacol.*, agosto de 2002, 27(2):279-281.

Ruhl, A., "Glial cells in the gut", *Neurogastroent. Motil.*, 2005, 17(6): 777-790.

Savidge, T. C., P. Newman, C. Pothoulakis *et al.*, "Enteric glia regulate intestinal barrier function and inflammation via release of S-nitrosoglutathione", *Gastroenterology*, abril de 2007, 132(4): 1344-1358.

Shannahoff-Khalsa, D., "Complementary healthcare practices. Stress management for gastrointestinal disorders: the use of kundalini yoga meditation techniques", *Gastroenterol. Nurs.*, mayo-junio de 2002, 25(3):126-129.

Sharma, H., X. Zhang y C. Dwivedi, "The effect of *ghee* (clarified butter) on serum lipid levels and microsomal lipid peroxidation", *AYU: International Quarterly Journal of Research in Ayurveda*, 2010, 31(2):134-140.

Sharma, H. M., S. I. Nidich, D. Sands y D. E. Smith, "Improvement in cardiovascular risk factors through panchakarma purification procedures", *J. Res. Educ. Indian. Med.*, 1993, 12(4):3-13.

Shi, S., T. Ansari, O. P. McGuinness, D. H. Wasserman y C. H. Johnson, "Circadian disruption leads to insulin resistance and obesity", *Curr. Biol.*, 2013, 23(5):372-381.

Shields, K. M., y M. P. Moranville, "Guggul for hypocholesterolemia", *Am. J. HealthSyst. Ph.*, 2005, 62(10):1012-1024.

Simpson, T. L., D. Kaysen S. Bowen *et al.*, "PTSD symptoms, substance use, and vipassana meditation among incarcerated individuals", *J. Trauma Stress*, 2007, 20(3):239-249.

Singh, A., y B. Purohit, "Tooth brushing, oil pulling, and tissue regeneration: a review of holistic approaches to oral health", *J. Ayurveda Integr. Med.*, 2011, 2(2):64-68.

Snowdon, D. A., R. L. Phillips y G. E. Fraser, "Meat consumption and fatal ischemic heart disease", *Prev. Med.*, 1984, 13(5):490-500.

Srinivasan, M., "Effect of curcumin on blood sugar as seen in a diabetic subject", *Indian J. Med. Sci.*, 1972, 26(4):269-270.

Srivastava, K. C., A. Bordia y S. K. Verma, "Curcumin, a major component of food spice turmeric (*Curcuma longa*) inhibits aggregation and alters eicosanoid metabolism in human blood platelets", *Prostaglandins Leuk of Essent Fatty Acids*, 1995, 52(4):223-227.

Su, C. C., J. G. Lin, T. M. Li *et al.*, "Curcumin-induced apoptosis of human colon cancer colo 205 cells through the production of ROS, Ca2+ and the activation of caspase-3", *Anticancer. Res.*, noviembre-diciembre de 2006, 26(6B):4379-4389.

Sudsuang, R., V. Chentanez y K. Velluvan, "Effect of Buddhist meditation on serum cortisol and total protein levels, blood pressure, pulse rate, lung volume, and reaction time", *Physiol. Behav.*, 1991, 50(3):543-548.

Suez, J., T. Korem, D. Zeevi *et al.*, "Artificial sweeteners induce glucose intolerance by altering the gut microbiota", *Nature: International Weekly Journal of Science*, 2014, 514:181-186.

Taheri, S., L. Lin, D. Austin, T. Young y E. Mignot, "Short sleep duration is associated with reduced leptin, elevated ghrelin, and increased body mass index", *PLoS Medicine*, 2004, e62. Epub: <http://www.ncbi.nlm.nih.gov/pubmed/15602591>.

Tang, Y. Y., Y. Ma, J. Wang *et al.*, "Short-term meditation training improves attention and self-regulation", *P. Natl. Acad. Sci. USA*, 2007, 104(43):17152-17156.

"The 'Omics' Revolution: The Gut Microbiome", video del Instituto de Medicina Funcional: <https://vimeo.com/118612677?utm_source=AIC+Email+%233&utm_campaign=Aic+email+3+non registered&utm_mediume+email>.

"The Sensitive Gut", reporte especial de salud de la Escuela de Medicina de Harvard elaborado con la asesoría del doctor Lawrence S. Friedman, 2012.

Van Oudenhove, L., S. McKie, D. Lassman *et al.*, "Fatty acid-induced gut-brain signaling attenuates neural and behavioral effects of sad emotion in humans", *J. Clin. Invest.*, 2011, 121(8):3094-3099.

Visser, J., J. Rozing, A. Sapone, K. Lammers y A. Fasano, "Tight junctions, intestinal permeability, and autoimmunity celiac disease and type 1 diabetes paradigms", *Ann. N. Y. Acad. Sci.*, 2009, 1165:195-205.

Worldometers, organización que rastrea los desechos tóxicos industriales y los muestra en un contador en tiempo real: <http://www.worldometers.info/view/toxchem/>.

Yang, Q., "Gain weight by 'going diet?' Artificial sweeteners and the neurobiology of sugar cravings", *Yale J. Biol. Med.*, 2010, 83(2): 101-108.

Yang, Q., Z. Zhang, W. D. Flanders, R. Merritt y F. B. Hu, "Added sugar intake and cardiovascular diseases mortality among US adults", *JAMA Intern. Med.*, 2014, 174(4):516-524.

Zick, S. M., Z. Djuric, M. T. Ruffin *et al.*, "Pharmacokinetics of 6-,8-, 10-gingerols and 6-shagaol and conjugate metabolites in healthy human subjects", *Cancer Epidemiol. Biomarkers Prev.*, agosto de 2008, 17(8):1930-1936.

Zick, S. M., D. K. Turgeon, S. K. Vareed *et al.*, "Phase II study of the effects of ginger root extract on eicosanoids in colon mucosa in people at normal risk for colorectal cáncer", *Cancer Prev. Res. (Phila)*, 2011, 4(11):1929-1937.

Zylowska, L., D. L. Ackerman, M. H. Yang *et al.*, "Mindfulness meditation training in adults and adolescents with ADHD: a feasibility study", *J. Atten. Disord.*, mayo de 2008, 11(6):737-746.

Recursos

Para mayor información sobre mi trabajo y para encontrar proveedores de todos los suplementos mencionados en el libro, así como otros productos, incluyendo los guantes de seda cruda para masaje linfático, visita mi sitio en línea:

www.drkulreetchaudhary.com

También puedes encontrar todos los suplementos mencionados en el libro en el sitio en línea de VPK del Maharishi Ayurveda por MAPI (Maharishi Ayurveda Products International), en

www.myvpk.com/theprime

> Por supuesto, puedes usar productos de otras marcas, pero ésta es la marca que produce los suplementos que yo ayudé a formular, los que yo misma uso y recomiendo.

Para encontrar un maestro de meditación trascendental, visita

www.tm.org

Para encontrar un especialista en Ayurveda cerca de ti, una gran referencia es la National Ayurvedic Medical Association:

www.ayurvedanama.org

Para mayor información sobre endobiogenia:

www.endobiogeny.com

Para mayor información sobre medicina funcional:

www.functionalmedicine.org

Para encontrar un buen proveedor de caldo preparado con huesos:

www.bonebroth.com

Notas

Capítulo 1. Lo estás haciendo al revés

[1] *Agriculture Fact Book*, cap. 2, "Profiling Food Consumption in America": <http://www.usda.gov/factbook/chapter2.pdf>.

[2] Q. Yang, Z. Zhang, W. D. Flanders, R. Merritt y F. B. Hu, "Added sugar intake and cardiovascular diseases mortality among US adults", *JAMA Intern. Med.*, 2014, 174(4):516-524.

[3] V. S. Malik, M. B. Schulze y F. B. Hu, "Intake of sugar-sweetened beverages and weight gain: a systematic review", *Am. J. Clin. Nutr.*, agosto de 2006, 84(2):274-288.

[4] R. J. Johnson, M. S. Segal, Y. Sautin *et al.*, "Potential role of sugar (fructose) in the epidemic of hypertension, obesity, and the metabolic syndrome, diabetes, kidney disease, and cardiovascular disease", *Am. J. Clin. Nutr.*, octubre de 2007, 86(4):899-906.

[5] M. A. Pereira, Al. Kartashov, C. B. Ebbeling *et al.*, "Fast-food habits, weight gain, and insulin resistance (the CARDIA study): 15-year prospective analysis", *Lancet*, 2005, 366(9464):1030.

Capítulo 2. Una detox distinta

[1] B. Creamer, R. G. Shorter y J. Bamforth, "The turnover and shedding of epithelia cells", primera parte: "The turnover in the gastro-intestinal tract", *Gut*, 1961, 2,110.

[2] "Background on Chemicals and Waste", Programa de las Naciones Unidas para el Medio Ambiente: <http://www.unep.org/chemicalsandwaste/Intro duction/BackgroundonChemicalsandWaste/tabid/1059847/Default.aspx>.

[3] "Body Burden: The Pollution in Newborns", The Environmental Working Group, 14 de julio de 2005: <http://www.ewg.org/research/body-burden-pollution-newborns>.

[4] J. Cohen, "Faster environmental testing for new synthetic chemicals and materials". *UC Santa Barbara Current*, Science + Technology section, 10 de abril de 2014: <http://www.news.ucsb.edu/2014/014070/faster-environmental-testing-new-synthetic-chemicals-and-materials>.

[5] Worldometers, organización que rastrea los desechos tóxicos industriales y los muestra en un contador en tiempo real: <http://www.worldometers.info/view/toxchem>.

[6] M. A. Moreira, L. C. Andre y Z. L. Cardeal ZL, "Analysis of plasticizer migration to meat roasted in plastic bags by SPME-GC/MS", *Food Chem.*, 2015, 178:195-200.

[7] J. S. Lim, D. H. Lee, J. Y. Park, S. H. Jin, D. R. Jacobs, Jr., "A strong interaction between serum gamma-glutamyltransferase and obesity on the risk of prevalent type 2 diabetes: results from the Third National Health and Nutrition Examination Survey", *Clin. Chem.*, 2007, 53(6):1092-1109.

[8] R. J. Brown, M. A. DeBanate y K. I. Rother, "Artificial sweeteners: a systematic review of metabolic effects in youth", *Int. J. Pediatr. Obes.*, 2010, 5(4):305-312.

[9] J. Suez, T. Korem, D. Zeevi *et al.*, "Artificial sweeteners induce glucose intolerance by altering the gut microbiota", *Nature: International Weekly Journal of Science*, 2014, 514:181-186.

Capítulo 3. Neuroadaptación, adicción a los alimentos y tu cerebro

[1] D. Barry, M. Clarke y N. Petry, "Obesity and its relationship to addictions: is overeating a form of addictive behavior?", *Am. J. Addict.*, 2009, 18(6): 439-451.

Capítulo 4. No es lo que comes, sino lo que digieres

[1] "The Sensitive Gut", reporte especial de salud de la Escuela de Medicina de Harvard elaborado con la asesoría del doctor Lawrence S. Friedman, 2012.

[2] J. Alcock, C. C. Maley y C. A. Atktipis, "Is eating behavior manipulated by the gastrointestinal microbiota? Evolutionary pressures and potential mechanisms", *Bioessays*, octubre de 2014, 36(10):940-949.

[3] G. Dutta, P. Zhang y B. Liu, "The lipopolysaccharide Parkinson's disease animal model: mechanistic studies and drug recovery", *Fundam. Clin. Pharmacol.*, octubre de 2008, 22(5):453-464.

[4] Artículo en el sitio WebMD que discute el estatus médico del síndrome del intestino permeable: <http://www.webmd.com/digestive-disorders/features/leaky-gut-syndrome>.

[5] A. Fasano, "Zonulin and its regulation of intestinal barrier function: the biological door to inflammation, autoimmunity, and cáncer", *Physiol. Rev.*, enero de 2011, 91(1):151-175.

[6] A. Fasano y T. Shea-Donohue, "Mechanisms of disease: the role of intestinal barrier function in the pathogenesis of gastrointestinal autoimmune diseases", *Nat. Clin. Pract. Gastroenterol. Hepatol.*, 2005, 2,416-422.

[7] C. L. Ch'ng, M. K. Jones y J. G. C. Kingham, "Celiac disease and autoimmune thyroid disease", *Clin. Med. Res.*, 2007, 5(3):184-192.

[8] J. Visser, J. Rozing, A. Sapone, K. Lammers y A. Fasano, "Tight junctions, intestinal permeability, and autoimmunity celiac disease and type 1 diabetes paradigms", *Ann. N. Y. Acad. Sci.*, 2009, 1165:195-205.

[9] Estadísticas sobre enfermedades autoinmunes de la Asociación Estadounidense de Enfermedades relacionadas con la autoinmunidad (AARDA, por sus siglas en inglés): <http://www.aarda.org/autoimmune-information/autoimmune-statistics/>.

[10] Laboratorios Cyrex, <http://cyrexlabs.com>.

Capítulo 5. Cerebro permeable: entendiendo la conexión cerebro-sistema digestivo

[1] M. Camilleri, "Serotonin in the gastrointestinal tract", *Curr. Opin. Endocrinol. Diabetes Obes.*, 2009, 16(1):53-59.

[2] C. Corcoran, P. Thomas y V. O'Keane, "Vagus nerve stimulation in chronic treatment-resistant depression", *Brit. J. Psychiat.*, 2006, 189: 282-283.

[3] J. Alcock, C. C. Maley y C. A. Aktipis, "Is eating behavior manipulated by the gastrointestinal microbiota? Evolutionary pressures and potential mechanisms", *Bioessays*, 2014, 36(10):940-949.

[4] S. M. Collins, M. Surette y P. Bercik, "The interplay between the intestinal microbiota and the brain", *Nat. Rev. Microbiol.*, noviembre de 2012, 10(11):735-742.

[5] H. Braak, U. Rub, W. P. Gai y K. Del Tredici, "Idiopathic Parkinson's disease: possible routes by which vulnerable neuronal types may be subject to neuroinvasion by an unknown pathogen", *J. Neural Transm.*, 2003, 110(5):517-536.

[6] K. Del Tredici, U. Rub, R. De Vos, J. Bohl y H. Braak, "Where does Parkinson's disease pathology begin in the brain?", *J. Neuropath. Exp. Neur.*, mayo de 2002, 61(5):413-426.

[7] S. Holmqvist, O. Chutna, L. Bousset *et al.*, "Direct evidence of Parkinson pathology spread from the gastrointestinal tract to the brain in rats", *Acta Neuropathol.*, 2014, 128(6):805-820.

[8] L. Van Oudenhove, S. McKie, D. Lassman *et al.*, "Fatty acid-induced gut-brain signaling attenuates neural and behavioral effects of sad emotion in humans", *J. Clin. Invest.*, 2011, 121(8):3094-3099.

[9] A. Prat, K. Biernacki, K. Wosik y J. P. Antel, "Glial influence on the human blood-brain barrier", *Glia*, 2001, 36(2):145-155.

[10] A. Ruhl, "Glial cells in the gut", *Neurogastroent. Motil.*, 2005, 17(6):777-790.

[11] T. C. Savidge, P. Newman, C. Pothoulakis *et al.*, "Enteric glia regulate intestinal barrier function and inflammation via release of S-nitrosoglutathione", *Gastroenterology*, abril de 2007, 132(4):1344-1358.

[12] A. Louveau, I. Smirnov, T. J. Keyes, J. D. Eccles, S. J. Rouhani, J. D. Peske, N. C. Derecki, D. Castle, J. W. Mandell, K. S. Lee, T. H. Harris y J. Kipnis, "Structural and functional features of central nervous system lymphatic vessels", *Nature*, 16 de julio de 2015, 523(7560):337-341.

[13] "The 'Omics' Revolution: The Gut Microbiome", video del Instituto de Medicina Funcional: <https://vimeo.com/118612677>.

[14] M. Lyte, "Microbial endocrinology in the microbiome-gut-brain axis: How bacterial production and utilization of neurochemicals influence behavior", *PLoS Pathog.*, 2013, 9(11).

[15] J. Alcock, C. C. Maley y C. A. Atktipis, "Is eating behavior manipulated by the gastrointestinal microbiota? Evolutionary pressures and potential mechanisms", *Bioessays*, octubre de 2014, 36(10):940-949.

[16] P. Bercik, E. Denou, J. Collins *et al.*, "The intestinal microbiota affect central levels of brain-derived neurotropic factor and behavior in mice", *Gastroenterology*, agosto de 2011, 14(2):599-609.

[17] "Rapid and unexpected weight gain after fecal transplant, *ScienceDaily*, 4 de febrero de 2015: <https://www.sciencedaily.com/releases/2015/02/150 204125810.htm>.

[18] D. E. Bredesen, "Reversal of cognitive decline: a novel therapeutic program", *Aging (Albany NY)*, septiembre de 2014, 6(9):707-717.

Etapa Uno. Reactiva tus circuitos bioquímicos

[1] S. Agah, A. Mehdi Taleb, R. Moeini, N. Girji y H. Nikbakht, "Cumin extract for symptom control in patients with irritable bowel syndrome: a case series", *Middle East J. Dig. Dis.*, octubre de 2013, 5(4):217-222.

[2] V. Nair, S. Singh e Y. K. Gupta, "Evaluation of disease modifying activity of *Coriandrum sativum* in experimental models", *Indian J. Med. Res.*, 2012, 135;240-245.

[3] M. S. Beliga y J. J. Dsouza, "Amla (*Emblica officinalis* Gaertn.), a wonder berry in the treatment and prevention of cancer", *Eur. J. Cancer Prev.*, mayo de 2011, 20(3):225-239; J. K. Jose, G. Kuttan y R. Kuttan, "Antitumour activity of *Emblica officinalis*", *J. Ethnopharmacol.*, mayo de 2001, 75(2-3):65-69.

[4] M. S. Akhtar, A. Ramzan, A. Ali y M. Ahmad, "Effect of Amla fruit (*Emblica officinalis* Gaertn.) on blood glucose and lipid profile of normal subjects and type 2 diabetic patients", *Int. J. Food Sci. Nutr.*, septiembre de 2001, 62(6):609-616.

[5] V. Maruthappan y K. Shakti Shree, "Hypolipidemic activity of haritaki (*Terminalia chebula*) in atherogenic diet induced hyperlipidemic rats", *J. Adv. Pharm. Technol. Res.*, abril-junio de 2010, 1(2):229-235.

[6] Y. Babita, K. Sandhya Rani, B. Sulochana y S. Mamta, "A perspective study of haritaki", *Int. J. Res. Ayurveda Pharm.*, 2011, 2(5):1466-1470.

Etapa Dos. Acaba con los antojos (no se requiere fuerza de voluntad)

[1] B. Andallu y B. Radhika, "Hypoglycemic, diuretic and hypocholesterolemic effect of Winter Cherry (*Withania somnifera*, Dunal) root", *Indian J. Exp. Biol.*, 2000, 38:607-609.

[2] L. C. Mishra, B. B. Singh y S. Dagenais, "Scientific basis for the therapeutic use of *Withania somnifera* (ashwaganda): a review", *Altern. Med. Rev.*, agosto de 2000, 5(4):334-346.

[3] S. K. Bhattacharya y A. V. Muruganandam, "Adaptogenic activity of *Withania somnifera*: an experimental study using a rat model of chronic stress", *Pharmacol. Biochem. Be.*, 2003, 75(3):547-555.

[4] S. Jain, S. D. Shukla, K. Sharma y M. Bhatnagar, "Neuroprotective effects of *Withania somnifera* Dunn. in hippocampal sub-regions of female albino rat", *Phytother. Res.*, septiembre de 2001, 15(6):544-548.

[5] S. Roodenrys, D. Booth, S. Bulzomi, A. Phipps, C. Micallef y J. Smoker, "Chronic effects of Brahmi (*Bacopa monnieri*) on human memory", *Neuropsychopharmacol.*, agosto de 2002, 27(2):279-281.

[6] B. O. Rennard, R. F. Ertl, G. L. Gossman, R. A. Robbins y S. I. Rennard, "Chicken soup inhibits neutrophil chemotaxis *in vitro*", *Chest.*, octubre de 2000, 118(4):1150-1157.

[7] K. T. Daniel, "Why broth is beautiful: essential roles for proline, glycine, and gelatin. Fundación Weston A. Price. Consulta este artículo en línea, contiene numerosas referencias relevantes (en inglés): <www.westonprice.org/health-topics/why-broth-is-beautiful>.

Etapa Tres. Enciende tu energía y quema la grasa

[1] R. Den, "Therapeutic effects of guggul and its constituent guggulsterone: cardiovascular benefits", *Cardiovasc. Drug. Rev.*, invierno de 2007, 25(4): 375-390.

[2] K. M. Shields y M. P. Moranville, "Guggul for hypocholesterolemia", *Am. J. Health-Syst. Ph.*, 2005, 62(10):1012-1014.

[3] E. Ernst y M. H. Pittler, "Efficacy of ginger for nausea and vomiting: a systematic review of randomized clinical trials", *Brit. J. Anaesth.*, 2000, 84(3):367-371.

[4] S. M. Zick, D. K. Turgeon, S. K. Vareed *et al.*, "Phase II study of the effects of ginger root extract on eicosanoids in colon mucosa in people at normal risk for colorectal cancer", *Cancer Prev. Res. (Phila).*, 2011, 4(11): 1929-1937.

[5] S. M. Zick, Z. Djuric, M. T. Ruffin *et al.*, "Pharmacokinetics of 6-, 8-, 10-gingerols and 6-shagaol and conjugate metabolites in healthy human subjects", *Cancer Epidemiol. Biomarkers Prev.*, agosto de 2008, 17(8):1930-1936.

[6] M. Srinivasan, "Effect of curcumin on blood sugar as seen in a diabetic subject", *Indian J. Med. Sci.*, 1972, 26(4):269-270.

[7] G. Ramadan y O. El-Menshawy, "Protective effects of ginger-turmeric rhizomes mixtures on joint inflammation, atherogenesis, kidney dysfunction and other complications in a rat model of human rheumatoid arthritis", *Int. J. Rheum. Dis.*, abril de 2013, 16(2):219-229.

[8] K. C. Srivastava, A. Bordia y S. K. Verma, "Curcumin, a major component of food spice turmeric (Curcuma longa) inhibits aggregation and alters eicosanoid metabolism in human blood platelets", *Prostaglandins Leuk of Essent Fatty Acids*, 1995, 52(4):223-227.

[9] S. Oetari, M. Sudibyo, J. N. M. Commandeur, R. Samhoedi y N. P. E. Vermeulen, "Effects of curcumin on cytochrome P450 and glutathione S-transferase activities in rat liver", *Biochem. Pharmacol.*, 1996, 51(1):39-45.

[10] J. A. Bush, K. J. Cheung, Jr., y G. Li, "Curcumin induces apoptosis in human melanoma cells through a Fas receptor/caspase-8 pathway independent of p53", *Exp. Cell. Res.*, 10 de diciembre de 2001, 271(2):305-314.

[11] C. C. Su, J. G. Lin, T. M. Li *et al.*, "Curcumin-induced apoptosis of human colon cancer colo 205 cells through the production of ROS, Ca2+ and the activation of caspase-3", *Anticancer Res.*, noviembre-diciembre de 2006, 26(6B):4379-4389.

[12] L. Baum y A. Ng, "Curcumin interaction with copper and iron suggests one possible mechanism of action in Alzheimer's disease animal models", *J. Alzheimers Dis.*, agosto de 2004, 6(4):367-377.

Etapa Cuatro. **Bioajusta tus hábitos de estilo de vida**

[1] S. Shi, T. Ansari, O. P. McGuinness, D. H. Wasserman y C. H. Johnson, "Circadian disruption leads to insulin resistance and obesity", *Curr. Biol.*, 2013, 23(5):372-381.

[2] H. Kahleova, L. Belinova, H. Malinska *et al.*, "Eating two larger meals a day (breakfast and lunch) is more effective than six smaller meals in a reduced-energy regimen for patients with type 2 diabetes: a randomized crossover study", *Diabetologia*, 2015, 58(1):205.

[3] C. Miglio, E. Chiavaro, A. Visconti, V. Fogliano y N. Pellegrin, "Effects of different cooking methods on nutritional and physiochemical characteristics of selected vegetables", *J. Agr. Food Chem.*, 2008, 56(1):139-147.

[4] R. Sudsuang, V. Chentanez y K. Velluvan, "Effect of Buddhist meditation on serum cortisol and total protein levels, blood pressure, pulse rate, lung volume, and reaction time", *Physiol. Behav.*, 1991, 50(3):543-548.

[5] R. J. Davidson, J. Kabat-Zinn, J. Schumacher *et al.*, "Alterations in brain and immune function produced by mindfulness meditation", *Psychosom. Med.*, 2003, 65(4):564-570.

[6] N. Morone, C. Greco y D. Weiner, "Mindfulness meditation for the treatment of chronic low back pain in older adults: a randomized controlled pilot study", *Pain*, 2008, 134(3):310-319.

[7] D. Shannahoff-Khalsa, "Complementary healthcare practices. Stress management for gastrointestinal disorders: the use of kundalini yoga meditation techniques", *Gastroenterol. Nurs.*, mayo-junio de 2002, 25(3):126-129.

[8] S. A. Gaylord, O. S. Palsson, E. L. Garland *et al.*, "Mindfulness training reduces the severity of irritable bowel syndrome in women: results of a randomized controlled study", *Am. J. Gastroenterol.*, 2011, 106:1678-1688.

[9] Y. Y. Tang, Y. Ma, J. Wang *et al.*, "Short-term meditation training improves attention and self-regulation", *P. Natl. Acad. Sci. USA*, 2007, 104(43): 17152-17156.

[10] J. Kabat-Zinn, A. O. Massion, J. Kristeller *et al.*, "Effectiveness of a meditation-based stress reduction program in the treatment of anxiety disorders", *Am. J. Psychiatry*, julio de 1992, 149(7):936-943.

[11] L. Zylowska, D. L. Ackerman, M. H. Yang *et al.*, "Mindfulness meditation training in adults and adolescents with ADHD: a feasibility study", *J. Atten. Disord.*, mayo de 2008, 11(6);737-746.

[12] T. L. Simpson, D. Kaysen, S. Bowen *et al.*, "PTSD symptoms, substance use, and vipassana meditation among incarcerated individuals", *J. Trauma Stress*, 2007, 20(3):239-249.

[13] S. Taheri, L. Lin, D. Austin, T. Young y E. Mignot, "Short sleep duration is associated with reduced leptin, elevated ghrelin, and increased body mass index", *PLoS Medicine*, 2004, e62. Epub: <http://www.ncbi.nlm.nih.gov/pubmed/15602591>.

Capítulo 8. Sabiduría alimentaria ancestral para el mundo moderno

[1] M. S. Akhtar, A. Ramzan, A. Ali y M. Ahmad, "Effect of Amla fruit (*Emblica officinalis* Gaertn.) on blood glucose and lipid profile of normal subjects and type 2 diabetic patients", *Int. J. Food Sci. Nutr.*, septiembre de 2001, 62(6):609-616.

[2] N. Hishikawa, Y. Takahashi, Y. Amakusa *et al.*, "Effects of turmeric on Alzheimer's disease with behavioral and psychological symptoms of dementia", *AYU: International Quarterly Journal of Research in Ayurveda*, 2012, 33(4):499-504.

[3] Algunas estadísticas señalan que las tasas de muertes por Alzheimer son mucho menores en la India. Por ejemplo: tasa de muertes por Alzheimer/demencia por cada 100 000 habitantes, estandarizadas por edad y por país, de los World Health Rankings: <http://www.worldlifeexpectancy.com/cause-of-death/alzheimers-dementia/by-country/>. Ciertos estudios muestran que la incidencia de Alzheimer es sólo marginalmente menor que en regiones occidentales como Estados Unidos y Europa. Véase por ejemplo P. S. Mathuranath, A. George, N. Ranjith *et al.*, "Incidence of Alzheimer's disease in India: a 10 years follow-up study", *Neurol. India*, 2012, 60(6):625-630.

[4] R. J. Brown, M. A. DeBanate, K. I. Rother, "Artificial sweeteners: a systematic review of metabolic effects in youth", *Int. J. Pediatr. Obes.*, 2010, 5(4):305-312.

[5] J. Suez, T. Korem, D. Zeevi *et al.*, "Artificial sweeteners induce glucose intolerance by altering the gut microbiota", *Nature*, 2014, 514:181-186.

[6] Q. Yang, "Gain weight by 'going diet'? Artificial sweeteners and the neurobiology of sugar cravings", *Yale J. Biol. Med.*, 2010, 83(2):101-108.

[7] A. Annapoorani, K. R. Anilakumar, F. Khanum, N. A. Murthy y A. S. Bawa, "Studies on the physiochemical characteristics of heated honey, honey mixed with *ghee* and their food consumption pattern by rats", *AYU: International Quarterly Journal of Research in Ayurveda*, 2010, 31(2):141-146.

[8] S. N. Meydani y W. K Ha, "Immunologic effects of yogurt", *Am. J. Clin. Nutr.*, 2000, 71(4):861-872. Véase también J. M. Saavedra y A. Tschernia, "Human studies with probiotics and prebiotics: clinical implications", *Brit. J. Nutr.*, 2002, 87(2 Supl):241-246.

[9] P. F. Jacques y H. Wang, "Yogurt and weight management", *Am. J. Clin. Nutr.*, 2014, 99(5 Supl):1229-1234.

[10] D. A. Snowdon, R. L. Phillips y G. E. Fraser, "Meat consumption and fatal ischemic heart disease", *Prev. Med.*, 1984, 13(5):490-500.

[11] R. Micha, S. K. Wallace y D. Mozaffarian, "Red and processed meat consumption and risk of incident coronary heart disease, stroke, and diabetes: a systematic review and meta-analysis", *Circulation*, 2010, 121(21): 2271-2283.

[12] A. Pan, Q. Sun, A. M. Bernstein, J. E. Manson, W. C. Willett y F. B. Hu, "Changes in red meat consumption and subsequent risk of type 2 diabetes mellitus: three cohorts of US men and women", *JAMA Intern. Med.*, 2013, 173(14):1328-1335.

[13] W. J. Craig, "Health effects of vegan diets", *Am. J. Clin. Nutr.*, 2009, 89(5):1627S-1633S.

[14] T. J. Key, G. E. Fraser, M. Thorogood *et al.*, "Mortality in vegetarians and nonvegetarians: detailed findings from a collaborative analysis of 5 prospective studies", *Am. J. Clin. Nutr.*, 1999, 70(3):516-524.

[15] Oficina Regional para Asia y el Pacífico, *Guidelines for Humane Handling, Transport, and Slaughter of Livestock*, cap. 2: "Effects of Stress and Injury on Meat and By-product Quality": <http://www.fao.org/docrep/003/x69 09e/x6909e04.htm>.

[16] I. Korneliussen, "Is meat from stressed animals unhealthy? Publicado en línea por ScienceNordic: <http://sciencenordic.com/meat-stressed-animals-unhealthy>.

[17] C. A. Daley, A. Abbott, P. Doyle, G. A. Nader y S. Larson, "A review of fatty acid profiles and antioxidant content in grass-fed and grain-fed", *Nutr. J.*, marzo de 2010, 10;9:10.

[18] H. Sharma, X. Zhang y C. Dwivedi, "The effect of *ghee* (clarified butter) on serum lipid levels and microsomal lipid peroxidation", AYU: *International Quarterly Journal of Research in Ayurveda*, 2010, 31(2):134-140.

Capítulo 10. Más sabiduría ayurvédica para el resto de tu vida

[1] X. Li, K. M. Kolltveit, L. Tronstad e I. Olsen, "Systemic diseases caused by oral infection", *Clin. Microbiol. Rev.*, 2000, 13(4):547-558.

[2] K. J. Joshipura, E. B. Rimm, C. W. Douglass, D. Trichopoulos, A. Ascherio y W. C. Willett, "Poor oral health and coronary heart disease", *J. Dent. Res.*, septiembre de 1996, 75(9):1631-1636.

[3] A. Singh y B. Purohit, "Tooth brushing, oil pulling, and tissue regeneration: a review of holistic approaches to oral health", *J. Ayurveda Integr. Med.*, 2011, 2(2):64-68.

[4] V. Pedrazzi, S. Sato, G. de Mattos, E. H. Lara y H. Panzeri, "Tonguecleaning methods: a comparative clinical trial employing a toothbrush and a tongue scraper", *J. Periodontol.*, 2004, 75(7):1009-1012.

[5] A. M. Andrade, G. W. Greene y K. J. Melanson, "Eating slowly led to decreases in energy intake within meals in healthy women", *J. Am. Diet. Assoc.*, 2008, 108(7):1186-1191.

[6] D. F. George, M. M. Bilek y D. R. McKenzie, "Microwaves cause a significantly higher degree of unfolding than conventional thermal stress for protein solutions heated to the same maximum temperature", *Bioelectromagnetics*, 2008, 29(4):324-330.

[7] L. A. Conboy, I. Edshteyn y H. Garivaltis, "Ayurveda and panchakarma: measuring the effects of a holistic health intervention", *Scientific World Journal*, 2009, 9:272-280.

[8] H. M. Sharma, S. I. Nidich, D. Sands y D. E. Smith, "Improvement in cardiovascular risk factors through panchakarma purification procedures", *J. Res. Educ. Indian Med.*, 1993, 12(4):3-13.

[9] R. E. Herron y J. B. Fagan, "Lipophil-mediated reduction of toxicants in humans: an evaluation of an Ayurvedic detoxification procedure", *Altern. Ther. Health. Med.*, septiembre-octubre de 2002, 8(5):40-51.

Agradecimientos

Quisiera dar las gracias a mi familia: A Joshua por su inquebrantable devoción; a Sandeep por ayudarme a abrir el espacio para la creatividad en mi vida; a Laura por su perpetuo optimismo sobre mi habilidad para ayudar a los demás; a Harleen por ser tan adorable; a mi mamá por darme a conocer el Ayurveda y la meditación; a Sathya y Suryani por traer tantas risas a nuestras vidas.

También quiero agradecer a mi escritora, Eve, que captó perfectamente mi voz desde la mente y el corazón, y a mi agente, Alex, por plantearme la idea de este libro. Gracias a Heather, mi editora, por ser tan increíblemente buena en su trabajo, y a todo mi equipo en Penguin Random House por su entusiasmo y gran esfuerzo. Me han dado una oportunidad extraordinaria de ayudar a muchas personas.

Por último, quiero expresar mi agradecimiento a mi director ejecutivo y querido amigo, Steve, por creer que debíamos fundar una compañía de productos para el cuidado de la salud basada en la compasión, la integridad, en investigaciones actualizadas y un genuino deseo de ayudar a sanar a la gente.

LA DIETA CERO BARRIGA
de David Zinczenko

La dieta cero barriga es un nuevo plan revolucionario para desactivar los genes de la grasa y ayudar a mantener el peso de por vida. El experto en nutrición David Zinczenko ha pasado toda su carrera investigando sobre la grasa del vientre y, ahora, muestra un nuevo estudio que revela el misterio de por qué algunas personas se mantienen delgadas mientras que otras, por mucho que lo intenten, no consiguen bajar de peso. Con este libro conocerás cómo desactivar los genes de la grasa, acelerar el metabolismo, desterrar la hinchazón y equilibrar la salud digestiva. Conseguirás crear una fuerte masa muscular de forma fácil, reforzar el estómago y olvidarte de la grasa del vientre sin sacrificar calorías o pasar horas en el gimnasio. El resultado: una pérdida de peso más fácil, más rápida, más duradera y más placentera de lo que uno pueda imaginarse.

Nutrición

ALIMENTA TU CEREBRO
de David Perlmutter y Kristin Loberg

Recientes hallazgos científicos han demostrado que las bacterias que se encuentran en el intestino interactúan de manera sorprendentemente activa con el cerebro, influyendo así en su funcionamiento. En este libro, el doctor Perlmutter nos explica cómo la salud de nuestra flora intestinal llega a determinar nuestro apetito, nuestro estado de ánimo e incluso el riesgo de padecer déficit de atención, alzheimer y esclerosis múltiple, entre otros padecimientos. En este libro, aprenderás ciertos hábitos alimenticios tan simples que no solamente te ayudarán a perder peso, sino a restaurar tu flora intestinal y a mejorar tu salud mental de por vida.

Nutrición

CEREBRO DE PAN
de David Perlmutter

En este libro revolucionario, que conquistó rápidamente el primer puesto de todas las listas de los más vendidos en Estados Unidos, el renombrado neurólogo David Perlmutter destapa un tema que ha estado enterrado en la literatura médica por demasiado tiempo: los carbohidratos están destruyendo nuestro cerebro. Y no sólo los carbohidratos malos: también los carbohidratos saludables, como los granos enteros, pueden causar demencia, ansiedad, dolores de cabeza crónicos, depresión y mucho más. El doctor Perlmutter nos ofrece una mirada profunda sobre cómo podemos modificar nuestros genes por medio de elecciones precisas a la hora de comer y de cambios específicos en nuestro estilo de vida, mostrándonos así como sanar de aquellos padecimientos a los que más tememos sin necesidad de medicamentos. Con un revolucionario plan de 30 días, *Cerebro de pan* nos enseña como reprogramar nuestro destino genético para gozar de una vida plena.

Nutrición

VIAJE HACIA EL BIENESTAR
de Deeprak Chopra

Viaje hacia el bienestar agrupa las principales ideas de Deepak Chopra y las organiza de tal manera que crean un auténtico viaje trascendental hasta el bienestar. A lo largo del camino, descubriremos que los pensamientos y sentimientos pueden, en realidad, cambiar nuestra biología. Aprenderemos a superar las limitaciones autoimpuestas que crean negatividad y enfermedades, y a buscar ese lugar en nuestro interior que está alineado con la inteligencia infinita del universo. Al terminar este libro, nuestra consciencia habrá sido alterada por la experiencia misma del viaje.

Autoayuda

ACTITUD MENTAL POSITIVA
de Napoleon Hill y W. Clement Stone

Los poderes de la mente son infinitos. Una vez comprendidos, pueden llegar a suponer grandes cambios en tu vida. En esta clásica obra de W. Clement Stone y Napoleon Hill, uno de los autores de autoayuda más importantes de todos los tiempos, descubrirás un sorprendente plan basado en una idea genial: que puedes alcanzar todo lo que tu mente puede concebir. El método de Stone y Hill te indicará cómo deshacerte de tus "telarañas" mentales, pensar con claridad y explorar a fondo el subconsciente, aprendiendo cómo fijarte un objetivo y alcanzarlo mediante la reflexión persistente y una acción positiva. Aprovéchate del programa que ha llevado al éxito a generaciones de personas que han buscado —y encontrado— una mejor manera de vivir, y aprende su secreto: con una actitud positiva, no hay meta que no puedas lograr.

Autoayuda

SUPERCEREBRO
de Deeprak Chopra y Rudolph E. Tanzi

Este revolucionario y novedoso manual le mostrará cómo usar su cerebro como portal hacia la salud, la felicidad y el crecimiento espiritual. En contraste con el cerebro estándar, que sólo desempeña tareas cotidianas, Chopra y Tanzi proponen que el cerebro puede aprender a superar sus limitaciones actuales. *Supercerebro* le explica cómo hacerlo a través de los descubrimientos científicos de vanguardia y la percepción espiritual, del derrumbamiento de los cinco mitos más comunes sobre el cerebro que limitan su potencial y de la implementación de métodos para, por ejemplo, usar su cerebro, en vez de permitir que él lo use a usted. En *Supercerebro*, Chopra y Tanzi le enseñan que el cerebro no es sólo el don más increíble que nos ha dado la naturaleza, sino que también es el portal para un futuro ilimitado que puede comenzar a vivir hoy mismo.

Autoayuda

SUPERGENES
de Deepak Chopra y Rudolph E. Tanzi

Durante años se ha creído que los genes son componentes fijos en nuestro cuerpo que determinan nuestro destino biológico. Ahora la ciencia demuestra lo contrario: siempre tendremos esos elementos originarios, pero éstos son dinámicos y responden a lo que pensamos, decimos y hacemos. De pronto nuestros genes se convierten en nuestros aliados más fuertes en lo referente a nuestra transformación personal y nuestro bienestar radical. Los autores del bestseller *Supercerebro* sugieren que cambiando nuestra dieta y nuestro estilo de vida podemos modificar la predisposición genética hacia las enfermedades, y nos invitan a adoptar prácticas védicas ancestrales como el yoga, la respiración y la meditación para crear los cambios internos que necesitamos. Gracias a la combinación de investigación científica y tradiciones antiguas, los autores nos demuestran que no estamos a merced de nuestra herencia. Por el contrario, tenemos el poder de redirigir nuestros genes para tener más salud y ser más felices. El ADN humano aún tiene muchos secretos por descubrir; finalmente, el cuerpo humano no es lo que parece ser.

Autoayuda

VINTAGE ESPAÑOL
Disponible en su librería favorita
www.vintageespanol.com